老年照护师培训与考核

LAONIAN ZHAOHUSHI PEIXUN YU KAOHE

顾　问　曹继华　迟凤玉　周兴佳

主　编　金　霞　赵向阳　田新颖

副主编　史文举　张维立　邹伟清

编　委（按姓氏笔画排序）

于静静　王宏杰　尤伟杰　方　源　田丽颖

田新颖　史文举　付娟娟　曲径直　刘　红

刘梦菁　安广隶　杨雅清　邹伟清　迟凤玉

张　娜　张维立　金　霞　周兴佳　赵向阳

赵阳萍　黄易莉　曹继华　温丽芳

SPM 南方出版传媒

广东科技出版社 | 全国优秀出版社

·广　州·

图书在版编目（CIP）数据

老年照护师培训与考核 / 金霞，赵向阳，田新颖主编. —广州：广东科技出版社，2022.2
ISBN 978-7-5359-7751-9

Ⅰ．①老… Ⅱ．①金… ②赵… ③田… Ⅲ．①老年人－护理 Ⅳ．①R473

中国版本图书馆CIP数据核字(2021)第196320号

老年照护师培训与考核

LAONIAN ZHAOHUSHI PEIXUN YU KAOHE

出 版 人	：	严奉强
责任编辑	：	方　敏　潘羽生
封面设计	：	创溢文化
责任校对	：	陈　静　高锡全
责任印制	：	彭海波
出版发行	：	广东科技出版社
		（广州市环市东路水荫路 11 号　邮政编码：510075）

销售热线：020-37607413

http://www.gdstp.com.cn

E-mail: gdkjbw@nfcb.com.cn

经　　销	：	广东新华发行集团股份有限公司
印　　刷	：	东莞市翔盈印务有限公司
		（东莞市东城街道莞龙路柏洲边路段 129 号　邮政编码：523113）
规　　格	：	787mm×1 092mm　1/16　印张 19　字数 460 千
版　　次	：	2022 年 2 月第 1 版
		2022 年 2 月第 1 次印刷
定　　价	：	98.00 元

如发现因印装质量问题影响阅读，请与广东科技出版社印制室联系调换（电话：020-37607272）。

内 容 提 要

本书作者以通俗易懂的语言、图文并茂的形式系统介绍了老年照护师职业的基本知识和技术，重点阐述了高龄、失能、失智、疾病或行动不便老人的健康评估、现场急救、运动与康复、日常生活照顾及临终照料的方法与技巧，并附录了20项照护技术操作评分标准，居家养老住所改造建议，初、中、高级老年照护师培训大纲。全书内容严谨、实用，既可作为医疗机构、养老机构、家政机构的培训用书，也可作为家政服务个人和老年人家属的学习用书。

前　言

随着我国人口平均寿命的不断增长，社会老龄化程度的逐渐加深，以及普遍存在的"421"型家庭、"空巢"家庭，养老已成为我国突出的社会问题。第七次全国人口普查公报显示，全国总人口为 14.1178 亿人，60 岁及以上人口为 2.6402 亿人，占 18.70%（其中，65 岁及以上人口为 1.9064 亿人，占 13.50%），与 2010 年相比上升 5.44 个百分点，我国人口老龄化形势严峻。目前，我国养老专业照护人才缺乏严重，现已成为行业发展瓶颈。

中国人民解放军联勤保障部队第九八三医院（原二五四医院）是天津市一所知名的军队三级甲等医院。医院着力推进"急救中心、胸痛中心、卒中中心、康复中心、创伤中心、消化中心"六大中心建设步伐，推动学科集群式发展。护理部金霞主任带领护理专家们主动承担起相关社会责任，积极参加了第一届社会保障部举办的老年照护师资格培训，并率先在我院建立起老年照护师培训基地，以"专业化、标准化、职业化"为培训宗旨，积极响应"供给侧服务改革、加大辅助性护理人员培养"的战略部署，为社会培养和输送了一大批照护人才以解燃眉之需。

在多年培训讲义和授课经验的基础上，金霞主任及各领域的二十余位专家编写了《老年照护师培训与考核》一书。本书共 15 章，专家们以通俗易懂的语言、图文并茂的形式系统地介绍了老年照护师职业的基本知识和技术，重点阐述了高龄、失能、失智、疾病或行动不便老人的健康评估、现场急救、运动与康复、日常生活照顾及临终照料的方法与技巧，内容严谨、实用，既可作为医疗机构、养老机构、家政机构的培训用书，也可作为老年人家属的学习用书。

老年照护师这一新职业已悄然发展，并日益受宠。相信该书的出版一定会有效地促进老年照护师专业化人才的培养，为我国养老事业做出贡献！

曹继华

中国人民解放军联勤保障部队第九八三医院

目　　录

第1章

人的机体衰老与人口老龄化

老年人处于生命周期的最后阶段,有其独特的生理变化和特点,这是人类个体老龄化的结果。人类的个体衰老主要受生物学规律的制约,因此,只有了解老年人的生理变化规律,才能针对其特殊需求,做出相应的有针对性回应和服务,使他们老而不衰,延长他们的健康期。

第一节　人的机体衰老与面临的各种改变

一、衰老的概念及特点

衰老是所有生物体在生命延续过程中的一种生命现象。它是人体在结构、功能上所发生的一系列慢性、退行性的变化。衰老可分为生理性衰老和病理性衰老。生理性衰老是符合自然规律的、在生长的过程中随年龄的增长而发生生理性、衰退性的变化,是一种正常的衰老现象。病理性衰老是在生理性衰老的基础上,因某些因素所致的衰老,包括生理、心理、社会及环境的因素。但两者很难分开,往往同时存在,从而加速了衰老的进程。

衰老具有以下五个特点:

1. 累积性　衰老是机体结构和功能上的一些轻度或细小变化长期积累的结果,这些变化一旦表现出来,便不可逆转。

2. 普遍性　衰老是多细胞生物普遍存在的,且同种生物的衰老进程大致相同。

3. 渐进性　衰老是一个循序渐进的过程,逐步加重,而非跳跃式发展,是在不知不觉中出现的现象。

4. 内在性　衰老源于生物本身固有的特性,其他因素只能影响衰老的进程,或加速衰老,或延缓衰老,但不能阻止衰老。

5. 危害性　衰老过程是机体的结构和功能衰退的过程,导致机体功能下降乃至丧失,往往对生存不利,容易造成疾病的发生甚至死亡。

二、衰老与影响衰老的因素

机体随着年龄的增长而衰老,如动作变缓、精力不足和效率下降等。变化的程度往往因人而异,而影响的因素包括饮食、健康、运动、压力、环境和遗传因素。这种改变通常是缓慢的,常常经过很长一段时间才会被人察觉,但有一些由疾病和伤害造成的改变则可能是短时间内突然出现的。

（一）机体衰老过程中的身体变化

见表 1-1。

表 1-1　机体衰老过程中的身体变化

系统	身体变化
皮肤系统	• 皮肤开始缺乏弹性 • 皮肤不再紧致 • 手部和腕部出现褐色斑点（"老年斑"或"雀斑"） • 神经末梢变少 • 血管变少 • 脂肪组织层丢失 • 皮肤变薄并凹陷 • 皮肤变得脆弱，容易受伤 • 褶皱和皱纹出现 • 油脂和汗液分泌减少 • 皮肤变干 • 皮肤瘙痒 • 对冷热更加敏感 • 对疼痛的敏感性降低 • 指甲变得厚韧 • 头发变灰、变白 • 女性的面部毛发变得稀疏 • 毛发变少变薄 • 毛发干燥
肌肉骨骼系统	• 肌肉萎缩 • 强度下降 • 骨质疏松 • 骨密度变低 • 骨头变脆，易骨折 • 脊椎缩短 • 关节开始僵硬疼痛 • 关节退化、驼背 • 身高逐渐降低 • 关节灵活性降低
神经系统	• 神经细胞减少 • 神经传导变慢 • 神经反射迟钝 • 大脑的血流量减少 • 脑细胞数量逐渐减少 • 记忆力衰退 • 健忘 • 反应能力变慢 • 思维混乱 • 头晕 • 睡眠模式改变

续表

系统	身体变化
	• 触觉灵敏度降低
	• 疼痛敏感性降低
	• 嗅觉和味觉减弱
	• 眼皮变薄，出现皱纹
	• 泪液分泌减少
	• 光刺激时瞳孔变小
	• 在夜晚或黑暗的房间视力变差
	• 弱视
	• 听觉神经变化
	• 耳膜萎缩
	• 高频的声音难以听到
	• 耳垢分泌物减少
	• 听力变差
心血管系统	• 心脏泵血功能减弱
	• 动脉狭窄，弹性降低
	• 流经狭窄动脉的血液减少
	• 脆弱的心脏更加努力地泵血，使血液通过狭窄的血管
呼吸系统	• 呼吸肌减弱
	• 肺部组织变得缺乏弹性
	• 呼吸困难
	• 咳嗽的力气变小
消化系统	• 唾液减少
	• 吞咽困难
	• 食欲下降
	• 消化液分泌减少
	• 消化不良
	• 牙齿脱落
	• 胃肠蠕动减少导致胀气和便秘
泌尿系统	• 肾功能下降
	• 肾脏供血减少
	• 肾脏萎缩
	• 尿液变浓
	• 膀胱肌肉弱化
	• 尿频
	• 尿急
	• 尿失禁
	• 夜尿增多
生殖系统	• 老年男性睾丸雄激素（雄性荷尔蒙）降低
	• 勃起时间延长
	• 性高潮力量差
	• 老年女性子宫、阴道、外生殖器萎缩
	• 阴道壁变薄干涩
	• 性兴奋唤醒需较长时间

（二）影响衰老的因素

影响衰老的因素主要分为遗传因素、非遗传因素和社会因素。

1. 遗传因素　人的寿命与遗传和优生有密切的关系。长寿老人都具有一种重要的遗传长寿体质，长寿家族与其后代子孙间纵向关系可归纳为：多代连续长寿、隔代遗传长寿和两代连续长寿三种模式。

2. 非遗传因素　遗传基因决定了人类的最长寿命，但绝大多数人不能活到最长寿命。这是由于非遗传因素使人类患病率增加而加速了衰老的进程。

（1）环境因素：世界上有许多著名的长寿地区，如厄瓜多尔的比尔卡班巴、巴基斯坦的罕萨、中国的新疆地区和广西巴马县等，提示环境因素对衰老和寿命有影响。长寿地区多集中在山区或边远地带，有着优越的自然条件（水土资源良好、气温适宜、空气新鲜、无污染），加上体力活动多、长年素食，有助于长寿。但目前调查证明，平原及大城市中也不乏百岁老人，说明人类的健康长寿受多种因素的影响。

（2）心理因素：良好的情绪和心理状态是个体健康长寿的一个重要因素，心理变化会对生理变化产生重要的影响。动物实验表明，不良的精神刺激可使大脑皮质处于过度兴奋状态，引起大脑细胞萎缩，使之不能有效地调节各器官功能，容易发生各种疾病。因此，保持性格开朗，乐观愉快及情绪稳定是延缓衰老速度和健康长寿的重要条件。

（3）不良习惯：如起居无常、饮食无节、不运动、营养不良、吸烟、吸毒、酗酒及大便无规律等，容易导致机体代谢紊乱，加速衰老的进程。

3. 社会因素　经济、家庭、社会制度、职业、宗教信仰、意识形态及人际关系等方面的不良刺激也会加速衰老进程。

以上因素互相牵连，互相影响，任何一个因素都不是绝对的。

三、老年人心理变化和特点

老年人退休后由于病理、生理的改变，以及社会地位、家庭地位的转换会出现一些心理变化，常见心理变化类型包括孤独自卑、丧失感、衰老感、多疑等。

（一）孤独自卑心理

据资料显示，老年人由于病理或生理的变化、社会及家庭地位的变化，约1/3的人有或经常有孤独感，与子女住在一起的人孤独感相对较轻。其主要表现是自我评价过低、生存意识消极、经常对他人不满和抱怨。长此以往，有此情况的老人就会加强对自我行为的约束，强化自我内心的封闭，逐渐地疏远社会，最终会形成孤独的生活习惯和行为模式，并将默默地承受孤独带来的痛苦。这类老人既希望别人关心照顾，又害怕由于过分期望而出现过大的心理落差和失望，于是常常拒绝与他人交往，进而会变得行为孤独、性情孤僻，与周围人的距离越来越远。

（二）丧失感、衰老感

老年人由于感觉功能减退，如视力、听力减退，会影响语言交流及对外界事物的接受。另外，老年人的味觉、嗅觉功能也有不同程度的减弱。这些感觉功能减退，使老年人对外界事物的感知能力、接受能力、应变能力减退，从而产生丧失感、衰老感。

（三）多疑心理

老年人认知能力下降，往往不能正确处理外界事物和自己的关系，从而产生多疑甚至不能自拔。有些老人因身体有病而多疑，常表现为无病也疑、有病更疑。即使自己有一些轻伤小恙也自以为是病入膏肓、无药可救、谈病色变，问病又止，求医换药不断。这种疑病可令其对衰退的功能极度敏感，对一般人感觉不到的体内变化或体验不到的痛苦也都会有所感觉，如对心脏的跳动、胃肠的蠕动等方面的变化也能感觉到，这些过度的敏感更容易加重其多疑心理。

（四）功勋思想

部分老年人，尤其是男性老人，权威思想严重，认为自己在家庭中功不可没，对小辈经常指手画脚，表现为易兴奋、激动，喜欢唠叨。但又由于老年人记忆力减退，精力不足，对新事物接受较慢，对家庭管理不善，因而常造成矛盾，引起年轻人的不满。

（五）生活满意感降低

生活满意感降低是指一个人感到自己生活得不愉快。老年人由于健康状况衰退、经济收入减少、在家庭中地位的下降及丧偶等原因，常表现出生活满意感下降。

（六）抑郁心理

有些老年人心理比较脆弱，面对衰老的客观事实既惧怕又无奈，这种心态如果不及时调整，极易导致抑郁。这种抑郁比较顽固，很容易使人丧失生活的兴趣，令人感到疲惫。因而这种人很容易情绪激动，动不动就发火，常常自卑自责、自怨自叹，严重者可有自杀的倾向和行为。

（七）恐惧死亡心理

老年人害怕衰老的核心是恐惧死亡。有些老年人惧怕谈论死亡，不敢探视患者，怕经过墓地和听到哀乐，有的甚至看到一只死亡的动物也备受刺激，不敢正视。

四、老年人的社会关系变化

社会关系的改变贯穿人的一生。孩子长大离家，建立自己的家庭，有些远离老人。虽然大部分老人和家属朋友们会有定期的接触，但随着年龄的增长，年迈的亲人、朋友或同龄人逐渐搬迁、不能自理或离世，一部分老年人会倍感孤独，甚至一些人还可能失去活着的信心甚至企图自杀，尤其是伴侣离世的。

许多老人能够适应这些改变。培养兴趣爱好，参加社区活动，结交新朋友都能帮助他们远离孤独。有些家庭由子女照顾年迈的父母，这些老人会更有安全感。在我国，家庭观念较重，儿孙辈为老人们带来的爱和快乐是其他方式难以取代的，家庭时光能够帮助他们远离孤独，使他们感到自己有价值和被需要。

思考题

1. 机体衰老的特点是什么？
2. 机体衰老的身体变化有哪些？
3. 影响衰老的因素包括哪些方面？
4. 老年人心理变化和特点有哪些？

（中国人民解放军联勤保障部队第九八三医院　金　霞）

第二节　老龄的划分标准与人口老龄化

一、老龄的划分标准

由于全世界的人均年龄呈普遍增高趋势，世界卫生组织（WHO）对老年人的划分提出新的标准，将44岁以下的人群称为青年人，45到59岁的人群称为中年人，60到74岁的人群称为年轻老人，75以上的才称为老年人，把90岁以上的人群称为长寿老人。见表1-2。

我国历来称60岁为"花甲"，并规定这一年龄为退休年龄。同时由于我国地处亚太地区，因此老年年龄的划分目前沿用亚太地区标准：以60岁为划分老年人的通用标准，凡年满60岁及60岁以上的人统称为老年人。我国对各年龄组的划分标准是：0～24岁为生长发育期，25～44岁为成熟期（成年期），45～59岁为老年前期（初老期），60～89岁为老年期，90岁以上为长寿期，100岁以上为百岁老人。见表1-3。

表 1-2　WHO 新通用标准

年龄段	人群划分
＜ 44 岁	青年人
45 ～ 59 岁	中年人
60 ～ 74 岁	年轻老人
＞ 75 岁	老年人
＞ 90 岁	长寿老人

表 1-3　中国现用标准

年龄段	中国现用标准	人群划分
45 ～ 59 岁	老年前期	中年人
60 ～ 79 岁	老年期	老年人
≥ 80 岁	老年期	老龄老人
≥ 90 岁	长寿期	长寿老人
≥ 100 岁	长寿期	百岁老人

（中华老年医学会 1982 年通过）

二、人口老龄化

人口老龄化有两个含义：一是指老年人口相对增多，在总人口中所占比例不断上升的过程；二是指社会人口结构呈现老年状态，进入老龄化社会。国际上通常把60岁以上的人口占总人口比例达到10%，或65岁以上人口占总人口的比例达到7%作为国家或地区进入老龄化社会的标准。

20世纪90年代以来，中国的老龄化进程加快。根据国家统计局发布的数据，2019年末60岁及以上的老年人口达到2.54亿，占总人口比例的18.1%，65岁及以上老年人口达到1.76亿，占总人口的12.6%。报告预测，中国将在2022年左右，由老龄化社会进入老龄社会，届时65岁及以上人口将占总人口的14%以上。同时，老年人口高龄化趋势日益明显：80岁及以上高龄老人正以每年5%的速度增加，到2040年将增加到7400多万人。高龄化是中国人口老龄化一个重要的特征。

老年人口的快速增加，特别是80岁以上的高龄老人和失能老人年均100万的增长速度，使社会对老年人的生活照料、康复护理、医疗保健、精神文化等供需矛盾日益凸显，养老问题日趋严峻。人口老龄化已成为当今及未来社会的一大重要问题。老年人的身心健康，将逐渐成为社会关注的重要话题。

　　我国政府高度重视和解决人口老龄化问题，积极发展老龄事业，初步形成了政府主导、社会参与、全民关怀的发展老龄事业的工作格局。

思考题

　　1. 老龄的划分标准是什么？

　　2. 我国人口老龄化的现状怎样？

（中国人民解放军联勤保障部队第九八三医院　金　霞）

第 2 章

老年照护师应知应会

随着社会经济发展及医疗条件的快速提高，我国人口的平均寿命不断增长，老年人群医疗健康的需求同时也发生了很大变化，简单的衣食供给已经远远不能满足老年人的需求，越来越多的老年人希望享有专业的基础照护、饮食照护、康复照护、保健照护乃至临终照护等多样性、多层次的照护服务。老年照护师是伴随人口高龄化而诞生的新职业。

第一节 工作职责

运用科学理论知识为指导，以生活照顾为主，基础照护、康复照护、保健照护为辅的职业服务技能，为高龄、失能、残障、疾病或行动不便的老年人提供专业服务，帮助老年人尽可能地维持身体功能。服务宗旨是帮助老年人完成身边的一切生活照料和基本照护，使照护对象的起居舒适，精神愉快，有安全感。

一、工作范畴

1. **一般家政服务** 包括洗衣、做饭、居室卫生等。
2. **一般生活照料** 对于有一定的生活自理能力、身边无家属照顾的老年人，主要照顾老年人的日常饮食起居，老年人的个人卫生、进餐、排泄、活动等。
3. **患病老年人照护** 对于患有慢性病或疾病恢复期的老年人，在负责其生活照料的基础上，以疾病照护为工作重点，包括病情的观察、服药、生命体征的检测、康复照护、康复训练等。

二、专业能力

作为一名老年照护师，只有良好的愿望而没有良好的素养和照护技术是无法做好工作的。因此，上岗前要刻苦学习照护知识，苦练陪护技术。

1. **要有一定的文化素养和基本的人文科学知识** 文化素养虽然和自身的学历有关，但并不是自身学历低就缺乏知识。知识是人对自然、社会、思维现象和本质认识的总和，只要自己努力学习，善于学习，不断地进行知识积累，就会不断地完善自己。应养成读书、读报、听广播等好习惯，闲暇时间不要聊天、逛街等。

2. **应具有必要的照护理论知识和扎实的实践技能** 要做好老年照护师的工作，必须掌握一定的医学知识和照护技能，如照护对象的心理特点，基础的人体解剖特点及生理功能等。协助照护对象身体清洁、保证其舒适与安全、协助功能锻炼、疾病康复等，均能体现医学理论知识和照护技能。

老年照护师在工作和学习中要严格要求自己，谨言慎行，实事求是，努力向上，不断进取。对照护对象要精心照护，细心观察，不弄虚作假，不马虎，实实在在地做好本职工作，努力学习照护的业务知识，在困难面前不畏缩，敢于挑重担，以科学的知识、精湛的技术、周到的服务、谨慎的操作来做好老年照护工作。

3. 应具备一定的观察能力和风险管理能力　了解老年人在生理和心理方面的需求，了解每一位老年人的过去经历，照顾他们不能用整齐划一的形式，也不能脱离实际和其自身的生活习惯。用心观察老年人的细微变化，及时发现问题并能做出相应处理。此外，还要有评估老年人可能发生意外的预知能力，并能做出相应的预防措施。

三、职业素养

"素养"可广义地分为先天性与后天性两个方面。先天的一面是指与生俱来的特点和原有的基础，后天的一面主要是指通过不断的培养、教育、自我修养、自我磨炼而获得的一系列品质特点、行为习惯、文化涵养、知识技能的综合。

（一）爱岗敬业，诚信可靠

老年照护师要热爱自己的工作，全心全意地为照护对象服务，把照护工作当成自己的天职，对工作勤勤恳恳、兢兢业业、认真谨慎、细致周到，无论在什么困难条件下，都能努力把照护对象照护好。忠于职守还体现在最大限度地发挥自己的聪明才智，为照护对象提供更多的服务。

要做到爱岗首先要认识到照护工作的重要性。照护工作是社会的需要，也是一项高尚的工作，应该心甘情愿地去做，同时要建立自信心，有了自信心，对自己从事的这项工作给予充分的肯定，那么就会赢得别人的尊重。其次是要热爱照护这个行业，在工作中要努力钻研，研究适合各种照护对象的照护方法并想方设法、全心全意地解决问题，使照护对象舒适愉快，就会得到照护对象的认可。再则是要有奉献精神，不怕脏不怕累，想照护对象所想，急照护对象所急，全身心地投入到照护工作中。

讲真话，办实事，这是诚信可靠的具体体现。诚信可靠的基础是有爱心，与人为善。只有真诚地对待照护对象，才能得到照护对象的信任，照护工作才能顺利展开。诚信可靠的另一个要求是除了遵守一般的社会公德外，不要见利忘义，不能利用职务之便，收受和索要照护对象的财物，更不能见小利而忘大义，非法占有照护对象的东西或将别人的东西窃为己有。

（二）文明礼貌，规范服务

文明礼貌也是老年照护师的一个基本要求。文明是我们平时言谈举止中所表现出的高尚与典雅。礼貌是对人表现出的尊敬。要做到文明礼貌，首先是有良好的语言习惯。初到照护工作岗位的人，特别是刚从农村来到照护工作岗位，不习惯城市的语言或不知道怎么说话，这就需要尽快学习。另外，首先应将照护对象的话听清楚，只有听懂了才能正确回答照护对象的问题。良好的语言习惯还表现在对需照护对象的心情、病情熟悉和了解，只有了解照护对象的病痛、心情，老年照护师讲的话才更为贴切。文明礼貌还表现在服饰、举止、微笑服务上。老年照护师面对的是照护对象，工作的内容主要是生活服务，也就是说老年照护师的服装要朴素大方，服饰不可太多。良好的行为举止是一个人修养的体现，也可以展现出一个人的精神面貌。文明礼貌还体现在微笑服务上，微笑给人舒适和温暖的感觉，给人信心和力量。

在整个服务过程中，要始终做到"文明礼貌，举止端正，语言文明，态度和蔼，同情、关怀和体贴照护对象"。老年照护师讲文明礼貌，能使照护对象对其产生信任感和安全感，从而建立良好的关系，使照护对象保持愉快的精神状态，消除和避免消极、悲观情绪。所以老年照护师文明礼貌、规范服务既是必备的道德修养，又是不可缺少的职业素质。

（三）遵纪守法，自律自尊

遵纪守法是对每个公民的基本要求，不论是在工作中，还是在生活中，都要自觉守法，自觉维护国家和人民的利益。守法是每个公民的基本义务，法律虽然可以借助一定的强制手段来执行，但主要是靠自己的节制和主观的努力来维系。自觉守法才能使法律得以顺利执行，使社会秩序稳定。守法的"底线"是遵守道德和纪律。违反道德和纪律，做出损害别人利益的行为，就构成了违法。法律和纪律是约束人的行为准则，俗话说"没有规矩，不成方圆"。遵守道德和纪律最集中的体现是遵守有关规章制度，按照老年照护师的职责去做。

遵纪守法、自律自尊是老年照护师应具备的职业素质。在社会主义市场经济中，一定要严格遵纪守法，不能为了个人牟取私利而违法乱纪，损害国家和集体的利益。更不能利用自己工作之便和照护对象对自己的感恩心理，索取财物或赠礼。要真正做到不贪钱财，对照护对象一无所求，无私地投入工作。

（四）保护隐私，尊重人格

老年照护师无权泄露照护对象的隐私及家庭生活情况。由于职责所在日夜守护在照护对象身旁，照护对象往往把自己躯体和内心不便公开的隐私告诉老年照护师。作为老年照护师，了解这些情况后，有为照护对象保守秘密的责任。如果把秘密向外泄露，甚至随意作为谈话的笑料，广为传播扩散，不仅会影响照护对象的名誉，造成精神创伤，而且还会加重病情和引起照护对象的家庭纠纷。这是一种极不道德的行为。

一般情况下，老年照护师可以实事求是地告诉照护对象的病情，因为他们有权知道。由于照护对象对有关问题比正常人敏感，可视不同对象不同对待，有的可直言，有的必须委婉、含蓄。对病情危重的照护对象要尽量减少其精神压力。特别要注意，老年照护师必须尊重照护对象的隐私，如生理缺陷、精神病、性病等要保密，照护对象不愿意陈述的内容不要追问，更不能向别人散布。

此外，老年照护师对所有的服务对象要一视同仁，平等地满足其服务需要，要尊重照护对象的人格与权利，不分男女、老少、民族、职务等，绝不能对亲近者和有权者毕恭毕敬、殷勤照顾，对生疏者和无权者爱搭不理、敷衍塞责。要对照护对象满腔热忱，把解除他们的痛苦当成己任，用和善的语言和实际行动帮助其解决具体困难，争取早日康复。

四、如何才能做好老年照护工作

1. 签订劳务合同，避免劳务纠纷。为每位照护对象服务前，老年照护师要与自己所在单位及老人或监护人签订劳务合同。老年照护师与照护对象是服务与被服务的关系，服务内容通过服务合同（协议）予以确定。双方要共同遵守合同（协议）条款，这是保证照护工作顺利开展、保障双方权益的基础。

2. 应严谨求实，忠于职守，踏踏实实做好本职工作，不能未经照护对象同意，无故离开工作岗位。

3. 要注意加强学习，掌握基本的医学知识和照护技能，为照护对象提供高质量的服务。

4. 要学会与照护对象及其家属沟通，尊重照护对象的个人意愿，了解他们的日常生活习惯，尊重他们选择适宜自己的照顾方法，不能使照护对象产生被强制和支配的感受，协助他们建立健康的生活方式。

5. 要关心、理解照护对象，视他们为亲人，体察他们的伤痛。要细心观察他们的情绪变化、进食、排泄物、视力变化、体温等情况，学会简单的处理。要尽职尽责，预见他们的需要，满足他们的身心需求，热情周到地为他们服务。

6. 要保守秘密，尊重照护对象人格。由于工作性质，老年照护师不可避免地会获知照护对象家庭或个人的某些隐私，对私人的问题应尽量做到充耳不闻。保守秘密和保护个人隐私是老年照护师必须遵守的义务。

7. 必须尊重照护对象的生活习惯，未经同意，不可随便带他人，包括自己的亲戚或朋友到照护对象家中来访、吃、住。

8. 不能随便和照护对象发生借贷关系，如果照护对象不能自行购物，由老年照护师代为购物后，每次购物的金额及物品要当面点清，做到钱物两清。

9. 要严于律己、宽以待人，要经得起"挑剔"，善解"误会"。

努力做到以上 9 个方面，一定能够成为合格的老年照护师。

思考题

1. 老年照护师的工作范畴包括哪些?

2. 老年照护师应具备哪些专业能力?

(中国人民解放军联勤保障部队第九八三医院 赵向阳)

第二节 行为要求与规范

一、语言交流的行为要求与规范

语言是人类社会最重要的交际工具，是人们互相理解的纽带。因此有效的语言沟通是非常重要的。俗话说："话是开山的钥匙，言语是心灵的窗口。"人与人交往，约有 35% 运用语言性沟通技巧，因为它能清楚且迅速地将信息传递给对方。

由于职业特点，在遵循人们公认的规范和行为的准则中，其语言行为规范要求更为严格。良好的语言能给照护对象带来精神上的安慰。情感性语言是沟通老年照护师与照护对象之间感情的"桥梁"，老年照护师一进入工作角色，应满腔热忱地面对照护对象，将对他们的爱心、同情心和真诚相助的情感融在言语中。如照护对象早晨醒来，老年照护师应面带微笑地说："您晚上睡得好吗?"还可以针对不同对象谈及不同情况，如"您头还痛吗?今天天气不错! 我打开窗户交换一下空气，您看可以吗?"这些并不是简单的寒暄，而是老年照护师与照护对象之间的一种情感交流。

（一）语言交流的行为要求

1. **善于认真倾听，不要轻易打断** 要创造一个轻松、自由倾听的良好氛围，使老人能敞开心扉，将其不安、担忧之事及内心的想法都说出来。不要随意打断或插话，如"你别说了""我都听了好几遍了""说点别的"，这样的语言就容易挫伤老人倾诉情感，是老年照护师切忌的。非语言行为往往是老人真情的流露，老年照护师要善于观察老人的面部表情、手势、神态等非语言行为，理解他的弦外之音，以了解其真实的想法。

"眼睛是心灵的窗户"。谈话时，要保持眼神的接触；双方保持的距离应以能看清对方的表情，说话不费力，能听得清楚为度（大约1米）；距离也可随说话内容而调整，以自然为要。双方位置平持，稍向照护对象倾斜，切勿使照护对象处于仰视位。要使用能表达信息的举动，如点头、微笑等。用心倾听，不仅表达了对照护对象的关心，还表达了对话题的兴趣，以鼓励照护对象继续说下去。

2. **准确领会意思，及时恰当反馈** 与老年人交谈时应语言简练、音调适中，使用标准规范的语言，让老年人能够听得清、听得懂，能正确接受。在与老年人交流时，对于老年人说话的重点给予重复，帮助老年人再次确认，避免发生误会。老年照护师没有听清的事情，不要按照自己理解的意思去做，应该与老年人核实，最后对老年人与之交流的事情做一次总结，得到老年人的确认。

沟通中利用语言技巧固然重要，但并不是唯一可以帮助语言沟通的方法。不要认为所有时间都应该说话。人的面部表情达意作用十分明显，嘴巴半张，表示神情专注或被感染；嘴巴大张，表示惊讶、感叹；嘴巴下撇，表示轻蔑、否定；眼眉上挑，表示兴奋；紧锁眉头表示忧愁和苦闷；鼻子上挑，表示情绪高昂，歪斜则表示否定；吸气表示诧异，呼气表示心境的舒缓、认可。脸、口、眉、鼻的联合行动，可表达丰富的思想和生动的表情。

3. **善于引导交谈，把握时间节奏** 应结合老年人的心理有意识地进行交谈，尽可能地避免令人灰心的负面话题，多谈积极性的话题，给予老年人支持和鼓励。开场白的技巧是交谈成功与否的关键，良好的开端是交谈成功的一半，特别是对少言寡语的老年人，要以微笑、和蔼、关心、赞美的态度打开局面。老年人反应比较慢，交谈的节奏不宜过快。交谈要选择合适的时间，不要在用餐时、休息时交谈，每次交谈的时间不要过长，以防止老年人身体劳累而引发不适。

当照护对象受到情绪打击或正在哭泣时，老年照护师可和对方说："如果您不想说话，您可以不必说，我坐在这里陪您一会儿，好吗？"这时可以用沉默的态度表示关心会很有用。它可以表达老年照护师对照护对象的同情和关心，起到此时无声胜有声的作用。

当老年人交谈偏离话题时，切记不要急于转移话题或阻止老年人交谈，一定要婉转地转变话题。结束交谈时也不要过于着急，应从体贴老年人的角度结束话题，如"您累了吧，咱们休息一下，以后再说好吗？"

（二）语言交流的用语规范

1. **招呼用语** 和对方见面可用："您好""请""请坐"。见面后还不能马上达到对方的要求可用"请稍候""请别急"。其他还有"谢谢""再见""对不起""谢谢您"等。

2. **称呼用语** 对照护对象的称呼要有区别、有分寸，可视年龄、职业而选择不同的称呼。如果照护对象是一位干部，担任或曾担任过什么职务，则可用职务称呼，如张局长、李科长、王处长等。如果有职称的可用职称来称呼，如张教授、李老师、王医生等。如果上述情况都没有，可视情况称呼"先生""小姐""同志""张大妈""李阿姨"等。不可对老年人称呼老张、老李，更不能用那个老头、这个老太太或用床号来称呼照护对象。

3. **电话用语**　接听电话应做到有称呼，如"请您找×××听电话。"接电话应自报姓名，如说："您好，我是×××，请讲。"

（三）语言交流的禁忌事项

1. **禁忌话题**

（1）涉及个人隐私的话题：如收入、婚恋、经历或生理缺陷等。在与照护对象交流过程中，对方不愿回答可能是有难言之隐，如再追问则可能会使对方反感，被认为不友好，不尊重别人，甚至会被理解为不怀好意，别有用心等。

（2）捉弄人的话题：不要说伤害老年人的话，用老年人的缺陷开玩笑等。

（3）令人反感的话题：引起老年人悲伤的话题尽量不要提起，如亲人去世、家庭矛盾、伦理道德的问题等。

2. **禁用语气**

（1）命令式：使老年人感到不被尊重，是一种非常不礼貌的行为。

（2）质问式：给老年人一种受到训斥的感觉，老年人会出现抵触，导致交谈失败。

3. **禁用语言**

（1）忌不文明的语言，脏话粗话。

（2）忌伤害性的语言。常言道：好言一语三冬暖，恶语伤人六月寒。

（3）忌过激的语言，不要说气话，不能只图一时泄愤、痛快就说话不讲分寸，如有情绪一定要自我控制，调整心态。

（四）语言交流的注意事项

1. 照护对象急躁时，要语言和气，尽快办理。

2. 照护对象发怒时，要好言相劝，解决问题。

3. 照护对象误解时，要耐心解释，委曲求全。

4. 照护对象口出脏话时，要骂不还口，化解矛盾。

5. 照护对象动手时，要努力克制不还手，报告家属来处理。

（五）语言交流的沟通技巧

1. **善于运用因人而异的沟通技巧**　老年人生理、心理、社会文化背景特征不同，其沟通需求和沟通方式也不同，因此，有效的沟通必须与老年人的性格特点相配合。

（1）对固执、墨守成规的老年人：与这类性格的老年人谈话时，要注意多听他们的意见，循循善诱，注意不要与他们争吵，也不要强迫他们接受你的意见，要慢慢来，由他自己选择对自己有利的决定。

（2）对自爱而寻求关心的老年人：对于有这样性格倾向的老年人，可能只会诉苦或埋怨，寻求关心与关照，在可能的范围内，尽可能满足其自爱心理，只要给予夸奖，多说说他们的好话，他们就马上可以改变态度，而且往往很容易与你建立关系。

（3）对善疑、不易信任他人的老年人：对这样的老年人，要坦诚相待，要让他们感到你是在替他们着想，是站在他们的立场上而做的建议或提供帮助的，他们一旦接受你，以后便很容易沟通。

（4）对喜欢回忆往事的老年人：有些有成就、有地位、有故事的老年人喜欢回忆过去。

因此，沟通可以用聊天的方式去闲谈，谈老年人喜欢聊的话题，增强彼此的亲和力与信任感，继而更多地关心"现在"的切身问题，如是否碰到不开心的事情，身体有没有不舒服等。

2.善于调动潜能的沟通技巧　很多老年人，虽然年纪大了，躯体与精神上的功能会降低一些，但身体还很健康，精神依然充沛。对待这样的老人，应根据每个人的经历与性格特点，善于给予支持与鼓励。研究表明，许多老年人能令人意想不到地发挥其潜力，适应困难，恢复其活力。

3.善于利用环境和社会资源的沟通技巧　老年照护师应不断加强自身文化、道德修养及专业素养，更多地了解社会上各种服务于老年人的社会资源信息，提供给老年人，使服务更加专业化、系统化。如老年照护师知晓哪里开办面向老年人的活动，可提供给老年人，鼓励他们参与，培养更多兴趣爱好。又如用专业知识指导老年人如何与同龄老年人相处，维持一定的人际往来等。最终使老年人活跃起来，重新找到生活的重心。

二、非语言交流的行为规范

我们所说的非语言又称体态语言、姿态语言。非语言行为是人们在交流中，通过自己的仪表、姿态、神情、动作等来表达思想感情、传递信息的工具。端庄稳重的仪容，和蔼可亲的态度，高雅大方、训练有素的举止，不仅构成一个人的外在美，而且在一定程度上，反映其内心境界与情趣。相反，一个人不注重自己的仪表举止，不但损害自己的形象，也会使别人对你缺乏信心，从而导致人际关系紧张。一个人的仪容、仪表涉及风度的雅俗，给人不同的印象，产生不同的效果。

（一）着装服饰

老年照护师的着装和服饰要适度，要与自身的角色相适应，要自然、大方、健康、高雅，要使照护对象感到亲切、和蔼、可信。在着装方面，应力求清洁大方，穿着要注意衣服各部位不要裸露太多，以免给照护对象不稳重之感。服饰应与自己的年龄相适应，以得体为宜，不要过于花哨。得体的服饰可以给照护对象以舒适之感。

（二）行为举止

行为举止包括站姿、坐姿、行走和其他行为，要求是站姿要挺拔，坐姿要端正、两腿并拢，走路要轻盈。行为举止可反映一个人的文化修养。行为举止虽然是无声的，但它同样能传达信息，对照护对象产生影响。

在工作时间内不要当着照护对象的面剪指甲、挖鼻子、掏耳朵，用小指甲剔牙、搔头等，还有提拉裤子或裙子、隔着衣服抓痒、用手擤擦鼻涕、用舌头舔手指来翻纸页等。不要赤脚穿拖鞋，赤脚穿拖鞋既不雅观，而且搀扶照护对象时还会因自己站立不稳而发生意外。坐、立、行走都要以轻稳为宜。

在工作中要微笑上岗，给照护对象一种满面春风的感觉。说话要和颜悦色，遇到自己心中有不愉快的事时，也应将其埋藏在心底，喜怒不形于色。如遇到可笑之事，也要掩嘴而笑，防止笑而忘形，给人以过于天真的感觉。

（三）个人卫生

老年照护师的工作是一件非常辛苦的工作，几乎没有太多的时间打扮自己。但个人卫生一定要搞好，要定时洗澡、洗头、剪指甲，及时更换衣服、鞋袜。当一名老年照护师同时照护两名照护对象时，在照护完一名照护对象再照护另一名照护对象时，应及时洗手，防止交叉感染。

工作时，如因身体不适而偶尔咳嗽、打喷嚏、打哈欠、流涕、打嗝，应用手或面巾纸掩住口鼻，转向旁边，应向照护对象说"对不起"，以示歉意。另外，还应注意的是不要过多地注视和抚摸照护对象漂亮的服饰等。

（四）专业性皮肤接触

美国皮肤接触科研中心的专家对人体的皮肤接触进行了研究，揭示了按摩和触摸刺激，可以增强免疫系统功能，有益于健康。皮肤接触与心理状态有着密切的关系，皮肤接触可作用于精神、神经系统，如为照护对象按摩、翻身、擦身等，不仅可使照护对象感到舒适、放松，还能促进血液循环、预防褥疮等。在照护视觉或听觉方面有障碍的照护对象时，触摸还可传递关怀之情。

但是，触摸行为应适当地使用，接触不当也可以产生消极的效果。触摸时，应选择适当的触摸部位（手、手臂、背部和肩膀，头部一般不宜），选择功能良好的一侧，不要突然袭击。应观察老年人对触摸的反应（紧张：提示不舒适；松弛：表示接受且舒适），并予以正确的回馈（表达谢意）。

三、老年照护师不应有的行为

1. 不擅自给老人服药。帮助老人服药是指帮助老人拿药，倒水，要让其自己服药。如果经过训练，老年照护师懂得药物的作用、不良反应，经老人同意，可以给他们服药。

2. 不将任何管状物塞入老人的身体内（体温计除外）。老年照护师可以将体温计放入老人口中或肛门中量体温，但不能擅自给老人插入导尿管、胃管。

3. 不碰深部伤口，不做需要无菌操作的事情。

4. 不将老人的情况随便告诉不相干的人，保护老人的隐私。

思考题

1. 老年照护师语言交流的规范用语有哪些？
2. 老年照护师语言交流的禁用语言有哪些？
3. 老年照护师语言交流的注意事项有哪些？
4. 老年照护师不应有的行为有哪些？

（中国人民解放军联勤保障部队第九八三医院　赵向阳）

第三节　老年照护师与老年人交往应遵循的原则

一、尊重原则

尊重老人是一种美德。在与老年人相处中，要做到互谦互让、互尊互敬、友好相待，保持和谐的人际关系。在尊重老年人的同时，我们也会有更加成熟的健康人格。自尊是人的一种需求。人们需要来自他人的尊重，包括接受、承认、关心、赏识等，同时也应自我尊重、自尊自爱。

二、道德原则

礼仪是受道德制约、支配的，礼仪是道德的一种外在表现形式。具备良好的道德素质，才会使一个人自然地展示出优雅、得体的举止及文明的谈吐。

三、宽容原则

在与老年人的交往中，要学会多容忍、体谅，严于律己、宽以待人，不应求全责备、斤斤计较、过分苛求、咄咄逼人。

四、自律原则

在面对老年人的时候，需要重视并加强自我要求、自我约束、自我控制、自我检点、自我对照和自我反思。

五、平等原则

平等待人是建立良好的人际关系的必要条件，不论职务高低、不论家境贫富，对待不同的老年人，都应一视同仁，平等交往。

六、遵从原则

应尊重老年人的文化、习惯等，不可妄自尊大。在人际交往中，因国情、区域、民俗、习惯、文化背景等存在很大差异，应忌"以我为主"的思想。

七、适度原则

与老年人交往需要注意技巧，合乎规范、把握分寸和适度得体。

思考题

老年照护师与老年人交往应遵循的原则有哪些？

（中国人民解放军联勤保障部队第九八三医院 赵向阳）

第四节　法律法规常识

根据职业特点，要求老年照护师具有良好的职业道德，职业道德是从事一定职业的人们在职业活动中所应遵循的道德原则和行为规范的总和。

法律与法规约束每个公民的道德规范，也保护着每个公民的权利与利益。老年照护师应认真学习有关的法律与法规。本章将对宪法常识、公民的基本权利与义务、劳动法常识、老年照护师应遵守的法律、法规分别进行叙述。

一、宪法常识

宪法是国家的根本大法，是规定国家制度、国家性质、社会制度和政权组织原则的法律，是其他法律的立法依据。学习宪法、遵守宪法、维护宪法，是每一个公民应尽的职责和义务。我国宪法规定了公民的基本权利和义务，其主要内容如下：

（一）公民的基本权利

主要包括政治权利；宗教信仰权；人身自由权；社会经济权；文化教育权及批评、建议、申诉、控告、检举和取得赔偿的权利；保护华侨、归侨和侨眷的权利，宪法同时还规定了国家对婚姻、家庭、老人、妇女和儿童的保护。

（二）公民的应尽义务

包括遵纪守法，依法纳税，依法服兵役和参加民兵组织，维护国家的统一和各民族的团结，维护国家的安全、荣誉和利益。

（三）我国宪法的特点

1. 基本权利的普遍性和真实性。

2. 权利和义务的紧密结合，只有履行宪法和法律所规定的义务才能享有相应的权利。

3. 法律的平等性，任何公民在法律面前一律平等，不允许有任何特权人物或特权阶层的存在。

二、老年人权益保障法常识

《中华人民共和国老年人权益保障法》颁布的目的是保障老年人合法权益，发展老年事业，弘扬中华民族敬老、养老的美德。

该法中的老年人是指 60 周岁以上的公民。规定了老年人应得到赡养和扶养，老年人的人身权、婚姻自由权、财产权、继承权、居住权，国家和社会的养老福利制度，养老金制度，老年人的医疗保险制度，老年人参与社会发展的权利，以及对老年人合法权益侵犯的追究。

为了保护老年人的合法权益，保障他们的晚年生活，《中华人民共和国婚姻法》规定子女对父母有赡养扶助的义务。对于有虐待、遗弃、打骂、残害老人的行为，情节严重构成犯罪的，要依法追究刑事责任。

三、劳动法常识

《中华人民共和国劳动法》其宗旨是保护劳动者的合法权益，调整劳动关系，建立和维护适应社会主义市场经济的劳动制度。

它明确了劳动者的权利和义务，劳动者应享有平等就业、选择就业、合法取得劳动报酬、休息休假、获得劳动安全卫生保护、职业技能培训、享有社会保险和福利、提请劳动争议处理和参加工会等的权利。同时，劳动者必须履行完成的劳动任务，提高职业技能，执行劳动安全卫生规程，遵守劳动纪律和职业道德等的义务。

劳动法的核心是订立正确的劳动合同。所谓劳动合同是劳动者与用人单位确立劳动关系、明确双方权利和义务的协议。订立和变更劳动合同，应当遵循平等自愿、协商一致的原则，不得违反法律、行政法规的规定。劳动合同依法订立即具有法律约束力，当事人必须履行劳动合同规定的义务。劳动合同应当以书面形式订立，并具备以下条款：劳动合同期限；工作内容；劳动保护和劳动条件；劳动报酬；劳动纪律；劳动合同终止的条件；违反劳动合同应负的责任。劳动合同除前款规定的必备条款外，当事人可以协商约定其他内容。

四、老年照护师应遵守的法律、法规

为了保持良好的社会秩序，加强社会主义精神文明建设，进一步提高广大人民文明意识和全民的文明素质，当地政府或行政领导部门都制定了本地区法规和制度。老年照护师应模范地遵守本地区、本单位的法规和规章制度。

（一）以法律、法规为准绳

老年照护师的工作会涉及其照护对象和家属的隐私权、劳动法、老年人权益保障法、未成年保护法、婚姻法、民法通则等法律法规。应熟悉这些法律法规，不要涉及敏感的问题，如病情、家庭财产、家务事等。

（二）保护自己的合法权益

中华人民共和国劳动法和合同法对劳动者的合法权益有着明确的论述，老年照护师到有关的服务公司求职，必须要签订一份合同。在组成合同的过程中，老年照护师要根据劳动法和合同法，签订出一份内容详尽、责权分明的有时效性的合同。

（三）保证自己合法身份

大部分老年照护师是从外地来的打工者，治安管理条例中要求外来人口必须有身份证、暂住证、就业证，还有妇女的计划生育证明等。老年照护师随时将这些证件齐备，以示自己的身份合法。

（四）明确身份和职责避免

老年照护师不是照护对象的家属，只有照顾照护对象的责任，没有照护对象的监护权，所以涉及病情变化、检查、治疗等，自己不要做主，应及时通知家属进行决策，避免出现难以预料的问题而相互之间发生纠纷。

（五）避免与照护对象发生纠纷

应明确自己的职责，老年照护师的职责只是负责照护对象的生活照护，没有治疗的资格，如打针、输液等。如果认为自己能承担这些操作，就给照护对象去做，一旦发生意外，老年照护师应负法律责任；即使不发生意外，也可能引起照护对象及家属的不满而发生纠纷，所以老年照护师应明确自己的职责，不要做自己职责以外的工作。

思考题

1. 老年照护师应遵守什么法律、法规？
2. 老年照护师应注意哪些与法律相关的问题？

（中国人民解放军联勤保障部队第九八三医院　赵向阳）

第 3 章

老年人身体的监测与观察

生命体征是辅助医生和老年照护师了解老人健康状况的手段。所谓生命体征就是"生命征兆",通常所指的生命体征是意识状态、体温、呼吸、脉搏、血压,这些生命体征是可以通过简单测量获得的。另外,生命体征的监测还包括精神状态、排泄、饮食等。意识状态是生命体征中需要首先观察的重点项目,同时还需要综合生命体征的其他指标来一起进行评估。检查生命体征,对于识别老年人所患疾病和疾病的严重程度非常重要,老年照护师应熟练掌握测量生命体征的方法。普通生命体征包括:体温、心跳脉搏、呼吸、血压,它们被称作四大生命体征,除此之外,疼痛也被称为"第五大生命体征"。

第一节　身体的监测

一、体温

(一)正常体温

正常口腔温度在 37.0℃ 左右（36.3 ～ 37.2℃）,直肠温度略高于口腔温度（约高 0.3℃）,腋下温度略低于口腔温度（约低 0.3℃）。

人体体温受环境温度、昼夜时间、性别、年龄、运动等因素的影响,可在正常范围内有一定波动。一般清晨 2:00—6:00 时最低,下午 14:00—20:00 时最高,但波动范围不超过 1℃。运动后体温可略高,老年人体温可略低。

(二)异常体温

1. 体温升高　37.4 ～ 38.0℃ 为低热,38.0 ～ 39.0℃ 为中度发热,39.0 ～ 41.0℃ 为高热,41℃ 以上为超高热。体温升高多见于肺结核、细菌性痢疾、支气管肺炎、脑炎、疟疾等各种感染性疾病,以及甲状腺功能亢进、中暑等。

2. 体温低于正常　见于休克、大出血、慢性消耗性疾病、年老体弱、甲状腺功能低下、重度营养不良、在低温环境中暴露过久等。

(三)体温测量

1. 水银体温计的消毒与准备　将体温计放于 75% 乙醇（酒精）浸泡消毒 30min,用清水冲净擦干备用。家庭个人单独使用的体温计,每次使用后用冷水清洗干净后晾干或擦干备用即可。测量前检查体温计有无破损,用手腕力量将水银柱甩到 35.0℃ 以下。

2. 体温测量部位　由于外界环境的影响,人体内部温度要略高于人体体表温度。测量体温的常用部位是口腔、腋下和直肠（通常说的肛门测量）,一般腋下温度略偏低,直肠温度接近于人体内部温度。一般情况下采用口腔测量或腋下测量。

3.体温测量方法

（1）口腔测温法：将体温计的汞端斜放于舌下，即舌系带两侧，闭嘴用鼻呼吸，勿咬牙。

（2）腋下测温法（图3-1）：先擦干汗液，将体温计的汞端放于腋窝深处并紧贴皮肤，屈臂过胸夹紧体温计。

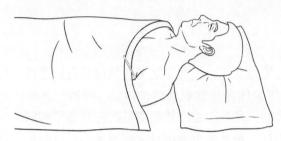

图 3-1　腋下测温法

直肠测温法：侧卧或俯卧，将体温计的汞端涂凡士林或肥皂液，使之润滑，轻轻插入肛门内 3 ～ 4cm。

口腔、直肠测量 3min，腋下测量 10min。

（四）体温测量注意事项

1.测量前一定要检查体温计（图3-2），看看水银柱是否在 35.0℃ 以下，否则测出的体温可能仍是上一次测量的体温值。

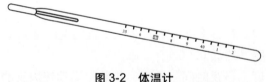

图 3-2　体温计

2.鼻塞、呼吸困难、精神异常者不宜进行口腔测量体温。

3.进食、喝水、脸部热敷或冷敷者须在停止 30min 后再测量口腔温度。进食热的食物、喝热水、脸部热敷时测量口腔温度会使测得的温度比实际体温高，反之，进食冷的食物、喝冷饮、脸部冷敷时测量口腔温度可使测得的体温比实际体温低。

4.腋下测量时体温计要夹紧，有正在使用冰袋或热水袋时应撤除 30min 后再测量。

5.腹泻、肛周有伤口时不宜测量肛温，同样，有正在使用冰袋或热水袋者应撤除 30min 后再测量，坐浴后应过 30min 再测量。

6.体温计切忌用热水泡，否则体温计会爆裂损坏。

7.测量口腔温度时，发生咬断体温计时的处理：首先将口中碎玻璃吐出，并用清水漱口，如已吞下玻璃碴，吃一些含纤维素多的蔬菜，如韭菜、芹菜等，使玻璃被蔬菜纤维包住，随大便排出，同时喝 1 杯牛奶或 1 只生鸡蛋清，使水银与牛奶或蛋清结合后排出体外。吞下的水银量少而不会引起水银中毒，因为金属汞难溶解于胃肠液，它的比重大，到胃里后容易经过肠道而随粪便排出。如出现腹痛，应及时去医院就医。

二、脉搏

（一）正常脉搏

成人脉率正常值为每分钟 60～100 次，平均每分钟 72 次，老年人较慢。脉搏白天较快，夜间睡眠时较慢，活动后或情绪激动时增快。

（二）异常脉搏

1. 脉率异常

（1）脉率增快：每分钟大于 100 次。见于发热、贫血、大量失血、甲状腺功能亢进、心肌炎等。

（2）脉率减慢：每分钟在 60 次以下。见于伤寒、颅内压增高、心脏房室传导阻滞等疾病。一些运动员在安静时心率每分钟小于 60 次，无任何不适症状，属于正常，这是由于长期锻炼使心脏的贮备功能增加所致。

2. 脉搏节律异常

（1）早搏：在一系列正常均匀的脉搏中出现一次提前而较弱的脉搏称作早搏。常见于各种心脏疾病。正常人在过度疲劳、精神兴奋等情况下也偶尔会出现。

（2）脉搏短绌：指单位时间内脉率少于心率，见于心房颤动。由于照护对象心律不规则，造成有时心脏搏动时血液搏出量很少，以致在心脏搏动时不能测到相应的脉搏，而造成脉搏短绌现象。房颤照护对象的脉搏强弱、快慢绝对不规则。

3. 脉搏强弱异常

（1）洪脉：脉搏强大有力。见于高热、甲状腺功能亢进、心脏瓣膜病变等。

（2）丝脉：脉搏细弱无力，扪之如细丝。见于大失血、休克及心脏疾病等。

（三）脉搏测量

1. 脉搏测量部位　最常用的测量部位是桡动脉，其次为颞动脉、颈动脉、肱动脉、腘动脉、足背动脉、股动脉等，见图 3-3。

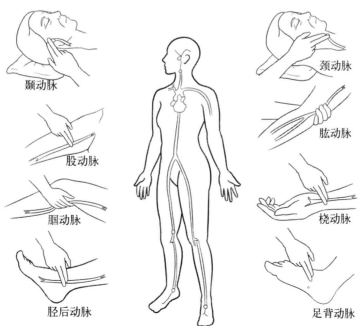

颞动脉　颈动脉　肱动脉　股动脉　腘动脉　桡动脉　胫后动脉　足背动脉

图 3-3　常用脉搏测量部位

2.测量方法　测量者用示指、中指和环指（无名指）的指端并扰放在相应动脉的体表，调整施加的压力，以能清楚地触及脉搏为宜，测量30s，将所测脉搏数值乘以2，即为1min脉搏值。

（四）脉搏测量注意事项

脉搏测量时注意保持安静，心里放松，如剧烈运动后应休息20min再测量。测量时不可用拇指诊脉，因拇指小动脉搏动较强，易于和测量者的脉搏相混淆。如为偏瘫者测脉搏，则应选择健侧肢体测量。

三、呼吸

（一）正常呼吸

呼吸是人体吸入氧气，排出二氧化碳的过程，是人体与外界环境之间的气体交换。呼吸运动是靠膈肌和肋间肌的收缩和松弛来完成的。

胸式呼吸以肋间肌的运动为主，呼吸时以胸廓的起伏为主要表现。

腹式呼吸以膈肌运动为主，呼吸时以胸廓下部及上腹部的起伏为主要表现。

正常人胸式呼吸和腹式呼吸均不同程度地同时存在，男性和儿童的呼吸以腹式呼吸为主，女性的呼吸则以胸式呼吸为主。

正常成人呼吸每分钟16～20次，安静时呼吸运动平稳、节律均匀。呼吸频率和深浅度可随年龄、性别、活动、情绪等因素而改变，小儿较快，老年人稍慢，活动和情绪激动时增快，休息和睡眠时呼吸较慢。呼吸节律一定程度上可受意识支配。

老年人进行腹式呼吸的锻炼，可增强呼吸功能。

某些疾病可使呼吸运动发生改变，胸膜炎、肋间神经痛、肋骨骨折、肺炎等可使胸式呼吸减弱而腹式呼吸增强；腹膜炎、大量腹水、腹腔巨大肿瘤等可使腹式呼吸减弱而胸式呼吸增强。

（二）异常呼吸

1.呼吸频率异常

（1）呼吸过速：指呼吸频率大于24次/min。常见于发热、疼痛、肺和胸廓疾病、心力衰竭、贫血等疾病。一般体温每增高1℃，呼吸大约增加4次/min。

（2）呼吸过缓：指呼吸频率低于12次/min。常见于安眠药中毒、颅脑疾病、临终状态等。

2.呼吸节律异常

（1）潮式呼吸：是一种由浅慢逐渐变为深快，然后再由深快转变为浅慢，随之出现一段呼吸暂停后又开始如上变化的周期性呼吸。潮式呼吸的周期为30～120s，暂停期可持续5～30s。

（2）间断呼吸：表现为有规律呼吸几次后，突然停止一段时间，又开始呼吸，即呼吸与呼吸暂停现象交替出现。

这两种周期性呼吸节律变化是由于呼吸中枢兴奋性降低，呼吸调节系统失常所致，常见于疾病的严重阶段和临终照护对象。

有些老年人深睡时可出现潮式呼吸，此为脑动脉硬化、中枢神经供血不足的表现。

3. 呼吸深浅度异常

（1）呼吸深快。是一种深长而规则的呼吸。常见于尿毒症、糖尿病等引起的代谢性酸中毒照护对象。剧烈运动、情绪激动或过度紧张时，亦可出现呼吸深快。

（2）呼吸浅快。是一种浅快而规则的呼吸。见于腹水、肥胖及肺炎、胸腔积液、气胸等肺和胸廓疾病。

4. 呼吸困难　呼吸困难是指呼吸频率、节律和深浅度异常，伴缺氧的表现。照护对象自觉空气不足，感胸闷、呼吸费力、不能平卧，出现烦躁、口唇和指端发绀、鼻翼扇动等体征。常见于心肺疾病。

如果照护对象吸气费力，吸气时间明显长于呼气，并在吸气时出现胸骨上窝、锁骨上窝和肋间隙或胸骨下段，则为吸气性呼吸困难。常见于气管、喉头异物或喉头水肿。

呼气性呼吸困难，则表现为呼气费力，呼气时间显著长于吸气，常见于哮喘照护对象。

（三）呼吸测量

观察呼吸主要是看胸廓的起伏，胸廓起伏一次即为一次呼吸，测量 1min。同时注意呼吸的节律是否均匀、呼吸深度是否一致，口唇、指端有无发绀，有无鼻翼扇动、张口呼吸等。

临终照护对象的呼吸极为微弱，甚至不易见到胸廓的起伏，这时可用棉絮、薄纸片等放在患者鼻孔旁，通过观察棉絮或薄纸片等活动情况来观察呼吸。

（四）呼吸测量注意事项

观察呼吸时不要让受测者察觉你在观察他的呼吸，因为呼吸受意识控制，一旦注意到自身的呼吸，这种呼吸就不是自然状态下的呼吸。呼吸测量的同时要注意缺氧情况。

四、血压

（一）正常血压

血压是指血液在血管内流动时对血管壁的侧压力。如无特别说明，一般指的血压为上臂肱动脉血压。心脏收缩时，血液射向主动脉，此时动脉管壁所受的压力称为收缩压；心脏舒张时，动脉管壁弹性回缩，此时动脉管壁所受的压力称为舒张压；收缩压与舒张压之差称为脉压。

正常成人在安静状态下，收缩压为 90 ～ 140mmHg，舒张压为 60 ～ 90mmHg，脉压差为 30 ～ 40mmHg。

血压随年龄增长而增高，小儿血压比成人低，新生儿最低，中年以前女性血压较男性略低，中年以后差别较小；昼夜周期中傍晚略高于清晨；寒冷环境中血压可上升，高温环境中血压可略下降；紧张、恐惧、兴奋、疼痛、过度劳累、睡眠不佳时血压可升高；吸烟、饮酒也可影响血压。另外，两上肢的血压可略有差别（相差 5 ～ 10mmHg）。

（二）异常血压

1. 高血压　指血压高于 140/90mmHg。我国高血压患病率较高，特别是在老年人群中。长期的高血压可加速心血管系统的老化，高血压是脑卒中、冠心病的危险因素。

2. 低血压　指血压低于 90/60mmHg。见于心肌梗死、心力衰竭、严重脱水、休克、低钠血症等照护对象。

老年人由于大动脉弹性降低，以收缩压增高为主的高血压类型多见。

（三）血压计与血压测量

1.**血压计种类**　常用的血压计有汞柱式血压计（图3-4）、表式血压计（图3-5）、电子血压计（图3-6）。

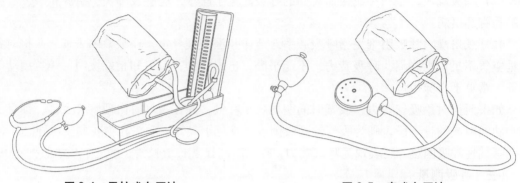

图3-4　汞柱式血压计　　　　　　　　　　图3-5　表式血压计

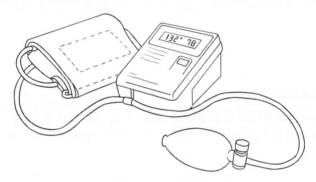

图3-6　电子血压计

汞柱式血压计由输气球、调节空气压力的阀门、袖带及汞柱式测压计组成，其中汞柱式测压计内有一根有刻度的玻璃管，玻璃管上端与大气相通，下端与汞槽相通，汞槽内装有汞，汞槽的另一端与袖带相连。

表式血压计由输气球、调节空气压力的阀门及表式测压计组成。测量方法同汞柱式血压计，只是其汞柱刻度以指针指的刻度所代替。

电子血压计袖带内有一换能器，可自动采样，微电脑控制数字运算、自动放气程序、自动显示血压读数，测量较为方便。

2.**血压测量方法**　用汞柱式血压计测量血压步骤如下。

（1）放平血压计，将袖带内气体排尽，平整地在肘窝上2～3cm处缠于上臂，袖带气袋中部对着肘窝正中，袖带尾部塞入里圈内，袖带松紧以能放入一指为宜。

（2）戴好听诊器，先在肘窝触及肱动脉搏动，再将听诊头置于肱动脉处并稍加固定。

（3）关闭充气阀门，用输气球充气至肱动脉搏动消失后再充气使汞柱再升高20～30mmHg。

（4）打开充气阀门，缓慢放气，使汞柱缓慢下降，双眼平视汞柱所指的刻度。

（5）在汞柱缓慢下降时，听到第一声搏动时汞柱所指的刻度即为收缩压，随后搏动音逐渐加强，搏动音突然变弱或消失时汞柱所指的刻度即为舒张压。

（6）记录血压读数，以分数表示（即收缩压／舒张压 mmHg），如 110/70mmHg。

如果没有听清，应放气使汞柱下降到"0"位，再重新测量。测量完毕应关闭汞柱开关，以防汞（水银）外溢，同时放好充气球，防止在关血压计时，充气阀门与玻璃柱相碰而折断玻璃柱。

表式血压计测量方法同上，只是表式刻度代替汞柱式刻度。

电子血压计测量，先打开电源开关，接上充气插头；把袖带内的换能器"◎"放于肱动脉搏动处，扣好袖带；按键充气后发出蜂鸣音，显示屏显示血压读数。

3. 血压测量注意事项

（1）测量前先检查血压计有无破损，打开汞柱式血压计的汞柱开关，平放血压计，检查水银平面是否在"0"位（图 3-7）。

（2）测量血压时环境安静，避免干扰；被测者放松心身，避免紧张；对有偏瘫者，应测健侧血压；对于持续血压监测者，最好固定一侧肢体测量，同时定时间、定体位、定血压计，以便于比较。

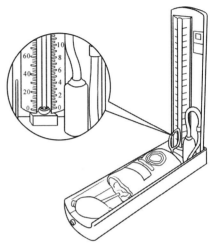

（3）听诊头不应塞入袖带内；绑袖带松紧合适，避免过紧过松，绑得过紧可使测得的血压偏低，绑得过松可使测得的血压偏高。

（4）一般测量前在安静环境下休息 5 ～ 10min，剧烈活动或情绪异常紧张者，休息 15 ～ 30min；取坐位或卧位，使测量的上臂肘部与心脏处于同一水平，即坐位时平第四肋软骨，仰卧位时平腋中线。

图 3-7 检查汞柱平面是否在"0"位

思考题

1. 正常体温的数值？

2. 体温测量的注意事项？

3. 测量口腔温度时，不慎咬断体温表的处理方法？

4. 正常脉搏的数值是多少？

5. 脉搏的测量部位有哪些？

6. 脉搏测量的注意事项有哪些？

7. 正常呼吸的数值？

8. 呼吸的测量方法？

9. 呼吸测量的注意事项？

10. 正常血压的数值？

11. 血压的测量方法？

12. 血压测量的注意事项？

（中国人民解放军联勤保障部队第九八三医院　于静静　黄易莉）

第二节　身体状况的观察与评估

在照护工作中,老年照护师要善于通过对照护对象的五官气色、肢体活动、饮食、排泄、睡眠、体重、皮肤颜色、语言对答等情况,对其身体状况进行观察与评估。

一、头颈部

(一) 面色、表情

健康人面色润泽。不同器官的疾病会引起面色的改变,要观察照护对象的面色是否苍白、黄染,还是潮红。有无痛苦不安的表情、神志是否清醒、精神状态如何。

(二) 头

是否有疼痛感觉(压痛、触痛、刺痛、灼热感)、疼痛的部位(头顶部、前额、颞侧)、性质(间歇性、持续性、顽固性)、次数和持续的时间。头痛时是否伴随其他不适感觉和症状,如呕吐、眩晕。

(三) 眼

视力主要体现为确认物体运动的方向、形态大小及把握空间的能力。如果视力减弱,会导致步履蹒跚、动作迟缓、跌倒和外伤的危险性增大。当发现照护对象手扶或手抓物体的行为动作明显增多、看书及看电视时间减少,天黑后不敢活动等,说明视力可能出现问题。还要观察照护对象眼结膜有无充血,眼角分泌物多少,眼睑有无浮肿,巩膜是否黄染。

(四) 耳

听力异常会影响人与人交往,严重的听力障碍还会导致危险事故的发生。照护对象的听力下降会表现出看电视、听音响时将声音调得过大,与人交谈过程中经常答非所问或沉默不作声,从背后叫他时常常没有反应。除观察听力外,还要观察有无耳痛、耳分泌物及耳鸣。

(五) 鼻

有无鼻涕、鼻塞、打喷嚏和嗅觉下降。

(六) 口腔

唇色有无异常、干燥,有无口角糜烂、口腔溃疡、口臭,牙龈有无红肿和牙齿疼痛、舌苔颜色、舌头活动是否灵活和有无偏斜。

(七) 喉

有无疼痛,有无声音嘶哑,有无咳嗽、咳痰,吞咽是否顺畅。

二、食欲

食欲有无突然增加或减少,进食时有无恶心、呕吐、腹胀、疼痛。胃痛是餐前痛还是餐后痛,以及疼痛的性质。

三、排泄

(一) 尿液

正常人24h尿量为1 000 ～ 2 000mL。大量饮水,特别是饮用高浓度的饮料时尿量会增加。出汗、运动后尿量会减少。24h 尿量大于 2 500mL 称为多尿，少于 400mL 为少尿，少于 100mL 时为无尿。

正常情况下尿液清澈透明，呈浅黄色。进食含有大量色素的食物或服用含色素的药物后，尿液颜色可发生改变，停用后可恢复正常。当尿液呈红色的血尿，或茶色、黄褐色、乳白色浑浊尿等情况时，均表示有异常。

（二）粪便

正常粪便为成形软便，棕黄色，每天 1～2 次。颜色的改变与食物的性质和药物有关。如吃大量叶绿素丰富的蔬菜，大便呈深绿色；进食动物血、肝或服用含铁药物，粪便呈暗黑色。出现灰白陶土色便、柏油样便、稀水样便、粪便中有大量黏液或有红色血液覆盖在粪便表面时均为异常。如果排便形状呈扁平状，也应引起注意。

（三）其他

观察排大小便的次数、量、色、气味、形状，排便时有无痛苦表情，是否通畅。

四、皮肤

皮肤色泽、弹性、温度，有无湿疹、水肿、出血，有无多汗、湿凉，对疼痛的感觉，长期卧床者还应观察受压部位。

五、指（趾）甲

（一）颜色及形态

正常指甲红润、有光泽，呈凸圆形。贫血时指甲呈白色；肝病呈灰白色；缺氧时呈淡蓝色；患有牛皮癣或关节炎时呈波纹状，患甲状腺疾病指甲易劈裂，患结缔组织疾病、甲沟炎指甲呈浮肿状，真菌感染时指甲呈黄色。以咬指甲方式缓解焦虑者，指甲呈啮齿状。老年人指甲可因毛细血管硬化、供血不足而使指甲变薄变脆。

（二）修剪

指甲是否太长、需要修剪。

六、动作、体位

行走姿势、状态是否正常，站立时有无身体倾斜，弯腰时是否困难，动作是否迟缓，关节活动时有无疼痛、疼痛程度和部位。睡眠时喜欢保持哪种姿势，有无肢体或足部痉挛。

七、体重

体重在短时间内有无明显减轻或增加。体重过重容易导致一些其他疾病的发生，如糖尿病、高血压、高脂血症。

八、睡眠

睡眠可以使人恢复精力和体力，要观察照护对象睡眠时间的长短，有无入睡困难、易醒或者经常做梦及梦醒。长期睡眠不好或失眠者，会情绪低落、精神倦怠、头晕、脚步不稳，容易发生跌倒和其他意外。

九、疼痛

疼痛的情况比较复杂，一是程度难以划分；二是每个人对疼痛的反应有很大的差异，所以观察较为困难。一般注意以下几点：

1. 疼痛的部位：是头痛、胸痛还是腹痛。

2. 疼痛的性质：是钝痛、绞痛、胀痛、压榨性痛还是刀割样痛，是急性阵发性痛、还是慢性持续性痛。

3. 疼痛时伴发的症状：如腹部疼痛，可能伴发恶心、呕吐、腹泻；如胸部压榨性疼痛，可能伴发心跳加速、呼吸困难；如青光眼患者头痛时，可伴视力障碍；如炎症疼痛时伴有局部红、肿、发热。

4. 疼痛有没有诱发、加重因素和缓解因素。如溃疡病的疼痛，饥饿时加重，进食后可缓解；肌肉紧张性头痛，可因天气恶劣而加重。

5. 既往有无类似疼痛发作史。

6. 疼痛时有无伴随血压、体温、脉搏、呼吸的改变。

十、精神状态

精神状态是身体健康程度的一种表现，心理活动也可从精神状态中显现出来。日常生活中，可以从以下几个方面观察照护对象精神状态。

1. 有无焦虑、情绪低落、烦躁、抑郁等。焦虑状态表现为一种缺乏明显客观原因的内心不安或无根据的心里恐惧。常常会出现紧张、担忧、不安全感，或小动作增多、坐卧不宁，或激动哭泣，并常伴有口干、胸闷、心悸、出冷汗、双手震颤、厌食、便秘等现象。

2. 是否易怒。表现为容易动怒，一点小事可大发雷霆，觉得眼前的一切都不顺眼。

3. 有无情感失控、辨别方向的能力减退等痴呆症状。

十一、意识状态

（一）清醒状态

1. 大体上比较清醒，有时糊涂。

2. 定向力障碍。

3. 说不出自己的姓名，以及出生年、月、日。

（二）刺激后可以觉醒

1. 用一般的声音呼唤能睁开眼睛。

2. 通过大声呼叫或使劲摇晃才能睁开眼睛。

3. 通过施加疼痛刺激或反复呼叫才勉强睁开眼睛。

（三）施加刺激也不觉醒

1. 进行疼痛刺激时，可有肢体挥动动作。

2. 疼痛刺激时，手脚能动一下或者面颊能抽动一下。

3. 对于疼痛刺激毫无反应。

思考题

1. 老年照护师应对老年人哪些情况进行观察与评估？

2. 正常人 24h 尿量是多少？什么是多尿、少尿、无尿？

（中国人民解放军联勤保障部队第九八三医院　田丽颖）

第三节　异常情况的观察及应急处理

一、老年人发生应急事件的求救途径

老年照护师一旦发现老年人病情变化，出现应急事件时，应首先保持镇静，安抚老年人，使老年人放松心情。单独不能处理时，向旁人求助。

（一）求助家属

老年照护师平时应注意记录老年人家属的联系方式，并放在固定位置，以备紧急状况下能及时找到。老年人遇到应急事件，应尽量首先和家属取得联系，和家属商议处理方式。

（二）求助"120"救护中心

老年人病情危急，老年照护师可直接拨打"120"，向救护人员说清老年人的情况、具体居住的地址等，在家一边做好一般的应急处理，一边等待救护人员的到达。

（三）居家养老服务机构

目前，社区居家养老服务机构没有建立完善的模式，如老年照护师从属于相应的养老服务机构，应注意记录与机构的联系电话，遇应急事件，可求助于机构来协调处理。

（四）求助邻居、社区医护人员、社区工作人员、志愿者

除上述求助途径以外，老年照护师平时应建立与邻居、社区医护人员、社区工作人员及相关志愿者的联系方式，以备在应急状况下求助。

二、老年人常见异常情况观察与应急处理

（一）中风先兆及应急处理

老年人突然感到一侧面部或手脚麻木，无力，动作不灵活；突然说话不清楚或听不懂他人说话的意思；嘴角歪斜、流口水、头晕或站不稳甚至晕倒；短暂的意识不清、嗜睡及无法解释的头痛等。上述这些症状都是中风的先兆表现。

遇到上述情况，应立即让照护对象安静平卧且头偏向一侧（防止发生呕吐物呛入气管），保持镇静，嘱老年人放松，不宜过多搬动老年人，尽快就近求医。

（二）心肌梗死先兆及应急处理

老年人首次发作心绞痛，或以往有心绞痛发作史而目前发作频繁、发作时间延长且程度加重；药物作用不如以往有效，或发作时出冷汗；剧烈持续性心前区或心窝部疼痛，药物无缓解作用，且感觉胸闷，烦躁不安、全身出冷汗或大汗淋漓、面色苍白、四肢发凉、呼吸急促、心跳不规则伴恐惧、恶心呕吐等，极有可能发生了心肌梗死。老年人出现胸前区不适伴乏力、胸闷心悸等症状也应注意心肌梗死的可能。

遇到上述情况时应使老年人平卧，放松心情，保持镇静，立即就医。注意勿让老年人自行步行前往，应让老年人处于安静、放松、休息状态下就医。

（三）心力衰竭的先兆及应急处理

原患有心脏病的老年人，若在体力活动（如上楼、上坡）时出现心慌、咳嗽、气急、脉搏增快而休息后不能很好改善；夜间睡眠突然憋醒，不能平卧；有时出现原因不明的下肢水肿伴呼吸困难或上腹部胀痛；出现胸闷窒息感，疲乏无力且大汗淋漓；突然出现端坐呼吸并伴有口鼻排出红色泡沫痰。出现以上情况，说明老人有不同程度心力衰竭存在。

遇到上述情况，应让老人处于坐位或半坐位，双腿下垂，心里放松，立即送医院治疗。

（四）低血糖及应急处理

老年人出现饥饿难忍、心慌不适、出冷汗，同时伴有疲惫无力，甚至晕倒等情况，特别是在凌晨或在糖尿病治疗期间出现上述症状，应考虑出现了低血糖症。

出现上述症状，应立即进食水果糖或糖水、饼干等以缓解症状，然后去医院就医以确定相关原因，进而采取相应的治疗措施。

（五）跌倒及应急处理

跌倒是老年人常见的意外事件，可能造成老年人身体伤害，甚至颅脑损伤、骨折等。日常照护工作中应特别注意预防老年人跌倒。

遇老人跌倒，不急于扶老人起来，应先询问老人情况，注意跌倒时的着力点，检查老人意识、肢体活动情况，如怀疑有骨折等情况，应求助家属、邻居或医护人员，多人合力搬动老人到床上或担架上（如脊柱骨折，则不能用帆布等软的担架，可在担架上垫木板），避免骨折移位，同时及时送医院检查。

（六）其他异常情况观察

1. **消化系统**　腹痛、恶心、呕吐、便血是最常见的症状，原因比较复杂，老年人在患胃炎、胃十二指肠溃疡病、胃穿孔、阑尾炎、胆囊结石、胆囊炎、胰腺炎、肠梗阻等急腹症时，症状往往不像青年人那样剧烈，各种伴随症状也往往不典型，当腹痛不缓解时应尽早去医院诊治，如以往有胃十二指肠溃疡，腹痛从有规律逐渐变得没有规律时，应尽早行胃镜检查，排除胃癌的可能。

2. **泌尿系统**　应注意排尿次数、尿量，有无特殊气味，尿的颜色改变，有否尿频、尿急、尿痛，排尿不畅，尿线变细或血尿等，一旦出现这些情况应及时就医。老年人如出现无痛性血尿，应进一步检查，排除肾脏、膀胱肿瘤，当有腰部绞痛或小便疼痛时，应注意是否有肾和尿路结石。

3. **呼吸系统**　肺部感染是老年人常见的疾病，呼吸困难、咳嗽咳痰、缺氧是常见症状，老年人肺部感染应及时就医治疗。咳嗽、痰中带血要警惕是否发生了肺癌，回缩的鼻涕带血要警惕是否患有鼻咽癌。

4. **生殖系统**　男性一侧睾丸不对称性肿大，精液中带血，或阴茎头上有溃疡的发生，绝经妇女有阴道流血或异常分泌物，应警惕是否患有生殖系统癌症。

5. **淋巴结**　在颌下、颈部、锁骨窝内、腋下和腹股沟处分布着大量淋巴结，当有局部外伤感染时，淋巴结多有肿大、疼痛，感染消退后淋巴结大多恢复。老年人出现没有伴随感染的淋巴结肿大，应高度警惕癌症，及时求医，排除恶性肿瘤淋巴结转移的可能。

6. **乳房**　女性老年人发现乳房内有无痛性肿物时，要及时去医院检查，老年男性也有发生乳腺癌的可能，因此也要注意乳房有无结节。

7. 骨、关节　老年人易患退行性骨关节疾病，出现腰腿痛、关节痛等症状，但癌症发生骨转移时也会出现骨关节疼痛，故应观察骨关节疼痛的性质及伴随症状，异常情况下及早就医。

思考题

1. 异常情况的观察及应急处理有哪些?

2. 应急事件的求救途径?

（中国人民解放军联勤保障部队第九八三医院　田丽颖）

第 4 章

老年人的健康评估

第一节 老年人健康评估原则、方法及注意事项

健康评估是随着护理学的发展逐渐形成的一门新学科，是研究诊断个体、家庭或社区现存的老年人的心理健康状况的评估。老年人健康评估的内容包括：身体、心理健康状况及社会角色功能等方面。对老年人进行准确的健康功能评估，可以全面反映其健康状况，是实现老年个体化优质护理所必须具备的基础。

一、老年人健康评估原则

老年人由于机体老化和患各种慢性疾病比例较高等特点，在对其进行健康评估的过程中，老年照护师应该根据老年人的特点，遵循以下评估原则。

（一）了解老年人身心变化特点

老年照护师必须了解老年人生理性和病理性改变的特点，全面、客观地收集老年人的健康资料。生理性改变是指随着年龄的增长，机体必然发生的分子、细胞、器官和全身各系统的退行性改变，这些变化是正常的，属于生理性的改变；病理性改变则是指由于生物的、物理的或化学的因素所导致的老年性疾病引起的变化，这些变化是异常的，属于病理性的改变。在多数老年人身上，这两种变化过程往往同时存在，相互影响，有时难以严格区分，这就需要老年照护师认真实施健康评估，确定与年龄相关的正常改变，区分正常老化和现存/潜在的健康问题，采取适宜的措施予以干预。

老年人心理变化有以下特点：身心变化不同步，心理发展具有潜能和可塑性，个体差异性大。在智力方面，由于反应速度减慢，在限定的时间内学习新知识、接受新事物的能力较年轻人低；在记忆方面，记忆能力变慢、下降，以有意识记忆为主、无意识记忆为辅；在思维方面，个体差异性较大；在特性或个性方面，会出现孤独、任性、把握不住现状而产生怀疑、焦虑、烦躁；老年人的情感与意志变化相对稳定。

（二）正确解读辅助检查结果

老年照护师应正确解读老年人的辅助检查数据。老年人辅助检查结果的异常有 3 种可能：

（1）由于疾病引起的异常改变。

（2）正常的老年期变化。

（3）受老年人服用的某些药物的影响。

目前，关于老年人辅助检查结果标准值的资料很少。老年人检查标准值（参考值）可通过年龄校正可信区间或参照范围的方法确定，但对每个临床病例都应个别看待。老年照

护师应通过长期观察和反复检查，正确解读老年人的辅助检查数据，结合病情变化，确认辅助检查值的异常是生理性老化，还是病理性改变所致，采取适当的处理方式，避免延误诊治或处理不当造成严重后果。

（三）注意疾病非典型性表现

老年人感受性降低，加之常并发多种疾病，因而发病后往往没有典型的症状和体征，称为非典型性临床表现。例如，老年人患肺炎时常无症状，或仅表现出食欲差、全身无力、脱水，或突然意识障碍，而无呼吸系统的症状；阑尾炎导致肠穿孔的老年人，临床表现可能没有明显的腹膜炎体征，或仅主诉轻微疼痛。由于这种非典型表现的特点，给老年人疾病的诊治带来了一定的困难，容易出现漏诊、误诊。因此对老年人要重视客观检查，尤其对体温、脉搏、血压及意识的评估极为重要。

二、老年人健康评估方法

老年照护师对老年人进行健康评估的方法主要包括以下几种。

（一）交谈

指通过与老年人、亲友、照护者及相关的医务人员进行谈话沟通，了解老年人的健康状况。在交谈中，老年照护师应运用有效的沟通技巧，与老年人及相关人员建立良好的信任关系，有效获取老年人的相关健康资料和信息。

（二）观察

指运用感官获取老年人的健康资料和信息。老年照护师可通过视、听、嗅、触等多种感官，观察老年人的各种身体症状、体征、精神状态、心理反应及其所处的环境，以便发现潜在的健康问题。在观察的过程中，必要时可采用辅助仪器，以增强观察效果。

（三）体格检查

指运用视诊、触诊、叩诊、听诊等体格检查的方法，对老年人进行有目的的全面检查。

（四）阅读

指通过查阅病历、各种医疗与护理记录、辅助检查结果等资料，获取老年人的健康信息。

（五）测试

指用标准化的量表或问卷，测量老年人的身心状况。量表或问卷的选择必须根据老年人的具体情况来确定，并且需要考虑量表或问卷的信度及效度。

三、老年人健康评估注意事项

在评估老年人健康的过程中，结合老年人身心变化的特点，老年照护师应注意以下事项。

（一）时间要充分

由于老年人感官的退化，反应较慢，行动迟缓，思维能力下降，因此，所需评估时间较长。加之老年人往往患有多种慢性疾病，很容易感到疲劳。老年照护师应根据老人的具体情况，分次进行健康评估，让其有充足的时间回忆过去发生的事件，这样既可以避免老人疲惫，又能获得详细的健康史。

（二）环境要适宜

由于老年人的感觉功能降低，血流缓慢，代谢率及体温调节功能降低，容易受凉感冒，所以体检时应注意调节室内温度，以 22～24℃ 为宜。老年人视力和听力下降，评估时应避免对老年人直接光线照射，环境尽可能要安静、无干扰，注意保护老年人的隐私。

（三）沟通要顺畅

对老年人进行健康评估时，应尊重老人，充分考虑老年人因听觉、视觉、记忆等功能衰退而出现的反应迟钝、语言表达不清等情况，适当运用有效的沟通技巧。可采用关心、体贴的语气沟通，语速减慢，语音清晰，选用通俗易懂的语言，适时注意停顿和重复，运用倾听、触摸等技巧，注意观察非语言性信息，增进与老人的情感交流，以便收集到完整而准确的资料。为认知功能障碍的老人收集资料时，询问要简洁得体，必要时可由其家属或照顾者协助提供资料。

（四）方法要适当

对老年人进行健康评估时，应根据评估的要求，选择合适的体位，在全面评估的基础上，重点检查易发生皮损的部位。对有移动障碍的老年人，可取合适的体位。检查口腔和耳部时，要取下义齿和助听器。有些老人部分触觉功能消失，需要较强的刺激才能引出，在进行触感知觉检查，特别是痛觉和温觉检查时，注意不要损伤老人。

（五）资料要客观

对老年人进行健康评估时，应在细致全面收集资料的基础上，进行客观准确的判断分析，避免因为老年照护师的主观判断引起偏差。尤其是在进行功能状态评估时，应通过直接观察进行合理判断，避免受老年人自身评估的影响。

思考题

1. 老年人健康评估的原则是什么？
2. 老年人健康评估的方法是什么？
3. 老年人健康评估的注意事项是什么？

（中国人民解放军联勤保障部队第九八三医院　田新颖）

第二节　老年人身体健康状况评估

老年照护师通过对老年人细致的观察和全面而有重点的体格检查，可以更好地了解其身体状况，为进一步形成护理诊断、制订护理计划提供依据。对老年人进行身体健康状况评估时，除了生理功能及疾病本身外，还要对其日常生活能力进行评估。

一、健康史

老年人的健康史是指老年人过去和现在的健康状况，老年人对自身健康的认识，以及日常生活和社会活动能力等方面的资料。

（一）基本情况

包括老年人的姓名、性别、出生日期、民族、婚姻状况、职业、籍贯、文化程度、宗教信仰、经济状况、医疗费用的支付方式、家庭住址与联系方式、入院时间等。

（二）健康状况

1. 既往的健康状况　既往疾病史、手术史、外伤史，食物、药物等过敏史，药物使用情况，参与日常生活活动和社会活动的能力。

2.目前的健康状况 目前有无急、慢性疾病，疾病发生的时间，主要的症状有无加重，治疗情况及恢复程度，疾病的严重程度，对日常生活活动能力和社会活动的影响。

二、体格检查

一般情况下，老年人应每 1～2 年进行一次全面的健康检查。检查时，老年照护师按要求协助老人选择适宜的舒适体位，采用视诊、触诊、叩诊、听诊等方法，了解其身体健康状况。

（一）全身状态

1.营养状态 评估老年人每天活动量、饮食状况以及有无饮食限制，测量身高、体重。正常人从 50 岁起身高逐渐缩短，男性平均缩短 2.9cm，女性平均缩短 4.9cm。由于肌肉和脂肪组织的减少，80～90 岁的老年人体重明显减轻。

2.生命体征

（1）体温：老年人基础体温较成年人低，70 岁以上的患者感染常无发热的表现。

（2）脉搏：老年人测量脉搏的时间每次不应少于 30s，并且应注意脉搏的不规则。

（3）呼吸：评估呼吸时应注意呼吸的形态、节律以及有无呼吸困难。老年人正常呼吸频率为 16～25 次 /min，在其他临床症状和体征出现之前，如老年人出现呼吸＞25 次/min，可能是下呼吸道感染、充血性心力衰竭或其他病变的信号。

（4）血压：高血压和直立性低血压在老年人中较为常见，一般建议老年人平卧 10min 后测量血压，再于直立 1min、3min、5min 后各测定血压 1 次，如直立时任何一次收缩压比卧位降低≥20mmHg 或舒张压降低≥10 mmHg，则为直立性低血压。

3.智力、意识状态 主要反映老年人对周围环境的认识和对自身所处状况的识别能力，有助于判断有无颅内病变及代谢性疾病。通过评估老年人的记忆力和定向力，有助于早期痴呆的诊断。

4.体位、步态 疾病常可使体位发生改变。如心、肺功能不全的老年患者，可出现强迫坐位。步态的类型对疾病诊断有一定帮助，如慌张步态见于帕金森病，醉酒步态见于小脑病变。

（二）皮肤

评估的内容包括：老年人皮肤的颜色、温度、湿度，皮肤的完整性与特殊感觉，有无癌前/癌病变。卧床不起的老年人应重点检查易发生破损的部位，观察有无压疮发生。老年人的皮肤干燥、皱纹多，缺乏弹性，没有光泽，常伴有皮损。常见的皮损有老年色素斑、老年疣、老年性白斑等，40 岁后常可见浅表的毛细血管扩张。

（三）头面部与颈部

1.头面部

（1）头发：随着年龄的增长，头发变成灰白色，发丝变细，头发稀疏，并有脱发。

（2）眼睛及视力：老年人眼窝内的脂肪组织减少，眼球凹陷，眼睑下垂；瞳孔直径缩小，反应变慢；泪腺分泌减少，易出现眼干；角膜周围有类脂性浸润，随着年龄的增加角膜上出现白灰色云翳；老年人晶状体柔韧性变差，睫状肌肌力减弱，眼的调节能力逐渐下降，迅速调节远、近视力的功能下降，出现老视；老年人因瞳孔缩小、视网膜的再生能力减退，使其区分色彩、暗适应的能力有不同程度的衰退和障碍。异常病变可有白内障、黄斑变性、眼压增高或青光眼、血管压迹。

（3）耳：老年人的听力随着年龄的增加逐渐减退，对高分贝噪声易产生焦虑，常有耳鸣，特别在安静的环境下明显。外耳检查可发现老年人的耳郭增大，皮肤弹性差，耳垢干燥。已使用助听器的老人检查耳部时，应取下助听器。

（4）鼻腔：老年人鼻腔黏膜萎缩变薄，且变得干燥。

（5）口腔：由于毛细血管血流减少，老年人唇周失去红色，口腔黏膜及牙龈显得苍白；唾液分泌减少，口腔黏膜干燥；味蕾的退化和唾液的减少使味觉减低。由于长期的损害、外伤、治疗性调整和老化的影响，老年人多有牙齿颜色发黄、变黑，以及牙齿缺失，常有义齿。评估口腔时，应检查有无出血或肿胀的齿龈、松动和断裂的牙齿、经久不愈的黏膜白斑等。

2. 颈部结构　与成年人相似，无明显改变。脑膜刺激征、痴呆、脑血管病、颈椎病、颈部肌肉损伤和帕金森病的患者，可有颈项强直的体征。

（四）胸部

1. 乳房　随年龄的增长，女性乳腺组织减少，乳房变长和平坦。如发现肿块，要高度怀疑为癌症。男性如有乳房发育，常常由于体内激素改变或是药物的副作用。

2. 胸、肺部视诊、听诊及叩诊　过程同成年人。老年人尤其是患有慢性支气管炎者，常呈桶状胸改变。由于生理性无效腔增多，肺部叩诊多为过清音。胸部检查发现与老化相关的体征有：胸腔前后径增大，胸廓横径缩小，胸腔扩张受限，呼吸音强度减轻。

3. 心前区　老年人因驼背或脊柱侧弯引起心脏下移，可使心尖冲动出现在锁骨中线旁。胸廓坚硬，使得心尖冲动幅度减小。听诊第一心音及第二心音减弱，心室顺应性减低，可闻及第四心音。静息时心率变慢。主动脉瓣、二尖瓣钙化、纤维化，脂质堆积，导致瓣膜僵硬和关闭不全，听诊时可闻及异常的舒张期杂音，并可传播到颈动脉。

（五）腹部

老年肥胖常常会掩盖一些腹部体征；消瘦者则因腹壁变薄松弛，腹膜炎时也不易产生腹肌紧张，但肠梗阻时则很快出现腹部膨胀。由于肺扩张，膈肌下降致肋缘下可触及肝脏。随着年龄的增大，膀胱容量减少，很难触诊到充盈的膀胱。听诊可闻及肠鸣音减少。

（六）泌尿生殖器

老年女性由于雌激素缺乏，使外阴发生变化：阴毛稀疏，呈灰色；阴唇皱褶增多，阴蒂变小；阴道变窄，阴道壁干燥苍白，皱褶不明显。子宫颈变短，子宫及卵巢缩小。

老年男性外阴改变与激素水平降低相关，表现为阴毛变稀及变灰，阴茎、睾丸变小，双阴囊变得无皱褶。随着年龄的增长，老年男性前列腺逐渐发生组织增生，增生的组织引起排尿阻力增大，导致后尿道梗阻，出现排尿困难。

（七）脊柱与四肢

老年人肌张力下降，脊柱腰部变平，导致脊柱颈部和头部前倾。椎间盘退行性改变，使脊柱后凸。由于关节炎及类似的损害，致使部分关节活动范围受限。评估四肢时，应检查各关节及其活动范围、动脉搏动情况，注意有无疼痛、肿胀、畸形及运动障碍等。如出现下肢皮肤溃疡、足冷痛、坏疽及脚趾循环不良等，常提示下肢动脉供血不足。

（八）神经系统

随着年龄的增长、神经的传导速度变慢、对刺激反应的时间延长，因此老年人精神活动能力下降，如记忆力减退、易疲劳、注意力不易集中、反应变慢、动作不协调、生理睡眠缩短。

三、功能状态评估

功能状态主要是指老年人处理日常生活的能力，其完好与否影响着老年人的生活质量。老年照护师定期对老年人的功能状态进行客观评估，是老年照护的良好开端，对维持和促进老年人独立生活能力、提高其生活质量，具有重要的指导作用。

（一）评估内容

老年人的功能状态受年龄、视力、躯体疾病、运动功能、情绪等因素的影响，评估时要结合其机体健康、心理健康及社会健康状态进行全面衡量和考虑。功能状态的评估包括日常生活能力、功能性日常生活能力、高级日常生活能力 3 个层次。

1. 日常生活能力　老年人最基本的自理能力，是老年人自我照顾、从事每天必需的日常生活的能力。如衣（穿脱衣、鞋、帽，修饰打扮）、食（进餐）、行（行走、变换体位、上下楼）、个人卫生（洗漱、沐浴、如厕、控制大小便），这一层次的功能受限，将影响老年人基本生活需要的满足。

2. 功能性日常生活能力　老年人在家中或寓所内进行自我照顾活动的能力，包括购物、家庭清洁和整理、使用电话、付账单、做饭、洗衣、旅游等，这一层次的功能提示老年人是否能独立生活并具备良好的日常生活技能。

3. 高级日常生活能力　反映老年人的智能能动性和社会角色功能，包括主动参加社交、娱乐、职业活动等。随着老年期生理变化或疾病的困扰，这种能力可能会逐渐丧失。例如，股骨、颈骨折使一位经常参加各种社交和娱乐活动的老人失去了参与这些活动的能力，这将使这位老人的整体健康受到明显影响。高级日常生活能力的缺失，要比日常生活能力和功能性日常生活能力的缺失出现得早，一旦出现，就预示着更严重的功能下降。因此一旦发现老年人有高级日常生活能力的下降，就需要进行进一步的功能性评估，包括日常生活能力和功能性日常生活能力的评估。

（二）评估工具

在医院、社区、康复中心等开展老年照护时，有多种标准化的评估量表可供使用（表4-1）。使用较为广泛的工具包括 Katz ADL 量表和 Lawton IADL 量表。

表 4-1　评估日常生活能力常用的量表

量表	功能
Katz ADL 量表（Katz ADL scale）	基本自理能力
Barthel 量表（Barthe index）	自理能力和行走能力
Kenny 自护量表（Kenny self-care scale）	自理能力和行走能力
IADL 量表（IADL scale）	烹饪、购物、家务等复杂活动
Lawton IADL 量表（Lawton IADL scale）	IADL 能力

1. Katz 日常生活功能指数评价表

是 katz 等人设计制订的语义评定量表，可用于测量评价慢性疾病的严重程度及治疗效果，也可用于预测某些疾病的发展。见表 4-2。

（1）量表的结构和内容：此量表分为 6 个方面，即进食、更衣、沐浴、移动、如厕和控制大小便，以决定各项功能完成的独立程度。

（2）评定方法：通过与被测者、照顾者交谈或被测者自填问卷，确定各项评分，计算总分值。

（3）结果解释：总分值的范围是 0 ～ 12 分，分值越高，提示被测者的日常生活能力越高。

表 4-2　Katz 日常生活功能指数评价表

生活能力	项目	分值
进食	进食自理无需帮助	2
	需帮助备餐，能自己进食	1
	进食或经静脉给营养时需要帮助	0
	完全独立完成	2
更衣（取衣、穿衣、扣扣、系带）	仅需要帮助系鞋带	1
	取衣、穿衣需要协助	0
	独立完成	2
沐浴（擦浴、盆浴或淋浴）	仅需要部分帮助（如背部）	1
	需要帮助（不能自行沐浴）	0
移动（起床、卧床，从椅子上站立或坐下）	需要帮助	1
	不能起床	0
入厕（入厕大小便自如，便后能自洁及整理衣裤）	无需帮助，或能借助辅助器具进出厕所	2
	需帮助进出厕所、便后清洁或整理衣裤	1
	不能自行进出厕所完成排泄过程	0
控制大小便	能完全控制	2
	偶尔大小便失控	1
	排尿、排便需别人帮助，需用导尿管或失禁	0

2. Lawton 功能性日常生活能力量表　由美国的 Lawton 等人设计制订，主要用于评定被测试者的功能性日常生活能力。见表 4-3。

（1）量表的结构和内容：此量表分为 7 个方面。

（2）评定方法：通过与被测者、照顾者等知情人的交谈或被测者自填问卷，确定各项评分，计算总分值。

（3）结果解释：总分值的范围是 0 ～ 14 分，分值越高，提示被测者功能性日常生活能力越高。

表 4-3　Lawton 功能性日常生活能力量表

生活能力	项目	分值
你能自己做饭吗？	无需帮助	2
	需要一些帮助	1
	完全不能自己做饭	0
你能自己做家务或勤杂工作吗？	无需帮助	2
	需要一些帮助	1
	完全不能自己做家务	0
你能自己服药吗？	无需帮助（能准时服药，剂量准确）	2
	需要一些帮助（别人帮助备药，和 / 或提醒服药）	1
	没有帮助完全不能自己服药	0
你能去超过步行距离的地方吗？	无需帮助	2
	需要一些帮助	1
	除非作特别安排，否则完全不能旅行	0
你能去购物吗？	无需帮助	2
	需要一些帮助	1
	完全不能自己出去购物	0
你能自己理财吗？	无需帮助	2
	需要一些帮助	1
	完全不能自己理财	0
你能打电话吗？	无需帮助	2
	需要一些帮助	1
	完全不能自己打电话	0

四、辅助检查

老年人机体形态和功能的一系列进行性、退行性改变，可不同程度影响辅助检查的结果，对此老年照护师应予以正确的解读和分析。

（一）常规检查

1. 血常规　血常规检查值异常在老年人中十分常见，一般以红细胞 < 3.5×10^{12}/L，血红蛋白 < 110g/L，血细胞比容 < 0.35，作为老年人贫血的标准，但贫血并非老年期正常

生理变化，因而需要进行全面系统的评估和检查。多数学者认为，白细胞、血小板计数无增龄性变化。白细胞的参考值为（3.0～8.9）×10⁹/L。在白细胞分类中，T淋巴细胞减少，B淋巴细胞则无增龄性变化。

2. 尿常规　老年人尿蛋白、尿胆原与成年人之间无明显差异。老年人肾排糖阈值升高，可出现血糖升高而尿糖阴性的现象。老年人泌尿系感染的防御功能会随年龄增长而降低，其尿沉渣中的白细胞＞20个/HP才有病理意义。老年人中段尿培养污染率高，可靠性较低，老年男性中段尿培养菌落计数≥10³/mL、女性≥10⁴/mL为判断真性菌尿的界限。

3. 红细胞沉降率　在健康老年人中，红细胞沉降率变化范围很大。一般红细胞沉降率在30～40mm/h无病理意义；如红细胞沉降率超过65mm/h，应考虑感染、肿瘤及结缔组织病。

（二）生化与功能检查

老年人生化与功能检查中常见的生理变化见表4-4。

表4-4　老年人生化与功能检查中常见的生理变化

检验内容	成人正常值范围	老年期生理变化
空腹静脉血糖	3.9～6.1mmol/L	轻度升高
肌酐清除率	80～100mL/min	降低
血尿酸	120～240μmol/L	轻度升高
乳酸脱氢酶	50～150U/L	轻度升高
碱性磷酸酶	20～110U/L	轻度升高
总蛋白	60～80g/L	轻度升高
总胆固醇	2.8～6.0mmol/L	60～70岁达高峰，随后逐渐降低
低密度脂蛋白	＜3.1mmol/L	60～70岁达高峰，随后逐渐降低
高密度脂蛋白	1.1～1.7mmol/L	60岁后稍升高，70岁后开始降低
三酰甘油（甘油三酯）	0.23～1.24mmol/L	轻度升高
甲状腺激素 T_3	1.08～3.08nmol/L	降低
甲状腺激素 T_4	63.2～157.4nmol/L	降低
促甲状腺素	（2.21±1.1）mU/L	轻度升高或无变化

（三）心电图检查

心电图检查有利于及时发现老年人无症状的心肌缺血、心肌梗死等病变。随着年龄的增长，老年人的心电图常有非特异性改变，如P波轻度低平、PR间期延长、T波变平、ST段非特异性改变等。

（四）影像学及内镜检查

影像学检查已广泛应用于老年疾病的诊治，如CT、磁共振成像对急性脑血管病、颅内肿瘤的诊断有很大价值。内镜检查对老年人胃肠道肿瘤、消化性溃疡以及呼吸、泌尿系统的诊断具有重要意义。

思考题

1. 如何对老年人进行体格检查？

2. 老年人的功能状态评估的三个层次分别是什么？

3. 老年人的功能状态的评估工具分别是什么，如何评价？

（中国人民解放军联勤保障部队第九八三医院 田新颖）

第三节 老年人心理健康状况评估

进入老年期，在应对各种生活事件的过程中，老年人常有一些特殊的心理活动，表现出老年期特有的个性心理。老年人的心理健康状况直接影响其躯体健康和社会功能状态，是实现健康老龄化不可缺少的维度之一。老年人的心理健康状况常从情绪和情感、认知能力、压力与应对等方面进行评估。

一、情绪与情感评估

情绪和情感直接反映人们的需求是否得到满足，是身心健康的重要标志。老年人的情绪纷繁复杂，焦虑和抑郁是最常见也是最需要进行干预的情绪状态。

（一）焦虑

焦虑（anxiety）是个体感受到威胁时的一种紧张的、不愉快的情绪状态，表现为紧张、不安、急躁、失眠等，但无法说出明确的焦虑对象。

常用的评估方法有以下 3 种：

1. *访谈与观察* 询问、观察老年人有无焦虑的症状。

2. *心理测试* 可用于老年人焦虑评估的常用量表见表 4-5，其中使用较多的为汉密尔顿焦虑量表、状态 - 特质焦虑问卷。

表 4-5 评估焦虑的量表

量表	功能
汉密尔顿焦虑量表	焦虑状态
状态 - 特质焦虑问卷	焦虑状态
Zung 焦虑自评量表	焦虑状态
贝克焦虑量表	焦虑状态

（1）汉密尔顿焦虑量表：由 Hamilton 于 1959 年编制，是广泛用于评定焦虑严重程度的他评量表（表 4-6）。

表 4-6　汉密尔顿焦虑量表的内容

项目	主要表现
1. 焦虑心境	担心、担忧，感到最坏的事情将要发生，容易被激惹
2. 紧张	紧张感、易疲劳、不能放松，情绪反应，易哭、颤抖、感到不安
3. 害怕	害怕黑暗、陌生人、一人独处、动物、乘车或旅游、公共场合
4. 失眠	难以入睡、易醒、睡眠浅、多梦、夜惊、醒后感觉疲倦
5. 认知功能	注意力不能集中、注意障碍、记忆力差
6. 抑郁心境	丧失兴趣、抑郁、对以往的爱好缺乏快感
7. 躯体性焦虑（肌肉系统）	肌肉酸痛、活动不灵活、肌肉和肢体抽动、牙齿打战、声音发抖
8. 躯体性焦虑（感觉系统）	视物模糊、发冷发热、软弱无力感、浑身刺痛
9. 心血管系统症状	心动过速、心悸、胸痛、血管跳动感、昏倒感、心搏脱漏
10. 呼吸系统症状	胸闷、窒息感、叹息、呼吸困难
11. 胃肠道症状	吞咽困难、嗳气、消化不良（进食后腹痛、腹胀、恶心、胃部饱胀感）、肠动感、肠鸣、腹泻、体重减轻、便秘
12. 生殖泌尿系统症状	尿频、尿急、停经、性冷淡、早泄、阳痿
13. 自主神经系统症状	口干、潮红、苍白、易出汗、紧张性头痛、毛发竖起
14. 会谈时行为表现	①一般表现：紧张、不能松弛、忐忑不安、咬手指、紧握拳、面肌抽动、手发抖、皱眉、表情僵硬、肌张力高、叹息样呼吸、面色苍白；②生理表现：吞咽、打嗝、安静时心率快、呼吸急促、腱反射亢进、震颤、瞳孔放大、眼睑跳动、易出汗、眼球突出

量表的结构和内容：该量表包括 14 个条目，分为精神性和躯体性两大类，各由 7 个条目组成。前者为第 1 ～ 6 项，第 14 项，后者为第 7 ～ 13 项。

评定方法：采用 0 ～ 4 分的 5 级评分法，各级评分标准：0= 无症状；1= 轻度；2= 中等，有肯定的症状，但不影响生活与劳动；3= 重度，症状重，需进行处理或影响生活和劳动；4= 极重，症状极重，严重影响生活。由经过训练的两名专业人员对被测者进行联合检查，然后各自独立评分。除第 14 项需结合观察外，所有项目均根据被测者的口头叙述进行评分。

结果解释：总分超过 29 分，提示可能为严重焦虑；超过 21 分，提示有明显焦虑；超过 14 分，提示有肯定的焦虑；超过 7 分，可能有焦虑；小于 7 分，提示没有焦虑。

（2）状态 - 特质焦虑问卷：由 Spieberger 等人编制的自我评价问卷，能直观地反映被测者的主观感受（表 4-7）。Cattell 和 Spieberger 提出状态焦虑和特质焦虑的概念，前者描述一种不愉快的情绪体验，如紧张、恐惧、忧虑和神经质，伴有自主神经系统的功能亢进，一般为短暂性的；而后者用来描述相对稳定的，作为一种人格特质且具有个体差异的焦虑倾向。

量表的结构和内容：该量表包括 40 个条目，第 1 ～ 20 项为状态焦虑量表，第 21 ～ 40 项为特质焦虑量表。

评定方法：每一项进行 1 ～ 4 级评分。由被测者根据自己的体验选择最合适的分值。

表 4-7　状态－特质焦虑问卷

分数	项目	完全没有	有些	中等程度	非常明显
状态焦虑					
1（　）	我感到心情平静。	1	2	3	4
2（　）	我感到安全。	1	2	3	4
3（　）	我是紧张的。	1	2	3	4
4（　）	我感到紧张束缚。	1	2	3	4
5（　）	我感到安逸。	1	2	3	4
6（　）	我感到烦乱。	1	2	3	4
7（　）	我现在正烦恼,感到这种烦恼超过了可能的不幸。	1	2	3	4
8（　）	我感到满意。	1	2	3	4
9（　）	我感到害怕。	1	2	3	4
10（　）	我感到舒适。	1	2	3	4
11（　）	我有自信心。	1	2	3	4
12（　）	我觉得神经过敏。	1	2	3	4
13（　）	我极度紧张不安。	1	2	3	4
14（　）	我优柔寡断。	1	2	3	4
15（　）	我是轻松的。	1	2	3	4
16（　）	我感到心满意足。	1	2	3	4
17（　）	我是烦恼的。	1	2	3	4
18（　）	我感到慌乱。	1	2	3	4
19（　）	我感到镇定。	1	2	3	4
20（　）	我感到愉快。	1	2	3	4
特质焦虑					
21（　）	我感到愉快。				
22（　）	我感到神经过敏和不安。	1	2	3	4
23（　）	我感到自我满足。	1	2	3	4
24（　）	我希望能像别人那样高兴。	1	2	3	4
25（　）	我感到我像衰竭一样。	1	2	3	4
26（　）	我感到很宁静。	1	2	3	4
27（　）	我是平静的、冷静的和泰然自若的。	1	2	3	4
28（　）	我感到困难一一堆集起来,因此无法克服。	1	2	3	4
29（　）	我过分忧虑一些事,实际这些事无关紧要。	1	2	3	4
30（　）	我是高兴的。	1	2	3	4
31（　）	我的思想处于混乱状态。	1	2	3	4
32（　）	我缺乏自信心。	1	2	3	4
33（　）	我感到安全。	1	2	3	4
34（　）	我容易做出决断。	1	2	3	4

续表

分数	项目	完全没有	有些	中等程度	非常明显
35（　）我感到不合适。		1	2	3	4
36（　）我是满足的。		1	2	3	4
37（　）一些不重要的思想总缠绕着我，并打扰我。		1	2	3	4
38（　）我产生的沮丧是如此强烈，以致我不能从思想中排除他们。		1	2	3	4
39（　）我是一个镇定的人。		1	2	3	4
40（　）当我考虑我目前的事情和利益时，就陷入紧张状态。		1	2	3	4

凡正性情绪项目均为反序计分，分别计算状态焦虑量表与特质焦虑量表的累加分，最小值20分，最大值80分。

结果解释：状态焦虑量表与特质焦虑量表的累加分，反映状态或特质焦虑的程度。分值越高，说明焦虑程度越严重。

3. 焦虑可视化标尺技术　请被评估者在可视化标尺相应位点上标明其焦虑程度（图4-1）。

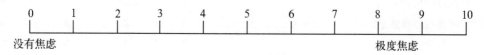

图4-1　焦虑可视化标尺

（二）抑郁

抑郁（depression）是个体失去某种其重视或追求的东西时产生的情绪状态，其特征是情绪低落，甚至出现失眠、悲哀、自责、性欲减退等表现。常用的评估方法有以下3种：

1. 访谈与观察　通过询问、观察，综合判断老年人有无抑郁情绪存在。

2. 心理测试　可用于老年人抑郁评估的量表（表4-8），其中流调中心用抑郁量表在社区人群健康调查中应用广泛，汉密尔顿抑郁量表、老年抑郁量表是临床上应用简便并且已被广泛接受的量表（表4-9、表4-10）。

表4-8　评估抑郁的量表

量表	功能
汉密尔顿抑郁量表	抑郁状态
老年抑郁量表	抑郁状态
流调中心用抑郁量表	抑郁状态
Zung 抑郁自评量表	抑郁状态
Beck 抑郁量表	抑郁状态

（1）汉密尔顿抑郁量表：由 Hamilton 于 1960 年编制，是临床上评定抑郁状态时应用最普遍的量表（表 4-9）。

表 4-9　汉密尔顿抑郁量表

问题	程度
1. 情绪抑郁（沮丧、无望、无助、无价值） 你近一周的情绪如何？ 你是否感到挫伤？悲伤？无望？抑郁？ 上星期，你有这种情绪的频率（自己估计）？每天？整天？ 如选择以上 1～4 分，询问具有这种感觉多长时间？	0 分　没有 1 分　只在问时才诉述 2 分　在谈话中自发地表达 3 分　不用言语也可从表情、姿势、声音或欲哭中表现这种情绪 4 分　患者的自发言语和非语言表达（表情、动作）几乎完全表现为上述情绪
2. 有罪感 最近一周是否有自责，觉得自己做错了什么事或连累家属、他人？ 如果有，谈谈你的感受？ 你是否为自己已经做过或还没有做过的事感到内疚？ 你是否觉得在某种程度上，抑郁是由于你自己引起的？ 是否认为目前的疾病是对自己的惩罚？	0 分　没有 1 分　自责，感到连累他人 2 分　认为自己犯了罪，或反复思考以往的失误或过错 3 分　认为目前的疾病是自己所犯错误的惩罚，或有罪恶妄想 4 分　罪恶妄想伴有指责或威胁性妄想
3. 自杀 最近一周是否有活着没有意义，或不如一死了之的想法？ 如果是，你想些什么？ 有没有产生过自杀的想法？想采取什么自杀方式？ 你有没有做够伤害自己的事情？甚至采取过自杀行动？	0 分　无 1 分　觉得活着没有意义 2 分　希望自己已经死去，或经常想到与死有关的事情 3 分　有自杀念头 4 分　有严重自杀行为
4. 入睡困难 你最近一周睡眠情况如何？ 你是否入睡困难？这一周几个晚上入睡困难？ 你上床之后需要多长时间才能入睡？	0 分　入睡无困难 1 分　有时入睡困难，即上床半小时仍无法入睡 2 分　每晚均有入睡困难
5. 睡眠不深 你最近一周有无半夜醒来？ 如果有，是起床做些什么？（还是只是去盥洗室）？ 需要多长时间回到床上？回到床上后能否立即入睡？ 你是否某些晚上感到夜寝不安或睡眠干扰？	0 分　没有 1 分　患者诉睡眠浅，多噩梦 2 分　半夜起床两次（不包括上厕所）

问题	程度
6. 早醒 你最近一周早上最早一次醒来是几点？ 如果早醒，是别人叫醒还是自己醒来？ 你生病之前通常几点醒来？	0分　没困难 1分　早上较早醒来，但能再次入睡 2分　起床后不能再次入睡
7. 工作和兴趣 近一周你如何消磨时间（不工作时）？ 你对做这些事情感兴趣吗？ 以前的兴趣爱好现在还有兴趣做吗？ 日常家务做吗？ 或你觉得不得不强迫自己去做？ 如果有，为什么？ 有无你期待去做的事情？	0分　没困难 1分　有对工作、嗜好失去兴趣，无精打采的感觉 2分　自发或间接的表达活动、工作或学习失去兴趣。如感到无精打采、犹豫不决，不能坚持或需要强迫自己去工作或活动 3分　活动时间减少或成效降低，住院患者每天参加病室劳动或娱乐不满3小时 4分　因目前的疾病而停止工作，住院患者不参加任何活动或者没有他人帮助便不能完成病室日常事务
8. 迟缓 包括：思维和言语的迟缓，注意力难以集中，主动性减退。 根据检查时的观察，以及患者的主观感觉打分。	0分　正常的思维和言语（速度） 1分　精神检查时发现轻度迟缓 2分　精神检查中发现明显迟缓 3分　精神检查进行困难 4分　完全不能回答问题（木僵）
9. 激越 根据精神检查时的观察打分。	0分　无 1分　检查时有些心神不定 2分　明显心神不定或小动作多 3分　不能静坐，检查中曾起立 4分　搓手、咬手指、扯头发、咬嘴唇等
10. 精神性焦虑 你最近一周是否感到紧张或容易发脾气？ 是否常对一些不重要的琐事担忧？ 你是否有很多需要担心的小事情？ 如果有，请举例？	0分　无 1分　主要是紧张和易怒 2分　对小事感到担忧 3分　表情和言语流露出明显焦虑 4分　明显惊恐
11. 躯体性焦虑 最近一周有无下列躯体症状： 口干、腹胀、腹泻、打嗝、腹绞痛、心惊、头痛、过度换气和叹息、尿频、出汗等。	0分　无 1分　轻度 2分　中度，有肯定的上述症状 3分　重度，上述症状严重，影响生活或需要处理 4分　严重影响生活和活动

续表

问题	程度
12. 胃肠道症状 你最近一周胃口如何？ 有没有强迫自己吃饭？ 是否有别人督促你吃饭？	0 分　无 1 分　食欲减退，但不需要他人鼓励便自行 　　　进食 2 分　进食需要他人催促或请求，或需要应用 　　　泻药或助消化药
13. 全身症状 你最近一周精力如何？ 你是否感到疲劳？ 这周你是否感到背痛、头痛或肌肉痛？ 这周是否有肢体、背部或头部沉重感？	0 分　无 1 分　四肢、背部、头部、肌肉沉重感或疼痛， 　　　全身无力，疲乏 2 分　上述症状明显
14. 性症状（如性欲丧失） 最近一周你对性的兴趣如何（不单指性行为，而是指 　你的性兴趣——你主观上想的程度）？ 你的性兴趣有无改变（同没有抑郁的时候相比）？	0 分　无（不适用） 1 分　轻度 2 分　重度
15. 疑病 最近一周你对自己身体状况的关心程度如何？（与正 　常时相比） 你对躯体感觉的抱怨多吗？ 你是否发现自己原来可以做的事情现在需别人帮 　忙？ 如果是，哪些事情需要帮忙？这类事情发生过多少 　次？	0 分　无 1 分　对身体过分　关注 2 分　反复考虑健康问题 3 分　有疑病妄想 4 分　伴幻觉的疑病妄想
16. 体重减轻 抑郁开始后有无体重减轻？如有，减轻多少？ 如果不确定，是否发现衣服宽松了一些？	0 分　无 1 分　可能体重减轻（1 周内体重下降 ≥ 0.5kg） 2 分　确实体重下降（1 周内体重下降 ≥ 1kg）
17. 自知力 根据检查时的观察打分。	0 分　知道自己有病，表现为抑郁 1 分　自己知道有病，但归咎于伙食、环境问题， 　　　工作过忙、病毒感染或需要休息等外部原因 2 分　完全否认有病
18. 日夜变化 过去的一周，你的情况一天之中有无波动？ 如果有，什么时间段感觉最糟？ 你的情绪早上和晚上有没有区别？ 你的情绪一天到晚都是持续的很差吗？	0 分　无 1 分　轻度变化 2 分　重度变化，症状昼重或夜重，请注明或 　　　评价其严重程度

续表

问题	程度	
19. 人格解体或现实解体	0 分	无
过去的一周，你是否有时突然感到身边的事物变得不真实？	1 分	轻，问及才诉述
是否在清醒的时候有做梦一样的感觉（恍惚感）？	2 分	中，自发诉述
是否感觉到以一种奇怪的方式与他人隔开（与他人交流中断），或者同周围环境有莫名其妙的距离感？	3 分	严重，有虚无妄想
如果有，严重程度如何？频率怎样？	4 分	伴有幻觉的虚无妄想
20. 偏执症状	0 分	无
你同周围人的关系如何？	1 分	有猜疑
身边的人关心你吗？	2 分	偏执观念
有人背后议论你什么吗？	3 分	有关系妄想或被害妄想
近一周是否感到有人伤害你或为难你？如有，请举例？	4 分	伴有幻觉的关系或虚无妄想
21. 强迫观念和强迫行为	0 分	无
过去一周，是否有些重复性的举动？	1 分	轻，问及才诉述
比如反复洗手、检查煤气开关、检查门锁？如有，请举例？	2 分	中，自发诉述
脑子中是否曾反复出现一些毫无意义的重复性想法？		
22. 能力减退感	0 分	无
近一周，你是否做些能让你感觉好点的事情？	1 分	仅在提问时引出主观体验
你是否感到做事力不从心？	2 分	患者主动表示有能力减退感
你是否感到对自己要做的事情失去控制能力？你是否感到自己各方面的能力大不如前？	3 分	需要鼓励、指导和安慰才能完成病室日常事务或个人卫生
你是否有些自己的事情需要别人帮忙或代劳的？	4 分	穿衣、擦洗、进食、铺床等及个人卫生均需要他人协助
23. 绝望感	0 分	无
你感觉自己的前途会怎样？会觉得悲观吗？你怎样考虑你的前途问题的？	1 分	有时怀疑"情况是否会好转"，但解释后能接受
你觉得自己有希望好起来吗？	2 分	持续感动"没有希望"
你认为现在的治疗对你有用吗？	3 分	对未来感到灰心、悲观和绝望，解释后不能排除
	4 分	自动反复诉述"我的病不会好了"，或诸如此类的话

续表

问题	程度	
24. 自卑感	0 分	无
你是否自己瞧不起自己？甚至羞于见到熟人？	1 分	仅在询问时诉述有自卑感
是否认为自己不好？	2 分	自动诉述有自卑感
是否对自己感到失望？	3 分	患者主动诉述"我一无是处"
是否感到自己对别人来说是没有用处的？	4 分	自卑达到妄想的程度，例如"我是个废物"
你是否认为别人对自己的苦心帮助时没有必要的？		

量表的结构和内容：汉密尔顿抑郁量表经多次修订，版本有 17 项、21 项和 24 项 3 种。本书所列版本为 24 项。

评定方法：所有问题指被测者近几天或近一周的情况。大部分项目采用 0～4 分的 5 级评分法。各级评分标准：0= 无，1= 轻度，2= 中度，3= 重度，4= 极重度。少数项目采用 0～2 分的 3 级评分法，其评分标准：0= 无，1= 轻中度，2= 重度。由经过训练的两名专业人员对被测者进行联合检查，然后各自独立评分。

结果解释：总分能较好地反映疾病的严重程度，即病情越重，总分越高。按照 Davis JM 的划界分，总分超过 35 分，可能为严重抑郁；超过 20 分，可能是轻或中等度的抑郁；如小于 8 分，则无抑郁症状。

（2）老年抑郁量表：由 Brink 等人于 1982 年创制，是专用于老年人的抑郁筛查表（表 4-10）。

表 4-10 老年抑郁量表

项目	选择	
1. 你对生活基本上满意吗？	是	否
2. 你是否已放弃了许多活动与兴趣？	是	否
3. 你是否觉得生活空虚？	是	否
4. 你是否感到厌倦？	是	否
5. 你觉得未来有希望吗？	是	否
6. 你是否因为脑子里一些想法摆脱不掉而烦恼？	是	否
7. 你是否大部分时间精力充沛？	是	否
8. 你是否害怕会有不幸的事落到你头上？	是	否
9. 你是否大部分时间感到幸福？	是	否
10. 你是否常感到孤立无援？	是	否
11. 你是否经常坐立不安，心烦意乱？	是	否
12. 你是否希望待在家里而不愿意去做些新鲜事？	是	否
13. 你是否常常担心将来？	是	否
14. 你是否觉得记忆力比以前差？	是	否
15. 你觉得现在生活很惬意？	是	否

续表

项目	选择	
16. 你是否常感到心情沉重、郁闷？	是	否
17. 你是否觉得像现在这样生活毫无意义？	是	否
18. 你是否常为过去的事忧虑？	是	否
19. 你觉得生活很令人兴奋吗？	是	否
20. 你开始一件新的工作困难吗？	是	否
21. 你觉得生活充满活力吗？	是	否
22. 你是否觉得你的处境毫无希望？	是	否
23. 你是否觉得大多数人比你强得多？	是	否
24. 你是否常为些小事伤心？	是	否
25. 你是否觉得常常想哭？	是	否
26. 你集中精力困难吗？	是	否
27. 你早晨起得很快吗？	是	否
28. 你希望避开聚会吗？	是	否
29. 你做决定很容易吗？	是	否
30. 你的头脑像往常一样清晰吗？	是	否

量表的结构和内容：该量表共 30 个条目，包含情绪低落、活动减少、易激惹、退缩痛苦的想法以及对过去、现在与将来的消极评分。

评定方法：每个条目要求被测者回答"是"或"否"，其中第 1、5、7、9、15、19、21、27、29、30 条用反序计分（回答"否"表示抑郁存在）。每项表示抑郁的回答得 1 分。

结果解释：该表可用于筛查老年抑郁症，但其临界值仍然存在疑问。用于一般筛查目的时建议采用：总分 0 ~ 10 分，正常；11 ~ 20 分，轻度抑郁；21 ~ 30 分，中重度抑郁。

3. 抑郁可视化标尺技术　请被评估者在可视化标尺相应位点上标明其抑郁程度（图 4-2）。

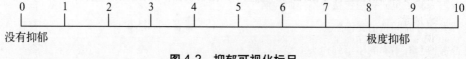

图 4-2　抑郁可视化标尺

二、认知评估

认知是人们认识、理解、判断、推理事物的过程，通过行为、语言表现出来，反映了个体的思维能力。认知功能对老年人是否能够独立生活及生活质量起着重要的影响作用。老年人认知评估包括思维能力、语言能力及定向力三个方面。在已经确定的认知功能失常的筛选测试中，最普及的测试是简易智力状态检查（mini-mental state examination，MMSE）和简易操作智力状态问卷（short portablemental status questionnaire，SPMSQ）。

（一）简易智力状态检查

由 Folsten 于 1975 年编制，主要用于筛查有认知缺损的老人，适合于社区老年人群调查（表 4-11）。

表 4-11 简易智力状态检查

分数	项目
5（ ）	1. 时间定向力 问：今天是? 哪一年____(1) 季节____(1) 月份____(1) 日期____(1) 星期几____(1)
5（ ）	2. 地点定向力 问：我们现在在哪里? 国家____(1) 城市____(1) 城市的哪一部分____(1) 建筑物____(1) 楼层____(1)
3（ ）	3. 即刻回忆 问：仔细听。我要说 3 个单词，请在我说完以后重复。准备好了吗? 3 个词是：球（停 1s），旗子（停 1s），树（停 1s）。 请马上重复 3 个词是什么? ____(1)____(1)____(1)
5（ ）	4. 注意力与计算力 问：从 100 减去 7，顺序往下减，直至我让你停止。 100 减去 7 等于? ____(1) 继续____(1)____(1)____(1)____(1)
3（ ）	5. 回忆那 3 个单词 问：我刚才让你记住的 3 个单词是什么? ____(1)____(1)____(1)
2（ ）	6. 命名 问：这是什么? 展示铅笔____(1) 展示手表____(1)
1（ ）	7. 语言重复 说：我现在让你重复我说的话。准备好了吗? 瑞雪兆丰年 你再说一遍____(1)
3（ ）	8. 理解力 说：仔细听并按照我说的做 左手拿这张纸____(1) 把它对折____(1) 把它放在你的右腿上____(1)
1（ ）	9. 阅读 说：读下面的句子，并按照做，闭上你的眼睛____(1)
1（ ）	10. 写 说：写一个句子____(1)
1（ ）	11. 画画 说：照下图画____(1)

总分 _____

1.量表结构和内容　该量表共19项，30个小项，评估范围包括11个方面（表4-12）。

2.评定方法评定　向被评估者直接询问，被评估者回答或操作正确计"1"，错误计"5"，拒绝或说不会做计"9"和"7"。全部答对总分为30分。

3.结果解释　简易智力状态检查的主要统计量是所有计"1"的项目（和小项）的总和，即回答或操作准确的项目和小项数，为该检查的总分，范围是0～30分。分界值与受教育程度有关，未受教育文盲组17分，教育年限≤6年组20分，教育年限＞6年组24分，若测量结果低于分界值，可认为被评估者有认知功能缺损。

（二）简易操作智力状态问卷

由 Pfeiffer 于 1975 年编制，适用于评定老年人认知状态的前后比较（表4-13）。

表4-12　简易智力状态检查评估的范围

评估范围	项目
1. 时间定项	1、2、3、4、5
2. 地点定项	6、7、8、9、10
3. 语言、即刻记忆	11（分 3 小项）
4. 注意和计算能力	12（分 5 小项）
5. 短期记忆	13（分 3 小项）
6. 物品命名	14（分 2 小项）
7. 语言重复能力	15
8. 阅读理解	16
9. 语言理解	17（分 3 小项）
10. 语言表达	18
11. 绘图	19

表4-13　简易操作智力状态问卷

问题	注意事项	对或错
1. 今天是几号？	年、月、日都对才算正确	
2 今天是星期几？	星期对才算正确	
3. 这是什么地方？	对所在地有任何的描述都算正确；说"我的家"或正确说出城镇、医院、机构的名称都可接受	
4-1. 你的电话号码是多少？	经确认号码后证实无误即算正确；或在会谈时，能在 2 次间隔较长时间内重复相同的号码即算正确	
4-2. 你住在什么地方？	如没有电话才问此问题	
5. 你几岁了？	年龄与出生年月日符合才算正确	
6. 你的出生年月日？	年、月、日都对才算正确	
7. 现任的国家主席是谁？	姓氏正确即可	
8. 前任的国家主席是谁？	姓氏正确即可	
9. 你的孩子叫什么名字？	要特别证实，只需说出一个与他不同的名字即可	
10. 从 20 减 3 开始算，依次减 3，直至减完	如出现任何错误或无法继续进行即算错误	

注：1.须结合被测试者的教育背景作出判断。2.错0～2题为心智功能完整；错3～4题为轻度心智功能障碍；错5～7题为中度心智功能障碍；错8～10题为重度心智功能障碍

1.问卷的结构与内容　问卷评估包括定向、短期记忆、长期记忆和注意力4个方面、10项内容，如"今天是星期几？""今天是几号？""你在哪里出生？""你家的电话号码是多少？""你今年几岁？""你的家庭住址？"，以及由被测试者20减3、再减3，直至减完的计算。

2. **评定方法**　评定时，向被试者直接询问，被试者回答或操作正确计"1"。

3. **结果解释**　问卷满分10分，评估时需要结合被测试者的教育背景做出判断。错2～3项者，表示认知功能完整；错3～4项者，为轻度认知功能损害；错5～7项者，为中度认知功能损害；错8～10项者，为重度认知功能损害。受过初等教育的老年人允许错1项以上，受过高等教育的老年人只能错1项。

思考题

1. 老年人情绪与情感的评估内容是什么？
2. 老年人认知的评估内容是什么？

（中国人民解放军联勤保障部队第九八三医院　田新颖）

第四节　老年人社会健康状况评估

全面认识和衡量老年人的健康水平，除生理、心理功能，还应评估其社会状况。社会状况评估应对老年人的社会健康状况和社会功能进行评定，具体包括角色功能、所处环境、文化背景、家庭状况等方面。

一、角色功能评估

对老年人角色功能的评估，其目的是明确被评估者对角色的感知、对承担的角色是否满意，有无角色适应不良，以便及时采取干预措施，避免角色功能障碍给老年人带来的生理和心理两方面的不良影响。

（一）角色的内涵

1. **角色**　又称社会角色，是社会对个体或群体在特定场合下职能的划分，代表了个体或群体在社会中的地位以及社会期望表现出的符合其地位的行为。老年人一生中经历了多重角色的转变，从婴儿到青年、中年直至老年；从学生到踏上工作岗位直至退休；从儿子/女儿到父母亲直至祖父母等，适应这些角色对其角色功能起着相当重要的作用。

2. **角色功能**　指从事正常角色活动的能力，包括正式的工作、社会活动、家务活动等，老年人由于老化及某些功能的退化而使这种能力下降。个体对老年角色的适应与性别、个性、文化背景、家庭背景、社会地位、经济状况等因素有关。

（二）角色功能的评估

老年人角色功能的评估，可以通过交谈、观察两种方法收集资料。评估的内容包括：

1. **角色的承担**

（1）一般角色：了解老年人过去的职业、离退休年份和现在的工作状况，有助于防范由于退休所带来的不良影响，也可以确定目前的角色是否适应。评估角色的承担情况，可询问：最近1周做了什么事情，哪些事情占去了大部分时间，对他而言什么事情是重要的、什么事情很困难等。

（2）家庭角色：老年人离开工作岗位后，家庭成了主要的生活场所，并且大部分家庭有了第三代，老年人由父母的地位上升到祖父母的地位，家庭角色增加，常常担当起照料第三代的任务；老年期又是丧偶的主要阶段，若老伴去世，则要失去一些角色。另外，性生活的评估，可以了解老年人的夫妻角色功能，有助于判断老年人社会角色及家庭角色形态。评估时要求老年照护师持非评判、尊重事实的态度，询问老年人过去以及现在的情况。

（3）社会角色：社会关系形态的评估，可提供有关自我概念和社会支持资源的信息。收集老年人每日活动的资料，对其社会关系形态进行分析评价，如果被评估者对每日活动不能明确表述，提示社会角色的缺失或不能融合到社会活动中去。不明确的反应，也可提示可能有认知或其他精神障碍。

2. 角色的认知　询问老年人对自己角色的感知和别人对其所承担的角色的期望，老年期对其生活方式、人际关系方面的影响。同时，还应询问别人对其角色期望是否认同。

3. 角色的适应　询问老年人对自己承担的角色是否满意，以及与自己的角色期望是否相符，观察有无角色适应不良的身心行为反应，如头痛、头晕、疲乏、睡眠障碍、焦虑、抑郁、忽略自己和疾病等。

二、环境评估

老年人的健康与其生存的环境存在着联系，如果环境因素的变化超过了老年人体的调节范围和适应能力，就会引起疾病。通过对环境进行评估，可以更好地去除妨碍生活行为的因素，创造发挥补偿机体缺损功能的有利因素，促进老年人生活质量的提高。

（一）物理环境

物理环境是指一切存在于机体外环境的物理因素的总和。由于人口老龄化的出现、"空巢"家庭的日益增多，大量老年人面临着独立居住生活的问题。居住环境是老年人的生活场所，是学习、社交、娱乐、休息的地方，评估时应了解其生活环境/社区中的特殊资源及其对目前生活环境/社区的特殊要求，其中居家环境安全要素是评估的重点（表4-14），通过家访可以获得这方面的资料。

表 4-14　老年人居家环境安全评估要素

部位	评估要素
一般居室	
光线	光线是否充足
温度	是否适宜
地面	是否平整、干燥、无障碍物
地毯	是否平整、不滑动
家具	放置是否稳固、固定有序，有无阻碍通道
床	高度是否在老人膝盖下、与其小腿长度基本相等
电线	安置如何，是否远离火源、热源
取暖设备	设置是否妥善
电话	紧急电话号码是放在易见、易取的地方

续表

部位	评估要素
厨房	
地板	有无防滑措施
燃气	"开""关"的按钮标志是否醒目
浴室	
浴室门	门锁是否内外均可打开
地板	有无防滑措施
便器	高度是否合适，是否设扶手
浴盆	高度是否合适？盆底是否垫防滑胶垫
楼梯	
光线	光线是否充足
台阶	是否平整无破损，高度是否合适，台阶之间色彩差异是否明显
扶手	有无扶手

（二）社会环境

社会环境包括经济、文化、教育、法律、制度、生活方式、社会关系和社会支持等诸多方面。这些因素与人的健康有密切关系，本节着重于经济状况、生活方式、社会关系和社会支持的评估。

1. 经济状况　在社会环境因素中，对老年人的健康及患者角色适应影响最大的是经济状况。这是由于老年人因退休、固定收入减少、给予经济支持的配偶去世所带来的经济困难，可导致失去家庭、社会地位或生活的独立性。老年照护师可通过询问以下问题了解经济状况：①经济来源有哪些，单位工资、福利如何。对收入低的老人，要询问收入是否足够支付食品、生活用品和部分医疗费用。②家庭经济状况有无经济困难，是否有失业、待业人员。③医疗费用的支付形式。

2. 生活方式　通过交谈或直接观察，评估饮食、睡眠、排泄、活动、娱乐等方面的习惯，以及有无吸烟、酗酒等不良嗜好。若有不良生活方式，应进一步了解其对老人带来的影响。

3. 社会关系和社会支持评估　老人是否有支持性的社会关系网络，如家庭关系是否稳定、家庭成员是否相互尊重，与邻里、老同事之间相处是否和谐，家庭成员向老人提供帮助的能力及对老人的态度，可联系的专业人员，以及可获得的支持性服务等。

三、文化与家庭评估

文化和家庭因素可以直接影响老年人的身心健康。

（一）文化评估

文化评估的目的是了解老年人的文化差异，为制订符合老年人文化背景的个体化护理措施提供依据。老年人文化评估的主要内容包括价值观、信念和信仰、习俗等，这些因素与健康密切相关，决定着人们对健康、疾病、老化和死亡的看法及信念。老年人文化的评估同成年人。应该注意的是，老年住院患者容易发生文化休克，应结合观察进行询问；如果老人独居，应详细询问是否有亲近的朋友、亲属。

（二）家庭评估

家庭评估的目的是了解老年人家庭对其健康的影响，以便制订有益于老年人疾病恢复和健康促进的护理措施。家庭评估的内容主要包括家庭成员基本资料、家庭类型与结构、家庭成员的关系、家庭功能与资源以及家庭压力等方面。

思考题

1. 老年人角色功能的评估内容？
2. 老年人文化与家庭评估的内容？

（中国人民解放军联勤保障部队第九八三医院　田新颖）

第 5 章

老年人的饮食

老年人对食物的摄入与消化、吸收的能力都在随年龄的增长而下降，只是下降的速度与个人体质或所处环境的不同而有所区别。下降的表现是牙齿减少难以充分咬碎食物，唾液腺无法分泌充足的唾液来消化糖类食物，胃酸的分泌减少，肠胃吸收功能变差等。所以，老年人的饮食要求自然与年轻时有所不同。

第一节 饮食结构要求

依据老年人的生理特征和营养需求，其饮食结构宜做到"四低三高二适量"，即"低盐、低糖、低脂肪、低胆固醇""高蛋白质、高纤维素、高钙""适量维生素、适量矿物质"。

一、饮食结构"四低"

（一）低盐

这里的盐是指食盐，食盐的主要成分是氯化钠，其中钠离子在人体内起调节渗透压、维持酸碱平衡的作用，所以食盐是人体生理活动所必需的。一般情况下，每人每天摄入 3～6g 食盐就足够满足人体生理功能的需要。如果摄入超过需要量，达 10g 以上时，就会造成人体内的盐代谢平衡、水平衡、渗透压和酸碱度平衡失调，导致盐和水分在人体内的滞留，使人易患多种疾病，如高血压、心力衰竭、肾结石、骨质疏松、胃炎、胃溃疡及胃癌等。其中，高血压是老年人因吃食盐过多最易形成的一种疾病。因为随着年龄的增长，人的肾功能逐渐减弱，机体不能把食盐中所含的钠离子顺利地排泄掉，以致小动脉血管壁内钠离子与水分子发生滞留，引起小动脉收缩增加血管压力，使血压上升，如果长期过量摄入，则这种血压的上升不会下降，久而久之即形成高血压病。英国科学家研究发现，人体从饮食中摄入盐量的多寡，是钙排出量的主要决定因素，即盐的摄入量越多，尿中钙的排出量就越大，而且人体摄盐越多，对钙的吸收能力就越差，也就是说，多食盐会引起人体缺钙，从而产生骨质疏松等病症。因此，老年人的饮食以清淡低盐为宜，但也不是吃得越少越好，若长期过度限制钠盐的摄入，将会导致血钠降低，血浆渗透压减低，使机体细胞内外渗透压失去平衡，促使水分进入细胞内，从而产生程度不同的脑水肿，轻度者会出现意识障碍，严重者可发生昏迷。所以，老年人吃盐不能多也不能太少，每天以摄取 2～3g 食盐为佳，这不包括吃腌制食品中所含的食盐量，若包括以不超过 6g 为好。

（二）低脂肪

脂肪是人体六大必需营养素之一，是日常体力活动的热量来源。老年人一方面由于体力活动量变少，消耗的热量也就减少；另一方面脂肪组织增加、肌肉组织减少，会使基础代谢率下降，热量需求更降低。所以，老年人每天摄入脂肪量，尤其是动物性脂肪不能太多，太多了不仅不易消化，形成肥胖，而且会使体内胆固醇增高，加速动脉硬化，对心脑血管和肝脏不利。同时，若长期大量进食富含动物性脂肪的食物和乳制品等，不仅对血管健康不利，而且还会降低免疫细胞的抗病毒能力，使人易患感冒。因此，老年人每天摄入脂肪量不能太多，但也不能太少，太少会影响脂溶性维生素的吸收和饮食的调配。较为合理的摄入量为每人每天摄入的脂肪以每千克体重 0.5g 以下，一般每天摄入的脂肪量为 30g 左右为宜。

（三）低糖

糖（包括淀粉类食物转化的糖）是人体几乎不可取代的最主要、最经济的能源，所以人不可以不吃糖，但吃糖不可过多，尤其是老年人。由于老年人体力活动量减少，胰腺功能降低，糖代谢率比年轻人低，如果吃糖过多，会促进肝脏合成脂类，使血液里中性脂肪增多，造成脂肪积聚，导致肥胖，出现血脂过高、动脉硬化，带来高血压病和心脏病隐患。同时，过量吃糖会导致胃酸过多，造成溃疡病，还会使胰岛素代谢失常，血糖增高，能诱发胆结石、糖尿病。糖还是一种酸性物质，摄入太多，会使人的体液变成中性或弱酸性。为保持体液酸碱平衡，就需要消耗体内的碱性物质，如钙和维生素 B_1 等，造成钙和维生素 B_1 等成分的缺乏。缺钙会形成骨质疏松症，而缺乏维生素 B_1 会导致体弱多汗、脚气病、慢性消化不良和免疫力下降，易引起经常性感冒等。此外，过量吃糖还会加重肝脏和胃肠负担，使食欲减退，从而影响其他营养素的摄入和吸收，因此世界卫生组织有关专家认为，嗜糖比嗜烟更可怕。所以，老年人吃糖不宜过多，一般每天宜吃糖 10g（不包括淀粉类食物转化的糖）以下，而且宜选食低热糖（木糖醇）、果糖、蜂蜜和甜叶菊等低糖食品。

（四）低胆固醇

人体中的胆固醇有四分之三是由肝合成的，只有四分之一是从食物摄取的。由于老年人活动量少，所需热量也随之减少，所以无需摄入过多的胆固醇。若摄入过量的胆固醇，则会使血胆固醇增高，过量的血胆固醇会逐渐积聚在动脉血管壁上，导致动脉粥样硬化，以及高血压病、冠心病等心血管系统疾病的发生。因此，老年人应尽量少吃含高胆固醇的食物，如肥肉、脑髓、动物内脏（尤其是肾）、鱼子、蛋黄（特别是鹌鹑蛋，它的胆固醇含量很高，每100g 鹌鹑蛋含胆固醇约 3.6g，而同重量的鸡蛋黄仅为 1.2g，要高出 2 倍多）、黄油和白糖等。

二、饮食结构"三高"

（一）高蛋白质

蛋白质是人体必不可少的重要营养素之一，它扮演着构筑生命大厦的主要角色。然而人到老年，由于胃肠功能退化，饮食习惯与胃口的改变，食量减少，加上胃的黏膜萎缩，分泌功能减退，胃液酸度降低，常易发生无酸症和胃蛋白酶减少，以致影响蛋白质的消化与吸收。因此，老年人必须注意补充足够的蛋白质，每天摄入蛋白质的量比年轻时要多，但也不是越多越好，过量对肾会造成沉重的负担，一般每天摄入蛋白质的量以 40 ～ 60g 为宜。

（二）高纤维素

老年人多食膳食纤维对健康有益。如能促进口腔咀嚼功能，增加唾液分泌，有助于消化；能使人产生胃部饱胀感，防止老年人摄食过量，预防老年人肥胖；可以防治老年人习惯性便秘；还能抑制食物中胆固醇的吸收，具有降低血清胆固醇，预防动脉粥样硬化的作用。因此，老年人宜多吃一些含高纤维素的食物，但长期过量摄入则会产生较多的气体，使人腹胀，消化不良。同时，膳食中的纤维素对人体中的微量元素有离子交换和吸附的作用，因而它会影响机体对钙、镁、铁和锌等的吸收，从而导致人体微量元素的缺乏。因此，老年人对高纤维素食物的摄入要掌握在一定的限度内，平均每人每天摄入 25～35g，而七八十岁以上的老年人更应吃少点儿，以 10～20g 为宜。

（三）高钙

钙是人体内不可缺少的一种微量元素。心脏要保持正常而有节奏的跳动，肌肉和神经要维持正常的功能，钙元素是不可缺少的。常见的老年性骨质增生与骨质疏松都是缺钙所致。老年人由于食欲降低，食量减少，加上肠道对钙元素的吸收能力降低，同时体内合成维生素 D 的能力下降，所以应通过多吃含钙丰富的食物与服用钙制品等，额外摄入一些钙，这对预防某些老年病有着重要的作用。但也不是摄入量越多越好，若每天摄入量超过 2 000mg，人体就可能发生某些不良反应，一般每天摄入 1 000～1 500mg 的钙量最为适宜。

三、饮食结构"二适量"

（一）适量维生素

维生素对老年人健康有着极为重要的作用，其中维生素 A、维生素 D、维生素 B_1、维生素 B_2、维生素 C 和维生素 E 等，对维持老年人身心健康，增强抵抗力，促进食欲和延缓衰老等方面起着重要作用。老年人由于进食量少，吸收能力差，所以每天摄入维生素的量应多于中青年人。因此，为了满足机体的需要，每天口服一些维生素制剂是必要的，但供给量要注意一定的平衡，不然易发生不良反应。所以，补充维生素只能适量，不能过量，每天服用的量，应遵照医生的指导。

（二）适量矿物质

人体必需的矿物质有钙、镁、铁、锌、锰、钴、钼、铜、镍、铬、钡、硒、碘、氟、硼和硅等十多种，这些矿物质对人体代谢和健康起着重要的作用。人体一旦缺少其中某些矿物质，就会影响健康，甚至发生疾病。这些矿物质存在于各种各样的食物中，所以老年人在日常饮食中，只要主副食搭配好，不偏食，就能摄取足够的矿物质，以满足人的生命活动所需。

思考题

老年人的饮食结构是什么？

（中国人民解放军联勤保障部队第九八三医院　田丽颖）

第二节　老年人的饮食原则

一、老年人饮食的选择

平衡膳食是营养的基本原则，膳食多样化，营养素种类齐全、数量充足，热能和营养与机体需要平衡，达到合理营养的目的。

身体的老化，老年人的味觉、嗅觉、视力、咀嚼消化吸收功能逐渐低下，为促进老年人的食欲，在选择和烹调时应格外注意。

（一）中国营养学会制定的《中国居民膳食指南》

1. 食物多样，谷类为主，粗细搭配。

2. 多吃蔬菜、水果和薯类。

3. 每天吃奶类、豆类或其制品。

4. 常吃适量鱼、禽、蛋和瘦肉。

5. 减少烹调油用量，吃清淡少盐的膳食。

6. 食不过量，天天运动，保持健康体重。

7. 三餐分配要合理，零食要适当。

8. 每天足量饮水，合理选择饮料。

9. 如饮酒应限量。

10. 吃新鲜卫生的食物。

（二）食物原料质量、颜色、味道新鲜，营养素齐全

1. 选择优质蛋白质（每千克体重 $1 \sim 1.5g$）。

2. 适当限制热量摄入，低脂、低糖、低盐（6g）。

3. 高血压、糖尿病患者每日摄入盐（$1.5 \sim 6g$）。

4. 蔬菜的供给量 $500 \sim 600g$，其中水果 $100 \sim 200g$。

（三）配餐原则

1. 原则一　摄入的蔬菜中要有一半分量是绿色或有色蔬菜类，品种应多样化，可适当补充富含维生素 C 的新鲜水果。

2. 原则二

（1）主副食搭配要注意酸碱平衡。

（2）主食要做到粗与细、干与稀的平衡。

（3）副食要做到生熟搭配、荤素搭配的平衡。

3. 原则三　三餐都要提倡种类越多越好，食物应多样化，有助提高食欲，利于食物在体内的消化吸收，发挥营养素互补作用。

（四）老年食谱品种求"变"

1. 安排老年人的食谱绝不应固守一种模式，而要勤于变化。饮食养生的要旨之一，是要求保持营养平衡。

2. 每天最好安排 30 种食物以备选择，至少也要吃 14 种食物才能达到膳食平衡的目的。

3. 科学配餐。烹制的食物应清淡、易咀嚼、易消化吸收，食物要色、香、味俱全，以清蒸、炖煮或红烧为主，忌油炸、烤、煎，少吃腌制食物，老年膳食应以清淡、松软易嚼为宜。

（1）早餐：坚持低糖低脂的原则，选择瘦肉、禽类、蔬菜、果汁、低脂奶，辅以谷物、面食。

（2）午餐：以高蛋白食物为主。

（3）晚餐：应以高糖、低蛋白食物为主。因为糖类会增加血清素的分泌，可防止失眠。肉类、蛋类等高蛋白的食物宜加以限制，避免消化不良。

二、老年人的饮食原则

（一）平衡膳食

老年人易患的消化系统疾病、心脑血管疾病及各种运动系统疾病，往往与营养不良有关。因此，应保持营养的均衡，适当限制热量的摄入，保证足够的优质蛋白、低脂肪、低糖、低盐、高维生素和适量的含钙、含铁食物。

（二）易于消化吸收

老年人由于消化功能减弱，咀嚼能力也因为牙齿松动和脱落而受到一定的影响，因此食物应细、软、松，既给牙齿咀嚼的机会，又便于消化。

（三）食物应温度适宜

老年人的消化道对食物的温度较为敏感，饮食宜温偏热，两餐之间或入睡前可加用热饮料，以解除疲劳，升高体温。

（四）保持良好的饮食习惯

根据老年人的生理特点，少吃多餐的饮食习惯较为适合，要避免暴饮暴食或过饥过饱，膳食内容的改变也不宜过快，要照顾到个人喜好。由于老年人肝脏中储存肝糖原的能力较差，而对低血糖的耐受能力不强，容易饥饿，所以在两餐之间可适当增加点心。晚餐不宜过饱，因为夜间的热量消耗较少，如果多吃了富含热量而又较难消化的蛋白质和脂肪会影响睡眠。

（五）老年人饮食注意

老年人为了均衡地吸收营养素，保持身体健康，各种食物都要吃一点儿，做到不偏食、不挑食，每天的主副食品除应保持在 10 种左右外，还应注意进食的科学性，即饮食要有"度"。

1. 速度　老年人牙齿大多松动稀疏，不利于咀嚼食物，所以老年人进食时速度不能快，应细嚼慢咽，提倡一口饭嚼 30 次，才有利于食物的消化和吸收。同时，多咀嚼可提高吃饭菜的味道，因为食物中带味道的物质必须溶解于唾液才能刺激到味蕾，而多咀嚼能增加唾液的分泌量。

2. 温度　老年人进食时食物的温度不宜过烫或过冷，应以温热为宜。因为过烫会直接损伤口腔、牙龈、食管及胃黏膜上皮，易造成溃疡、充血，甚至坏死。过冷也不好，由于老年人对寒冷的抵抗力差，如果吃过冷的食物可引起胃壁血管收缩，胃液分泌减少不利于胃肠道对食物的消化吸收，导致消化不良、胃痉挛、腹痛和腹泻等症状。同时，人的味觉一般对 20 ～ 30℃的食物感受度最高，所以老年人饮食应以温热为宜。

3. 硬度　由于老年人牙齿常有松动或脱落，或是义齿，咀嚼肌变弱，消化液和消化酶分泌量减少，胃肠消化功能降低。所以，老年人不宜进食粗糙坚硬的食品，饭菜宜软和烂，否则会加重胃肠道的负担，使肠黏膜受损而引起胃肠道疾病。但是，有些老年人长期只吃粥，不吃其他的饭，这样则热量和营养素就会供给不足。以同样体积的粥和米饭相比，粥所含的米粒要少得多，若长期只吃粥，获得的总热量和营养素不够人体的生理需要，难免入不敷出。有关研究人员对粥、米饭和馒头的消化吸收情况做了对比研究。结果是糖类的吸收率：粥 96.5%，米饭 99.5%，馒头 99.9%；蛋白质的吸收率：粥 56.1%，米饭 99.5%，馒头 99.9%。其原因主要是吃粥不必细嚼，甚至可以用"啜"的方式咽下去，而吃米饭、馒头则必须咀嚼，咀嚼不仅要用牙齿把饭粒或馒头细细咬碎，同时还会促进唾液分泌，唾液中的酶对淀粉就有初步消化作用，所以吃粥虽是养生一法，但不是人人皆宜，除非身体很虚弱，或是咀嚼功能不好，或是治疗需要，否则不宜长期只吃粥。因此，老年人的食品一般要软硬适中，既不能过硬，也不宜过于松软。

4. 饱度　老年人进食不宜过饱，宜少吃多餐，一般以七八分饱为度。适当的节制饮食，可有效地预防肥胖症、高血压病和冠心病。每日可吃四五餐，即在早餐与午餐之间，午餐与晚餐之间，各加一次水果或点心。

三、老年人的健康饮食

健康饮食是指营养全面、均衡，既要满足身体的需要，又不过剩。为此，推荐一种食谱方案，即每天饮食可参照"一、二、三、四、五、六"的原则来安排。

（一）一杯牛奶

每天喝一杯牛奶（250mL）或酸奶。

（二）二种水果

每天吃一个苹果、一根香蕉或橘子、梨等，两种水果的量不低于300g。

（三）三百克粮食

在以大米、白面为主食的地区，每天的谷类消耗量应不低于300～350g。另外，每天尽可能吃上100g左右的薯类或粗杂粮。

（四）四份蛋白质食物

即一份豆制品，一份鱼、另两份是蛋和肉类，每份不超过50g。另外，患有高血脂、高血压或高血糖的老年人宜常吃些猪血。猪血素有"液态肉"之称，它所含蛋白质高于牛肉、瘦猪肉和鸡蛋，脂肪含量极少，所以猪血属低热量、低脂肪和高蛋白食物。此外，还有人体必需的矿物质，如钙、磷、钾、铁、锌、铜和锰等。

（五）五百克蔬菜

其中一半应是深色蔬菜，如油菜、芹菜、菠菜、韭菜、胡萝卜、西红柿。另外，还有菌菇类和海藻类。

（六）六杯水

每天至少喝6杯水，总量1 500mL，以白开水为宜。

以上推荐的食谱只是针对一般情况的老年人而言，每个老年人应根据自己的情况做些调整，但原则上以这样的质和量作参考指标为好。

四、养成良好的饮食习惯

（一）养成科学的进餐顺序

各类食物被摄入胃内以后，都要通过胃来消化，但胃对各类食物消化的难易程度不一样，有些易消化，有些则难消化。因此，进餐的顺序应先吃易消化食物，再吃难消化食物。科学的进餐顺序应为饭前喝汤，喝完汤后，先吃些蔬菜，尤其是低热量的叶菜类、瓜果蔬菜，再边吃饭，边吃素菜和荤菜。这样的进餐顺序，有助于开胃，减少食量，有利于减肥，又不影响正常消化。因为汤在胃里，通过胃黏膜，刺激神经反射到脑干，食欲中枢兴奋性下降，饭量自动减少。进餐时不要一边吃饭一边喝汤或以汤泡饭，也不宜吃过饱后，再喝一大碗汤，饭后喝汤的最大缺点在于冲淡食物消化所需的胃液，容易阻碍正常消化。

（二）饭前不宜吃甜食

甜食有一种特殊性，可以延缓胃肠道的蠕动和排空，抑制食欲，如果在餐前 1h 吃一些甜食或糖果，或引用一杯高糖的饮料，那就会导致正餐食量大减，营养摄入失衡。因此，餐前 1h 应禁食任何甜食和糖果。

（三）饭后切莫吃冷饮

饭后人体血液大多集中于胃肠消化器官，胃肠活动相对活跃，如果此时吃冷饮，胃壁黏膜血管相应收缩，消化腺分泌减少，胃的活动减弱，难以对食物进行消化，形成饱胀状态，产生不适感。从生物化学角度来讲，消化酶最活跃的温度是 37～38℃，冷饮进入胃肠后会减弱消化液中各种消化酶对食物的消化作用，久之会引起胃炎和消化不良、营养不良。

（四）快吃甜食慢吃酸

甜食，如糖果，若把糖果放在嘴里慢慢地含化是很有害的，因为口腔中有一种乳酸杆菌，能使糖发酵产生乳酸。糖在嘴里时间越长，产生的乳酸就越多，发生龋齿的机会就越大。所以，吃糖时应缩短糖在口腔内停留的时间，吃完糖以后，最好用白开水漱口，以保持口腔的清洁。反之，一些酸性食物如苹果，利于消化，更重要的是保持口腔卫生。如苹果中的果酸和有机酸就可以将口腔中的细菌杀死，所以慢吃苹果快吃糖，对人体健康有好处。

（五）不宜常吃剩米饭

人们常吃的米饭中所含的主要成分是淀粉，淀粉是一种由成千上万个小分子葡萄糖通过氢键连接起来的大分子化合物。淀粉在加热到 60℃ 以上时氢键就断裂，淀粉则会变成糊状，这种过程称为"糊化"，即生米变成了松软可口的米饭。当热米饭冷却后或在低温条件下保存时，淀粉中经高温煮熟已断裂软化的氢键网络又会重新恢复，使米饭重新变得"硬"了，这种过程称为"回生"或"老化"，其程度是随放置时间的延长而逐渐明显，即放的时间越长，饭会变得越来越硬，同时口味也越来越差，其消化吸收率和营养价值也明显降低。即使将冷饭再经长时间的直接回锅、蒸煮或用微波炉等方法加热，也不可能恢复到"糊化"时的分子结构，人们对这种"老化"淀粉的水解和吸收能力都大大降低。因此，吃再加热的冷饭已不能从中获得应有的营养，而且长期食用这种重新加热的剩饭还容易导致胃病。为避免吃重新加热的冷饭，最好是随烧随吃，最多是隔餐，放置时间不宜超过 5～6h。

（六）隔夜的蔬菜不宜吃

有一些老年人为了节约、不浪费，总是舍不得丢掉吃剩的熟蔬菜，殊不知吃了弊多利少。例如，蔬菜中的维生素 B_1 在炒熟后温热的状态下保存 30min 后损失 10%，1h 后损失 20%；炒熟的青菜存放 15min，维生素 C 就会减少 15%，1h 后就会降低 50%，如果存放到第二天再食用，损失高达 85%。另外，各种绿叶菜和新鲜大白菜，它都含有不等量无毒的硝酸盐，这些蔬菜炒熟后放置时间较长，特别是隔夜的熟白菜，由于细菌的作用，使硝酸盐还原成亚硝酸盐。亚硝酸盐被食用进入胃肠道后，迅速进入血液，使血液中的低铁血红蛋白氧化，变成高铁血红蛋白，从而丧失携带和运送氧的能力，致使机体因缺氧而中毒或慢性中毒，甚至致癌。同样，银耳汤也应现做现吃，不能煨一次银耳汤吃两三天，这样易引起中毒，因为银耳中含有较多的硝酸盐类物质，煮熟的银耳放置 1 天以上，在细菌的分解作用下，使硝酸盐还原成亚硝酸盐。所以，提倡绿叶蔬菜和大白菜等，最好随炒随吃，剩菜的存放时间最好是不隔餐，早上剩的中午吃，中午剩的晚上吃，最好能在 5～6h 内吃掉。

（七）进餐时不宜边看书报（或电视）边用餐

进餐时如果边看书报（或电视）边进餐必然影响食欲，有碍消化，但可听听优雅的音乐，优雅的音乐有提高副交感神经的作用，或激活各种酶，因而能增进食欲，有助于食物的消化和吸收。

（八）进食时忌发怒、哀伤、忧虑或紧张

这些情绪的产生是中枢神经影响所致，所以这些情绪产生以后，就会使食欲减退甚至不思饮食，还会减弱消化吸收功能，不利于健康。

思考题

1. 老年人在饮食选择上应注意哪些方面？
2. 老年人健康饮食的原则是什么？

（中国人民解放军联勤保障部队第九八三医院　田丽颖）

第三节　健康食品

一、健康食物

（一）健康食物总汇

健康食物就是具有一些保健功能的食物。美国一位医生通过研究饮食与疾病的关系后，提出下列健康食物。

1. 燕麦、麦芽、糙米、大麦、小麦、荞麦、黑麦和小米　这些食物所含营养成分有蛋白质、镁、钾、锌、铜、硒和维生素 B_1。

2. 南瓜、胡萝卜和红薯　这些食物所含营养成分有蛋白质、β - 胡萝卜素、维生素C、维生素E、纤维素、钾和镁。

3. 花椰菜、甘蓝、卷心菜（紫色与绿色）和小白菜　这些食物所含营养成分有叶酸、纤维素、维生素C、维生素K、钙和 β - 胡萝卜素。

4. 菠菜、甜菜、长叶莴苣和芥菜叶　这些食物所含营养成分有 β - 胡萝卜素、脂肪酸、维生素C、维生素E、维生素 B_1、铁、钙、镁和锌。

5. 嫩豆芽、甜豌豆、嫩豌豆和鹰嘴豆　这些食物所含营养成分有低脂蛋白质、B族维生素、铁、钾和镁。

6. 黄豆、青毛豆、豆腐和豆浆　这些食物所含营养成分有脂肪酸、维生素E、叶酸、钙、钾、镁和硒。

7. 番茄、西瓜、柿子、葡萄和柚子　这些食物所含营养成分有番茄红素、β - 胡萝卜素、维生素C、纤维素、钾和铬。

8. 苹果、香蕉、柑橘、柠檬、金橘和酸橙　这些食物所含营养成分有维生素C、叶酸、纤维素、果胶和钾。

9. 草莓、樱桃和紫葡萄　这些食物所含营养成分有纤维素、叶酸、核黄素、烟酸、维

生素 C、维生素 E、植物雌激素、钾、镁和铁。

10. 核桃、杏仁、开心果、芝麻、花生、南瓜子、葵花子和腰果　这些食物所含营养成分有脂肪酸、维生素 E、维生素 B_6、蛋白质、纤维素、镁和钾。

11. 酸奶　这些食物所含营养成分有乳酸菌、维生素 B_{12}、维生素 B_2、钙、钾、镁和锌。

12. 绿茶　这些食物所含营养成分有茶多酚、类黄酮和氟化物。

13. 不带皮的鸡胸肉　这些食物所含营养成分有低脂蛋白质、维生素 B_6、维生素 B_{12}、叶酸、铁、硒和锌。

14. 金枪鱼、比目鱼、沙丁鱼、鲱鱼、鲑鱼和蛤蜊　这些食物所含营养成分有蛋白质、脂肪酸、B 族维生素、维生素 D、硒和钾。

《大众医学》杂志社于 2003 年组织全国 60 位营养学家独家调查，评选出"中国十大健康食品"：①大豆及豆浆、豆奶；②十字花科蔬菜（如花菜、花椰菜、卷心菜、白菜和萝卜等）；③牛奶与酸奶；④海鱼；⑤番茄；⑥菌菇类；⑦绿茶；⑧胡萝卜；⑨荞麦与燕麦；⑩禽蛋（如鸡蛋、鸭蛋）蛋白。

（二）最佳食物榜

1. 最佳肉食　鹅、鸭、鸡、兔、鱼和各种动物瘦肉。

2. 最佳蔬菜　既能提供丰富的营养成分，又有抗癌功效的蔬菜为最佳蔬菜。例如：红薯、芦荟、花椰菜、卷心菜、芹菜、茄子、甜椒、胡萝卜、芥菜、金花菜、雪里蕻、番茄、黄瓜和大白菜等。

3. 最佳水果　根据水果内所含维生素、矿物质、纤维素和热量的多少，进行综合评估，以下水果为营养最佳水果：木瓜、苹果、香蕉、草莓、柑橘、猕猴桃、芒果、杏子、柿子和西瓜等。

4. 最佳食油　动物油与植物油相比，以植物油为优，植物油中以橄榄油、山茶油、玉米油、米糠油和芝麻油为优。

（三）维护心脑健康的十大食物

我国 125 位营养学、心血管内科、神经内科和中医学等知名专家携手完成一项调查，评出"维护心脑健康的食物"。其功效排列顺序是：蘑菇、燕麦、海鱼、洋葱、黄豆、橄榄油、山茶油、葡萄柚、番茄、胡萝卜、山楂、核桃、花生、开心果、腰果、松子和杏仁等。

（四）抗衰老食物

抗衰老食物主要有以下 10 多种，即花菜、红薯、圆白菜、黑木耳、洋葱、柑橘、枸杞子、核桃、山楂、桂圆、绿茶、蜂蜜、牛奶和芝麻等。此外，含核酸成分的食物也能抗衰老，核酸可以从食物中摄取，含核酸丰富的食物主要是豆类、海产品、鸡肉、牛肉和动物肝脏等。

（五）防癌蔬菜排行榜

国内外科学家根据对 40 多种蔬菜抗癌成分的分析与实验性抑癌的实验结果，从高到低排列出 20 种对癌有显著抑制效应的蔬菜，其顺序是：熟红薯 98.7%，生红薯 94.45%，芦笋 93.7%，花椰菜 92.8%，卷心菜 91.4%，菜花 90.8%，芹菜 83.7%，茄子皮 74%，甜椒 55.5%，胡萝卜 46.5%，金花菜 37.6%，芥菜 35.4%，苤蓝 34.7%，芥菜 32.4%，雪里蕻 29.8%，番茄 23.8%，大葱 16.3%，大蒜 15.9%，黄瓜 14.3%，大白菜 7.4%。

（六）清除体内污染物质的食物

医学研究发现，人体所患的过敏、功能衰退、高血压、糖尿病、肝炎、肝硬化和癌症等多种疾病都与体内器官、血液等所受到多种污染毒害有关。例如，有的受到气体、粉尘和金属微粒的侵蚀；有的则受到饮食中毒素的感染；有的是由于受到放射性物质辐射的刺激。随着现代工业化大生产的发展，废气、废水、废渣未被有效地处理，环境、水源的污染日趋严重，加上粮食和蔬果受到有害农药的污染，人体内沉积的污染物质相继增多，对人体健康的危害愈来愈严重。因此，必须设法经常清除体内的污染物质。那么，怎样才能清除和减轻体内的污染物质呢？有关专家提出，有效的办法就是常吃以下食物：

1. *畜禽血*　如猪、鸡、鸭、鹅等的血，其中以新鲜猪血为好，由于血中的血浆蛋白经过人体胃酸和消化液中的酶分解后，能产生一种解毒和滑肠作用的物质，与进入肠道的粉尘、有害金属微粒以及其他有害物质发生作用，变成不易被人体吸收的废物而排出体外。

2. *菌类食物*　菌类食物如黑木耳、银耳、蘑菇、香菇等，这些菌类食物具有清洁血液、解毒、增强免疫功能和抑制癌细胞的作用，经常食用可有效地清除体内污染物质。

3. *海藻类食物*　海藻类食物如海带、紫菜等。其中海带含有褐藻胶，对放射性物质具有亲和力，能促进体内的放射性物质随同大便排出体外，从而减少放射性物质在体内的积聚，以减少放射性疾病的发生率。同时，褐藻胶因含水率高，在肠内能形成凝胶状物质，能阻止人体吸收铅、镉等重金属，有助于排除毒素，防止便秘和肠癌的发生。

4. *绿豆*　绿豆性寒味甘，用绿豆煮成的绿豆汤或绿豆制品是一种很好的解毒食品。绿豆壳解酒毒、野菌毒、砒霜毒、有机磷农药毒、铅毒、丹石毒和鼠药毒等。中医学认为绿豆可解百毒，能帮助体内毒物的排泄，促进机体的正常代谢。

5. *鲜果蔬汁*　当大量的鲜果汁或蔬菜汁进入人体消化系统后，可使血液呈碱性，从而将积聚在细胞中的毒素溶解，然后由排泄系统排出体外。

6. *胡萝卜和南瓜*　因含有大量的果胶，能黏结和消除体内的铅、汞等重金属和放射性元素。

7. *茶叶*　含有鞣酸等物质，能与体内的铅结合成可溶性物质，并随尿液排出体外。

8. *大蒜*　具有化解铅毒的作用，能减轻铅对人体的危害。此外，含钙、铁和锌丰富的食物，可以减少人体对铅的吸收；含维生素 C 丰富的蔬菜，也有助于体内铅的排出。

思考题

哪些食品是健康食品？

（中国人民解放军联勤保障部队第九八三医院　田丽颖）

第四节　垃圾食品

垃圾食品是指吃了或多吃后对人体健康利少弊多的食品。垃圾食品主要包括油炸食品、腌制食品、烘烤食品和加工类食品。下面列举一些垃圾食品和不宜多吃或不能食用的食品。

一、不宜多吃的食品

（一）油炸食品

如油条、麻花、麻球、油炸锅巴、土豆片和土豆条等均为高温油炸食品。这些食品不宜多吃，多吃则有害健康。因为这些食品是以面粉、米、土豆为原料制成的，这些原料的主要成分是淀粉，而淀粉加热至高温烧焦可产生易致癌的物质——聚丙烯酰胺，经测定，油炸土豆条中的聚丙烯酰胺的含量非常高。同时，油脂经过反复高温煎炸后可发生热氧化、热裂解和热聚合等一系列反应，产生许多有害物质，其中有的可能有致癌作用。在这些油炸食品中，油条除具有油炸食品的危害外，还因油条中的明矾是含铝的无机物，吃过量的铝很难从肾排出，体内积存太多的铝，可破坏神经细胞内遗传物质 DNA 的功能，还可使神经传导阻滞，引起智力下降、记忆力减退，甚至引发老年性痴呆。

（二）烘烤食品

烘烤食品主要是面包和饼干、烤红薯、烤牛羊肉等。

1. 面包和饼干　一般为高温烘烤食品（低温烘烤和全麦饼干除外），这类食品中含有较多的聚丙烯酰胺，所以多吃有害健康。

2. 烤红薯　红薯是防癌的首选物质，但经常吃炉烤红薯，对身体不仅无益，反而极其有害。因为烤红薯一般都是在燃烧的煤炉内烘烤的，而煤燃烧时会产生大量的有害气体和灰尘，这些物质极易污染红薯，其中有一种致癌物质叫苯并芘，会侵入红薯内。因此，若经常食用这种烘烤的红薯，势必有许多毒素积于体内。

3. 烤牛羊肉　由于肉直接在高温下烘烤，脂肪滴在炭火上被分解，分解产物再与肉里的蛋白质结合，就会产生苯并芘，侵入牛羊肉内，故经常吃这种烤牛羊肉，可能诱发癌症。

（三）腌制食品

各种腌菜、咸肉、咸鸭、咸鱼、火腿、香肠和肉松等，这类食品不宜多吃。因为它们在腌制过程中易产生有害物质——亚硝酸盐，亚硝酸盐在人体内易与其他食品中的胺类作用生成亚硝胺，亚硝胺是一种致癌物质，会导致癌症。

（四）熏制食品

熏肉、熏鱼、熏蛋和熏豆腐干等，因在制作过程中，易产生苯并芘，常食易患食管癌和胃癌。

（五）加工类食品

罐头、果脯和冰淇淋等，经过加工的罐头，已破坏了鱼、肉和水果本身的维生素，会使蛋白质变性，营养成分含量相当低，而且热量特别高；果脯里常含有亚硝酸盐；冰淇淋、雪糕里的奶油和高糖极易引起肥胖。因此，这些食物不宜多吃。

（六）方便和膨化食品

方便面、饼干等方便食品中含有色素和防腐剂，常吃对肝功能造成影响。膨化食品因含有高糖、高脂肪、高热量和高味精的四高特点，吃多会破坏营养均衡，所以不宜常吃。

二、不宜多吃的食物

（一）鸡头和鱼头

许多人喜欢吃鸡头、鸭头、鹅头和鱼头等，殊不知这些"头"都不宜多吃。以鸡为例，俗话说"十年鸡头赛砒霜",意思是说鸡越老,它的头毒害就越大。其原因是,鸡在啄食中会吃进含有重金属的物质,这些重金属主要储存于脑组织中,鸡龄越大,储存量越大,毒性越强。因此,吃鸡头时一定要看鸡龄,鸡在1~2年内的可以吃,但也不宜多吃。同样,鸭头、鹅头也不宜多吃。

这些年来,我国整体环境恶化,导致水源污染,使有害物质侵入鱼体,加之有些鱼的养殖户在鱼的饲料里添加化学物质,更增加了鱼体内有害物质的含量,而这些有害物质主要集中在鱼头内,难以排出。这是因为鱼头富集鱼的血管,而这些血管恰恰是各种残留的农药和有害化学物质的富集区。研究结果表明,鱼的头部农药残留量高于鱼身肉的5~10倍。因此,鱼头也不宜多吃。

(二)动物肝脏

动物肝脏含有较丰富的营养成分,尤其是维生素A和铁。因此,适量吃动物肝脏是有益的,但肝脏又是动物体内的解毒器官,躯体中的毒素要在肝脏里解毒,所以肝脏里所含的毒素较多,故不宜多吃。另外,肝脏中胆固醇含量高,血脂高的老年人更不宜多吃。

(三)粉丝

粉丝在加工制作过程中,必须加入0.5%明矾液。明矾中含有较多的铝,所以食用过多的粉丝,相当于摄入了大量的铝,而铝对身体健康有害,不宜多吃。

(四)松花蛋

由于制作松花蛋需要一定量的铅,所以若经常食用松花蛋,会引起铅在体内过量。过量的铅会妨碍维生素D在肾脏中的活化,还会阻止生长激素在肝脏中转化成具有生理作用的生长激素介质,使人早衰和易发痴呆症。因此,松花蛋不宜多吃、常吃。

(五)发酵豆制食品

发酵豆制食品如臭豆腐、腐乳和红腐乳等,这些味道独特、鲜美的食品能促进食欲。同时,发酵豆制品中含有丰富的维生素B_{12},维生素B_{12}可消除情绪忧郁,并可补充因久服维生素C而被破坏的体内维生素B_{12}。若机体长期匮乏维生素B_{12},则易引发身体疲惫、肢软、手麻、浮肿和巨幼红细胞贫血,所以适当食用发酵豆制食品是食补和食疗的良方,但发酵豆制食品也有对人体健康不利的一面。由于发酵豆制食品在发酵过程中易被微生物污染,还含有大量的胺类物质和硫化氢,它们具有一般特殊的臭味和很强的挥发性,能使蛋白质分解,所以多吃对健康不利。

(六)多味瓜子

多味瓜子是瓜子加香料、食盐、糖精制成的。香料有天然香料和人工香料两大类,天然香料如茴香、花椒等都含有微量黄樟素,人体摄入黄樟素过多,会引起肝脏病变。现在市场上出售的多味瓜子,多数用的是人造香料,人造香料是从石油或煤焦油中制取的,有一定的毒性;人的唇、舌经常接触渗透性较强的糖精是有害的;多味瓜子在高温下易氧化,多食容易使人衰老。因此,多味瓜子不宜多吃。

三、不能吃的食物

(一)动物的某些脏器

这些脏器包括鸡屁股、花子肉和鱼黑衣等。

鸡屁股:鸡屁股是淋巴最集中的地方,淋巴中的巨噬细胞,具有很强的吞噬细菌、病毒的能力，但并不能消除有害物质，所以就成了贮藏细菌、病毒和某些致癌物质的"仓库"。因此，鸡屁股不能吃。

花子肉：花子肉即家禽体中的淋巴结，是动物体内的免疫器官，此处聚集着许多细菌、病毒和各种异物。因此，花子肉不能吃，在宰杀时应清除干净。

鱼黑衣：鱼黑衣是鱼体内腔中黑色薄膜部分，具有腥味、泥土味，并含有多量组胺和溶菌酶成分，所以不能吃。

（二）烧焦的鱼和肉

鱼和肉含有丰富的蛋白质，如果烹调时不慎将鱼、肉烧焦了，其中大分子蛋白就会裂变为小分子氨基酸，这些氨基酸经过组合，可形成一种能引起人体基因突变的化学物质。人吃了这种烧焦的鱼和肉，可能会产生遗传上的毒害，甚至会影响下一代。烧焦的鱼和肉还会产生 α - 六氨甲基衍生物，这是一种毒性超过黄曲霉毒素的致癌物。因此，吃烧焦的鱼和肉，其烧焦的部分要扔掉。

（三）霉变食品

米、麦、豆、玉米和花生等食品，因富含营养素，易受潮霉变。霉变食品会产生一些毒素，例如黄曲霉毒素、杂色曲霉毒素、半曲霉毒素、红色青霉毒素或黑曲霉毒素等，这些毒素会干扰人的正常新陈代谢，促使人早衰，甚至致癌。因此，霉变食品不能吃。

（四）"耗"败食品

油脂和含脂肪酸高的食品（腌肉、火腿、饼干和鱼干等）放久后，尤其是受阳光照射或受热都容易被氧化，产生酮类、醛类等过氧化脂质毒物，出现酸败的"耗"味（北方称"哈喇"味）。这些脂质过氧化毒物在人体内会破坏酶系统和维生素，促使人衰老，所以"耗"败食品不能吃。

（五）干炒黄豆不宜吃

由于黄豆中含有胰蛋白酶抑制素、尿酶和血凝素等因子，干炒黄豆时，这些因子在干热条件下不被分解，吃了干炒黄豆后，这些抑制素会引起不良反应，其中皂素对黏膜有强烈的刺激作用，会引起局部充血、肿胀和出血。因此，干炒黄豆不宜吃。

思考题

哪些食品是垃圾食品？

（中国人民解放军联勤保障部队第九八三医院　田丽颖）

第 6 章

老年人的日常生活照护

随着社会人口老龄化的进展，人类平均寿命的不断延长，疾病、老化等因素会导致老年人的日常生活自理能力逐渐降低，使生活照料成为老年人的主要需求。老年照护师应根据老年人的生活自理程度，在日常生活起居方面给予相应的帮助，使老年人得到较好的照顾，从而提高生活质量。本章通过对老年人饮食、排泄、睡眠、身体清洁等相关知识和技能的学习，提升老年照护师为老年人服务的工作能力和技能，为老人提供全面优质的照护。

第一节　饮食照护

食物是人类生存的必备条件，是营养的来源。食物中的营养素包括糖、脂肪、蛋白质、维生素、水和无机盐等。营养素经过机体的消化、吸收才能被利用，保证和促进机体健康。老年人身体器官功能减退，咀嚼消化能力降低，吸收利用食物中的营养物质的能力下降，抵抗力下降，易影响老年人健康。老年照护师在饮食照料上除保证食物的色、香、味符合老年人的口味外，同时还应注意在进食时，协助老年人保持良好的进食体位，方便进食，注意进食后的观察，避免意外的发生。总之，给予老年人全面周到的饮食照料。

一、老年人进食的体位

老年人进食体位是指根据老年人自理程度及病情，采取适宜的进餐姿势。

（一）进食体位摆放的目的

为老年人摆放适宜的进食体位，其目的是利于进食，利于增进老年人的食欲和进食量，增加老年人营养的摄入，提高机体抵抗力；同时可以避免不良体位引发呛咳、误吸、噎食、窒息等意外。

（二）进食体位种类

老年人完全自理或上肢功能较好时，尽量采取坐位进食。当老年人病情危重或完全卧床时，可采取半卧位，头偏向一侧的进食体位。一定要避免平卧位进食，以免食物反流进入呼吸道引起呛咳、误吸、噎食、窒息等意外的发生。老年照护师根据老年人自理程度及病情采取适宜的进食体位。

1. 床上坐位　适用于下肢功能障碍或行走无力的老年人。老年照护师以环抱方法协助老年人在床上坐起，将靠垫或软枕垫于老年人后背及膝下，保证坐位稳定舒适。床上放置餐桌。

2. 半卧位　适用于完全不能自理的老年人。使用可摇式床具时，老年照护师将床头摇起，抬高至与床具水平面成 30°～45°角。使用普通床具时，可使用棉被或靠垫支撑老年人背部使其上身抬高。采用半卧位时，应在身体两侧及膝下垫软枕以保证体位稳定。

3. 侧卧位　适用于完全不能自理的老年人。使用可摇式床具时，老年照护师将床头摇起，抬高至与床具水平面呈 30°角。老年照护师双手分别扶住老年人的肩部和髋部，使老年人面向老年照护师侧卧，肩背部垫软枕或楔形垫。一般宜采用右侧卧位。

4. 轮椅坐位　适用于下肢功能障碍或行走无力的老年人。轮椅与床成 30°角，固定轮子，抬起足踏板，老年照护师的双手环抱老年人的腰部或腋下协助老年人坐起，双腿垂于床下，双脚踏稳地面，再用膝部抵住老年人的膝部，挺身带动老年人站立并旋转身体，使老年人坐在轮椅中间，后背贴紧椅背，将轮椅上的安全带牢系在老年人腰间。

5. 进食体位摆放的注意事项

（1）协助老年人摆放体位前应做好评估。

（2）摆放体位时动作轻稳，保障安全。

（3）使用辅助器具前，检查其是否处于安全完好的备用状态。

二、如何协助老年人进食

（一）老年人对饮食结构的需求

食物和水是维持生命的物质基础，食物提供人体所需要的营养，为人体生长发育、组织修复和维持生理功能提供必需的营养素和热能。由于老年人消化器官功能的减退，对食物的消化、营养的吸收功能均减退，从食物中摄入的营养相应减少，因此，老年人膳食要注意多样化，粗细搭配，花样更新，多食杂粮、豆类、鱼类、蛋类、奶类、海产品类、蔬菜和水果等，保持营养素平衡和营养素之间比例适宜，形成适合老年人的科学合理的饮食结构。

1. 合理控制饮食总热能　老年人的饮食营养要合理，荤素、粗细、干稀搭配符合卫生要求，老年人的全天热量应供给约 3 000 kcal。蛋白质、脂肪、糖类比例适当，三者的热能比分别是 10%～15%、20%～25%、60%～70%。其次，老年人饮食热能供给量是否合适，可通过观察体重变化来衡量。一般可用下列公式粗略计算：

男性老年人标准体重值（kg）－[身高（cm）－100]×0.9

女性老年人标准体重值（kg）－[身高（cm）－105]×0.92

2. 饮食结构原则

（1）减少单糖及双糖的食物，放宽对主食类食物的限制。单糖和双糖在肠道不需要消化酶，可被直接吸收入血液，使血糖迅速升高。而且过多摄入含单糖和双糖类食物，可使体内三酰甘油合成增多并使血脂升高。食物中最常见的双糖是蔗糖，广泛应用于点心、面包、饼干、水果罐头、巧克力中，应减少此类食物的摄入量。

（2）限制脂肪摄入量。脂肪含量高的食物如猪油、牛油、奶油等，过多摄入可致高脂血症、动脉粥样硬化，故应控制其摄入量。

（3）食用优质蛋白质。瘦肉、牛奶、蛋、鱼等动物性食品，以及各种大豆制品等都富含优质蛋白质，容易被人体消化。

（4）多食含纤维素的食物。食物中的纤维素虽然不能被消化吸收，但有促进肠道蠕动、利于粪便排出等功能。含高纤维素的食物包括：蔬菜中的白菜、油菜、菠菜、笋类等；水果中的苹果、鸭梨、小枣等；谷物中的麦片、玉米、高粱等。

（5）多食含矿物质食物。矿物质是人体必需的营养物质。铁在菠菜、瘦肉、蛋黄、动物肝脏中含量较高；铜、锌在动物肝脏和肾、鱼、虾、蛤蜊中含量较高；硒在小麦、玉米、大白菜、南瓜、大蒜和海产品中含量较高；碘在海带、紫菜、海鱼、海盐等中含量较高。

（6）多食含维生素的食物。维生素是维持人体生命活动、保持人体健康的重要营养物质，主要包括 B 族维生素、维生素 A、维生素 C、维生素 D、维生素 E 及维生素 K 等。B 族维生素在豆类、糙米、动物肝脏、果仁、瘦肉、绿叶蔬菜、香蕉中含量较高。维生素 C 在新鲜蔬菜和水果中含量高，如小白菜、油菜、芹菜、鲜枣、橙子、柠檬、草莓、猕猴桃、石榴等。维生素 A 在虾皮、蛋黄、动物肝脏、蔬菜水果及坚果中含量较高。维生素 D 在富含脂肪的海鱼、动物肝脏、蛋黄、奶油和奶酪中含量较高。维生素 E 在谷类、小麦胚芽油、棉籽油、绿叶蔬菜、蛋黄、坚果、肉及乳制品中，均含量较高。富含维生素 K 的食物有酸奶酪、蛋黄、大豆油、鱼肝油及海藻。

（二）老年人进食的观察要点

1. 观察饮食量　了解老年人日常饮食量。当老年人的饮食量有明显增多或减少的变化时，要观察并询问老年人，查找原因。因疾病引起饮食量增多或减少的，需经就诊后遵医嘱用药治疗；因食物外观、口感、色香味制作工艺影响老年人食欲，导致进食量减少的，积极改进餐饮制作工艺，保障营养的同时使之更适合老年人口味。

2. 观察进食速度　老年人进食速度一般较慢。进食过快会影响老年人的消化，也容易在进食中发生呛咳或噎食。当老年人出现进食速度明显增快或减慢的情况时，应加强观察并告知医生或家属，及时就诊，检查有无精神或器质性病变。

3. 观察进食后表现　观察老年人进食过程中及进食后的表现，如有无吞咽困难、呛咳、噎食、恶心、呕吐、腹部胀满等。如老年人出现不适表现，应及时告知医生或家属，以便采取相应的照料措施。

三、老年人进食的种类和量

（一）老年人饮食种类

1. 普通饮食　普通饮食适用于不需要特殊饮食的老年人。老年人可根据自己的喜好，选择可口、容易消化且营养素平衡的食物。对于无咀嚼能力和不能吞咽大块食物的老年人，可将普通饮食加工剁碎或用粉碎机进行破碎后食用。

2. 软质饮食　软质饮食适用于消化不良、饮食不便、低热、疾病恢复期的老年人。食物要以软烂为主，如软米饭、面条。菜肉应切碎煮烂，容易咀嚼消化。

3. 半流质饮食　半流质饮食适用于咀嚼能力较差和吞咽困难的老年人。食物呈半流质状态，如米粥、面条、馄饨、蛋羹等。此类饮食无刺激性，纤维素含量少且营养丰富。

4. 流质饮食　流质饮食适用于进食困难或采用鼻饲管喂食时的老年人。食物呈流质状态，如奶类、豆浆、米汤、果汁、菜汁等。此种饮食因所含热量及营养素不足，故不能长期食用。

（二）老年人治疗饮食的种类

老年人治疗饮食可满足老年人在疾病期间的营养需要，治疗饮食分为以下几种。

1. **高热量饮食**　在两餐之间提供含有热量的饮料或点心，如牛奶、豆浆、鸡蛋、蛋糕等。半流或流质饮食者，可加浓缩食品，如奶油、巧克力等。每天供给总热量 3 000 kcal 左右。高热量饮食适用于有甲状腺功能亢进、高热、胆管疾病等的老年人。

2. **高蛋白饮食**　在基本饮食基础上增加含蛋白质丰富的食物，如肉类、鱼类、蛋类、乳类、豆类等，蛋白质供应每天每公斤体重 2g，但总量不超过 120g，总热量 2 500 ～ 3 000 kcal。高蛋白饮食适用于患有慢性消耗性疾病、严重贫血、肾病综合征或处于癌症晚期等的老年人。

3. **低蛋白饮食**　每日饮食中的蛋白质不超过 30 ～ 40g，需多补充蔬菜和含糖高的食物，维持正常热量。低蛋白饮食适用于限制蛋白质摄入者，如患有急性肾炎、尿毒症、肝性昏迷等的老年人。

4. **高纤维素饮食**　选择含纤维多的食物，如芹菜、韭菜、新鲜水果、粗粮、豆类等。高纤维素饮食适用于患有便秘、肥胖症、高脂血症、糖尿病、心血管疾病等的老年人。

5. **低纤维素（少渣）饮食**　吃含纤维少的食物，且少油，忌纤维多的蔬菜、水果，应吃菜泥、果汁等，忌油煎食物。低纤维素饮食适用于腹泻的老年人。

6. **低盐饮食**　每日可用食盐不超过 2g（含钠 0.8g），但不包括食物内自然存在的氯化钠。低盐饮食适用于患有心脏病、肾病（急性、慢性肾炎）、肝硬化（有腹水）、重度高血压但水肿较轻等的老年人。

7. **低脂肪饮食**　少用油，禁用肥肉、蛋黄、动物脑等食材。高脂血症及动脉硬化患者不必限制植物油（椰子油除外）。每天脂肪摄入量不超过 40g。低脂肪饮食适用于有肝胆疾病、高脂血症、动脉硬化、肥胖及腹泻等的老年人。

8. **低胆固醇饮食**　膳食中胆固醇含量在 300mg/d 以下，少食用动物内脏、饱和脂肪、蛋黄、动物大脑、鱼子等。低胆固醇饮食适用于患有动脉硬化、高胆固醇症、冠心病等的老年人。

9. **无盐、低钠饮食**　无盐饮食，即除食物内自然含钠量外，不放食盐烹调的饮食。低钠饮食，即除无盐外，还须控制摄入食物中自然存在的钠量（每天控制在 0.5g 以下），禁食腌制食品。还应禁食含钠的食物和药物，如发酵粉（油条、挂面）、汽水（含小苏打）和碳酸氢钠药物等。无盐低钠饮食适用于患心脏病、肾病（急性、慢性肾炎）、肝硬化（有腹水）、重度高血压等的老年人。

（三）对老年人有益的饮品

1. **白开水**　开水对中老年人来说，不仅能稀释血液、降低血液黏稠度、促进血液循环，还能减少血栓危险，预防心脑血管疾病。

2. **豆浆**　豆浆可强身健体，长期饮用可预防糖尿病（豆浆含有大量纤维素，能有效阻止糖的过量吸收，减少糖分）、高血压（豆浆中所含的豆固醇和钾、镁，是有力的抗钠盐物质。钠是高血压发生和复发的主要根源）。

3. **酸奶**　酸奶易被人体消化和吸收，具有促进胃液分泌，增强消化功能，降低胆固醇的作用。

4. **红葡萄酒**　葡萄酒含有糖、醇类、有机酸、无机盐、维生素等营养物质，对人体发育有不同的补益作用；有降低血脂、促进消化、养气活血、抗老化、预防老年性痴呆的作用。

5. **鲜榨果汁**　老年人适当喝少量果汁可以助消化、润肠道，补充膳食中营养成分的不足。

6. 绿茶　茶具有延缓衰老、抑制心血管疾病、预防和抗癌、醒脑提神的作用。

健康饮食金字塔见图6-1。

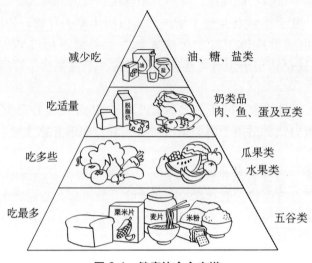

减少吃　油、糖、盐类

吃适量　奶类品　肉、鱼、蛋及豆类

吃多些　瓜果类　水果类

吃最多　五谷类

图 6-1　健康饮食金字塔

思考题

1. 老年人进食的体位有几种？

2. 老年人进食的观察要点是什么？

（武警特色医学中心医学编辑部　尤伟杰）

第二节　排泄照护

排泄是机体将新陈代谢的产物和机体不需要或过剩的物质排出体外的生理活动过程。人体只有通过排泄才能将机体新陈代谢的产物及废物排出体外，维持身体内环境的协调平衡，因此，排泄是维持生命的必要条件。老年人由于自理能力下降，机体功能减弱或疾病等原因均可导致老年人排泄功能障碍。老年照护师要根据老年人身体状况，协助其采取适宜的排泄体位、方法，可减轻排泄时的不便和痛苦，提高生活质量。

一、老年人胃肠活动及排泄功能

胃具有储存食物，使之形成食糜的作用。食物入胃5min后，胃开始蠕动，蠕动波从贲门开始向幽门方向进行，每分钟约3次。胃的蠕动一方面可使食物与胃液充分混合，有利于消化；另一方面可以搅拌和粉碎食物，并不断地将食糜推向十二指肠。在消化过程中，排空的速度与食物成分和形状有关。一般而言，流食比固体食物排空快，颗粒小的食物比大块食物排空快，糖类排空最快，蛋白质其次，脂类食物最慢。混合食物由胃完全排空一般需4～6h。排泄途径有皮肤、呼吸道、消化道及泌尿道，而消化道和泌尿道是最主要的排泄途径，即排便和排尿。排便是反射动作，当粪便充满直肠刺激肠壁感受器，冲动传入初级排便中枢，同时上传至大脑皮质而产生便意。

二、老年人排泄异常的观察

（一）排便异常的观察

1. **便秘**　便秘指正常的排便形态改变，排便次数减少，每周少于 2 次。排便困难，粪便过干过硬。触诊腹部较硬实且紧张，有时可触及包块，肛诊可触及粪块。

2. **粪便嵌顿**　老年人有排便冲动，腹部胀痛，直肠肛门疼痛，肛门处有少量液化的粪便渗出，但不能排出粪便。

3. **腹泻**　腹痛、肠痉挛、疲乏、恶心、呕吐、肠鸣、有急于排便的需要和难以控制的感觉。粪便松散或呈液体样。

4. **排便失禁**　老年人不自主地排出粪便。

5. **肠胀气**　老年人表现为腹部膨隆，叩诊呈鼓音、腹胀、痉挛性疼痛、呃逆、肛门排气过多。当肠胀气压迫膈肌和胸腔时，可出现气急和呼吸困难。

（二）排尿异常的观察

1. **尿失禁**　膀胱括约肌丧失排尿控制能力，使尿液不自主地流出。

2. **尿潴留**　膀胱内潴留大量的尿液而又不能自主排出。表现为下腹胀满、排尿困难、耻骨上膨隆、可扪及囊性包块，叩诊为浊音。

三、老年人排泄异常的照护

（一）便秘的照护

1. 查询老年人便秘的原因。

2. 食含纤维素的食物，有利于增加肠蠕动，促进大便排出。

3. 适当增加饮水量。每天清晨饮一杯淡盐水，可促进肠蠕动，保持胃肠道足量的水分，软化粪便，有利于大便的排泄。

4. 在体力允许的情况下，指导老年人做适量的体育活动，可提高排便肌群的收缩力。

5. 每天起床前和入睡前进行顺时针腹部按摩，增加肠蠕动。

6. 视老年人的具体情况遵医嘱服用缓泻剂或采用灌肠法，必要时采用人工取便法。

7. 养成定时排便的习惯。

8. 做好老年人心理疏导，缓解因曾经有过排便不畅经历而引发的思想顾虑和心理负担，放松身心。

（二）粪便嵌顿的照护

1. 查找老年人粪便嵌顿的原因。

2. 关闭门窗，注意保暖。屏风遮挡，保护隐私。

3. 使用栓剂、缓泻剂，必要时给予灌肠。

4. 老年人感觉大便在肛门处，在灌肠无效时可遵医嘱执行人工取便。操作中注意观察老年人表现，如有面色苍白、呼吸急促、心悸、头昏等现象，须立即停止操作。

5. 协助排便后用温水洗净擦干肛门及臀部周围皮肤，保持清洁干爽。

（三）腹泻的照护

1. 查找老年人腹泻的原因，采取针对性的照护措施。

2. 膳食调理，酌情给予清淡的流质或半流质食物，避免摄入油腻、辛辣、高纤维食物。严重腹泻时可暂时禁食。鼓励老年人饮水，以免脱水。

3. 腹泻严重时，口服补液盐或遵医嘱静脉补充水、电解质。

4. 每次便后用温水洗净肛门周围及臀部皮肤，保持皮肤清洁干燥。必要时，肛门周围涂搽软膏加以保护。

5. 卧床老年人发生腹泻时注意观察骶尾部皮肤变化，预防压疮的发生。

6. 密切观察病情，记录排便的性质、次数等，必要时留取标本送检。

（四）排便失禁的照护

1. 处理粪便时，注意保护隐私。

2. 经常用温水洗净肛门周围及臀部皮肤，保持皮肤清洁。肛门周围涂搽软膏以保护皮肤，避免潮湿刺激引发感染。

3. 帮助老年人重建控制排便的能力。了解老年人排便时间，掌握规律，定时给予便器，促使老年人按时自己排便；与医生协调定时应用导泻栓剂或灌肠，以刺激定时排便；教会老年人进行肛门括约肌及盆底部肌肉收缩锻炼。

4. 观察并记录排便的量、性质。遵医嘱静脉补充水、电解质，预防脱水及电解质紊乱。

5. 观察骶尾部皮肤情况，预防压疮的发生。

（五）肠胀气的照护

1. 指导老年人养成细嚼慢咽的良好饮食习惯。

2. 鼓励老年人适当活动。

3. 轻微胀气时，可行腹部热敷、腹部按摩或针刺疗法。严重胀气时，遵医嘱给予药物治疗或行肛管排气。

4. 做好心理照护，进行健康教育，如少食产气的食物，如豆类、产气饮料，进食或饮水时避免吞入大量空气。

（六）尿失禁的照护方法

1. 保持皮肤清洁干燥，经常清洗会阴部皮肤，勤换衣裤、床单、衬垫等。

2. 根据老年人的身体情况进行膀胱功能训练。定时使用便器，建立规则的排尿习惯，促进排尿功能的恢复。使用便器时，用手按压膀胱，协助排尿。

3. 做好心理照护，尊重老年人的人格，给予安慰和鼓励。

（七）尿潴留的照护方法

1. 安慰老年人，缓解焦虑和紧张情绪。

2. 用热毛巾或热水袋热敷老年人的腹部促进排尿。

3. 用按摩老年人腹部的方法促进排尿。

4. 使用措施诱导排尿，如听流水声，或用温水冲洗会阴。各种措施均无效的情况下，可根据医嘱导尿。

四、观察、采集尿、便标本

（一）正常粪便的性状、颜色、量

老年人正常的排便频率一般是每天 1～2 次或每 2～3 天排便 1 次，平均排便量为 100～300g，排便量的多少与食物摄入量、种类、液体摄入量、排便频率、消化器官的功能状态有关，进食粗粮、大量蔬菜者，粪便量大；反之，进食肉食、细粮者，粪便量少。正常成人的粪便呈黄褐色、成形、质软，是因为粪便内含胆红素之故。粪便的颜色与摄入食物的种类有关，如摄入含叶绿素丰富的食物时，粪便可能呈绿色；摄入血制品、肝类食品，粪便可能呈酱色。粪便的气味是由蛋白质经细菌分解发酵而产生，与食物的种类、肠道疾病有关。摄入蛋白质、肉类较多者，粪便的臭味重；反之，素食者，粪便臭味轻。

（二）正常尿液的性状、颜色、量

老年人每昼夜尿量正常的为 1 000 ~ 2 000mL。排尿频率和次数，一般日间 4 ~ 6 次，夜间 0 ~ 2 次。外观呈淡黄色至深褐色，澄清透明，放置后可转为浑浊并出现氨味，食物和药物也可改变尿液的颜色，如服用大量胡萝卜素时，尿液呈鲜黄色。

五、排泄物异常的观察

（一）粪便异常的观察

1. **排便次数**　排便次数和习惯改变。通常每天排便超过 3 次或每周少于 2 次，为排便异常。

2. **形状与软硬度**　便秘时粪便坚硬、呈栗子样；消化不良或急性肠炎可为稀便或水样便；肠道部分梗阻或直肠狭窄，粪便常呈扁条形或带状。

3. **颜色**　柏油样便提示上消化道出血；白陶土色便提示胆道梗阻；暗红色血便提示下消化道出血；果酱样便见于肠套叠、阿米巴痢疾；粪便表面粘有鲜红色血液见于痔疮或肛裂；白色“米泔水”样便见于霍乱、副霍乱。

4. **内容物**　被肠道寄生虫感染的老年人的粪便中可查见蛔虫、蛲虫、绦虫节片等。

5. **气味**　严重腹泻的老年人因未消化的蛋白质与腐败菌的作用，粪便呈碱性反应，气味极恶臭；下消化道溃疡、恶性肿瘤的老年人粪便呈腐败臭；上消化道出血的柏油样粪便呈腥臭味；消化不良、乳糖类未充分消化或吸收脂肪酸产生气体，粪便呈酸性反应，气味为酸败臭。

（二）尿液异常的观察

1. **尿量**

（1）多尿：指 24h 内排出的尿量超过 2 500mL。

（2）少尿：指 24h 排出的尿量小于 400mL 或每小时排出的尿量小于 17mL。

（3）无尿：指 24h 排出的尿量小于 100mL。

2. **颜色**

（1）肉眼血尿：尿液呈洗肉水样，多见于急性泌尿系感染、膀胱肿瘤、输尿管结石。

（2）血红蛋白尿：尿液呈浓茶色、酱油色。

（3）胆红素尿：尿液呈深黄色。

3. **气味**　糖尿病酮症酸中毒时，尿液呈烂苹果味。

（三）老年人的排泄异常的报告记录

老年照护师在对老年人进行生活照料的过程中，发现老年人尿液、粪便出现异常时，应立即从尿液、粪便的性质、次数、量、颜色、气味等方面进行详细记录，并及时报告给医护人员和家属，并根据情况留取标本送检。

六、开塞露的应用

开塞露分为甘油制剂和甘露醇、硫酸镁复方制剂两种。两种制剂成分不同，但原理基

本相同，均是利用甘油或山梨醇的高浓度，即高渗作用，软化大便，刺激肠壁，反射性地引起排便反应，加上其具有润滑作用，使大便易于排出。常用于对老年体弱便秘者的治疗。

（一）使用开塞露的时机

开塞露应在老年人有便意时使用，轻度便秘者用过开塞露之后保留 5 ～ 10min 就会起效；便秘较严重者，应保留时间更长一些，但一般不会超过 30min。需根据老年人的具体情况确定使用开塞露的时间。

（二）开塞露的用法及用量

将开塞露瓶盖取下，挤出少许油脂润滑瓶口及肛门，缓慢插入肛门，然后将药挤入直肠内，成人 1 次 1 支。

（三）使用开塞露的注意事项

1. 使用开塞露前，检查开塞露瓶口是否圆润光滑，以免损伤肛门周围组织。

2. 患有痔疮的老年人使用开塞露时，操作应轻缓并充分润滑。

3. 对本品过敏者禁用，过敏体质者慎用。

4. 开塞露不可长期使用，以免耐受而失去作用。

七、其他常用通便法

（一）甘油栓通便法

甘油栓是由甘油和明胶制成的呈圆锥形的栓剂。使用时老年人取左侧卧位，老年照护师戴一次性手套，将甘油栓包装纸剥去，一手将臀部分开，一手垫卫生纸捏住栓剂较粗的一端，将尖端部分插入肛门，同时叮嘱老年人张口呼吸。用卫生纸抵住肛门轻轻按揉数分钟，使甘油栓完全融化后再行排便，以保证通便效果。

（二）肥皂条通便法

将普通肥皂削成圆锥形（底部直径 1cm 左右，长 3cm 左右）。使用时，老年照护师可戴一次性手套把肥皂栓蘸温水后，将尖端插入肛门内 6 ～ 7cm。用卫生纸抵住肛门口轻揉 3 ～ 4min，肥皂的化学性和机械性刺激作用可引起自主排便。此方法禁用于肛门黏膜溃疡、肛裂及肛门有剧痛者。

（三）手法按摩通便法

老年人取仰卧屈膝位，老年照护师洗净并温暖双手，将双手重叠置于老年人腹部。依结肠走行方向（由升结肠起始部开始，向横结肠、降结肠至乙状结肠）顺时针做环形按摩，可起到刺激肠蠕动，帮助排便的作用。

（四）人工取便法

若老年人身体虚弱，腹肌无力，粪便淤积、嵌顿在直肠内，可采用人工取便法。戴上一次性手套，协助老年人取左侧卧位，左手分开老年人臀部，右手示指涂肥皂液后，伸入直肠内，慢慢将粪便掏出，放于便盆内。取便完毕后，给予热水坐浴或使用温热毛巾按摩肛门处，以促进血液循环，减轻疼痛。操作时，动作轻柔，避免损伤肠黏膜或引起肛门周围水肿；不能使用器械掏取粪便，以避免误伤直肠黏膜；取便过程中，注意观察老年人的表现，如发现其面色苍白、出冷汗、疲倦等反应，立即暂停，休息片刻后再操作。

思考题

1. 排泄异常的相关照护措施?
2. 排泄异常的观察内容是什么?
3. 使用开塞露的使用注意事项?

(深圳市宝安区人民医院　邹伟清)

第三节　睡眠照护

睡眠是人的基本需要和得以生存的必要条件之一，睡眠可以帮助人们消除疲劳，保护大脑皮质神经细胞的正常功能，调节生理活动，稳定神经系统的平衡和延缓衰老，所以睡眠与觉醒是维持生命活动所必需的生理现象，关系到人的健康程度和寿命长短。睡眠质量低下时，将导致身体和大脑的疲劳难以恢复，加速神经细胞的衰老死亡，给人的身体健康带来巨大影响。特别是那些在治疗中的照护对象，获得适当的睡眠对促进疾病康复非常重要。因此，老年照护师要了解睡眠的机制，掌握对睡眠状态的评估方法、观察睡眠质量内容，懂得如何为照护对象创造良好的睡眠环境。

一、睡眠障碍的原因与种类

(一) 原因

1. 机体原因　疼痛、发热、咳嗽、呼吸障碍等。
2. 心理原因　焦虑、抑郁、心理应激因素等。
3. 环境原因　噪声、光（照明）、过热或过冷等。
4. 机体生物节奏紊乱　不规则的生活方式。

(二) 分类

1. 入睡障碍　应辨别照护对象对入睡困难有无主观认识上的误差（实际上睡着了，但本人却认为未曾睡着）。
2. 间断睡眠　睡着以后在夜间经常醒来。
3. 早醒　即使入睡很晚也会在凌晨过早的醒来，之后再也不能入睡。
4. 睡眠过浅　睡眠时间充分，但睡眠深度不够。

二、睡眠状态的评估

1. 睡眠习惯　睡前有无特殊习惯，如睡前洗热水澡，有无睡眠障碍，是否需要服用安眠药等。
2. 睡眠环境　室内光线、音响、温度、湿度、空气清新程度、床铺和枕头的舒适度等。
3. 疾病因素　是否因身体不适引起疼痛、瘙痒、咳嗽、排泄异常等，卧床体位是否舒适。
4. 药物因素　某些药物可以引起失眠，如降压药、类固醇药、抗癌药、支气管哮喘药和甲状腺激素等。

三、睡眠观察的内容

（一）自身满意度

睡眠的满意度是照护对象主观的判断，既有睡眠时间并不长而感到满意的人，也有虽然睡眠时间很长却不满意的人。同时，还有旁观者观察其睡得很实，而本人却觉得没有睡好。家庭老年照护师应了解照护对象睡眠质量，有无夜间觉醒，醒后感觉如何，精神状态如何等，以进行合理的评估。

（二）卧位及呼吸状态

睡眠时的体位是主动卧位还是被动卧位或被迫卧位。呼吸是否均匀平稳，有无异常呼吸声、呻吟。

（三）睡眠时间

睡眠过程中有无入睡困难、早醒。

四、睡姿与卧位

（一）右侧卧位

睡眠时的姿势一般有仰卧、俯卧、侧卧三种，侧卧又有左侧卧、右侧卧之分。正确的睡姿为右侧卧位（图 6-2），右侧卧位有三大好处。

1. 人的心脏位于胸部偏左侧，右侧卧位可使较多的血液流向右侧，从而减轻心脏的负担。

2. 人体内十二指肠、小肠、大肠均是右侧开口，当人们右侧卧位时，胃内的食物可顺利进入大小肠，从而有利于人体对营养物质的消化、吸收及废物的排出。

3. 肝脏位于人体右上腹部，右侧卧位能使较多的血液经过肝脏，从而提高肝脏生物功能，有益于肝脏对毒素的分解。

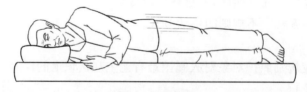

图 6-2　右侧卧位

（二）侧卧睡眠姿势

1. 正确的侧卧位睡姿（图 6-3）是头与脊椎呈一直线，在上侧肢体的手臂、肘关节均屈曲，髋关节最上端稍弯曲。下侧手臂弯曲。肘、膝关节处用枕头支托，保持良好姿势。

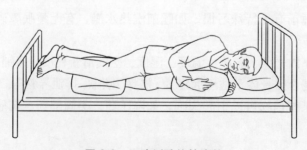

图 6-3　正确侧卧位的姿势

2. 不正确的侧卧位睡姿是枕头过高，使颈部过度屈曲（图 6-4）；手及下肢无物支托（图 6-5），体位不稳定；身体未呈一条直线，且扭曲（图 6-6）。

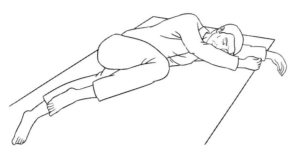

图 6-4　颈部过度屈曲

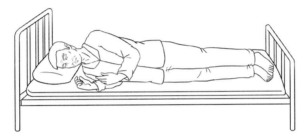

图 6-5　手及下肢之间没有用枕头支托

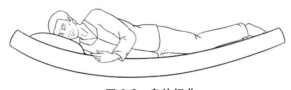

图 6-6　身体扭曲

（三）仰卧睡眠姿势

1. 正确的仰卧睡姿是头与脊椎保持一致，下肢伸直，足趾垂直向上（图 6-7）。

2. 不正确的仰卧睡姿是枕头太高，使颈部过度屈曲，头与脊椎侧的侧面和前后面不呈一条直线（图 6-8）。

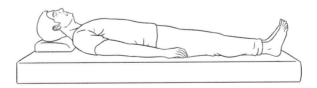

图 6-7　正确的仰卧睡眠姿势

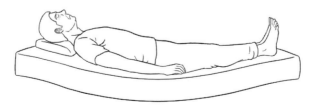

图 6-8　不正确的仰卧睡眠姿势

五、影响老年人睡眠质量的因素

1. 大脑老化　进入老年期后，由于大脑皮质的抑制过程减弱，使睡眠时间减少、睡得不深、容易被吵醒、醒后不易入睡，这是老年人大脑老化的一种表现。

2. 下肢痉挛和小腿不适　老年人常有下肢肌肉周期性收缩，有时一夜可发生数次，使得老年人感觉小腿肚酸痛或不适，严重影响老年人的睡眠，多发生于高龄老人。

3. 皮肤瘙痒　由于老年人的皮肤皮脂层逐渐变薄，使皮肤干燥、感觉神经末梢表浅，受外界轻微刺激即引起瘙痒，也会影响老年人进入深度睡眠。

4. 夜间尿频　老年人的膀胱缩小，极易饱满，再加上膀胱的收缩无力，使尿液不易完全排空，加之男性老人多患有前列腺肥大，从而使夜间尿频，失去睡意。

5. 疾病　老年人由于生理功能逐渐衰老，常出现肌肉、关节等处的疼痛或各种疾病，从而影响睡眠。

6. 心理因素　老年人可因各种原因导致情绪低落、恐惧、悲痛、紧张、抑郁等心理状态，都会影响老人的睡眠。

7. 其他因素　睡眠的质量也受一些药物的影响，如咖啡因、尼古丁、酒精。有时在睡眠前过于紧张或兴奋、光线太亮、有嘈杂声、室内的温度及湿度不适宜、枕头的高低和软硬不合适等都会影响睡眠质量。

六、改善影响老年人睡眠不良习惯的方法

1. 确立并维持老年人生活节奏　想办法协助老年人使其白天处于清醒中，如白天散步、参与娱乐活动等。

2. 保持适当的活动和运动　白天积极参与各种有益的社会活动、坚持适当的户外运动或体育锻炼，将有助于入睡，改善睡眠质量。

3. 选择舒适的睡眠用品　适宜的床、枕头、被子等都会提高睡眠质量。

4. 调整卧室环境　不适宜的环境不仅会影响老年人入睡，还会影响睡眠质量。因此，睡眠前应注意调整好卧室的温度、湿度，将灯光调至柔和暗淡。尽量停止各种噪声的干扰。

5. 做好睡前准备工作　睡前应保持情绪稳定，不宜进行剧烈活动、观看和阅读兴奋或紧张的电视节目及书籍、饮用兴奋性饮料；晚餐应在睡前2h完成。晚餐应清淡，不宜过饱，睡前不再进食；还可以在睡前用热水泡脚，以促进睡眠。

6. 采取适当的睡眠姿势　良好的睡眠姿势可改善睡眠质量。选择睡眠姿势时，以自然、舒适、放松为原则；最佳睡眠姿势为右侧卧位，既可避免心脏受压，有利于血液循环。

七、睡眠照护

1. 调节室温　冬季室温要保持在 18～22℃，夏季以 25～28℃ 为宜。湿度要达到 50%～60%。

2. 减少噪声　开关门的声音、脚步声、说话声及同房间其他人的呼吸、呻吟、鼾声等都是造成照护对象失眠的原因，家庭老年照护师应设法将这些噪声控制到最低限度。如同一房间内有多人，应安排严重打鼾者与其他睡眠较轻者分室居住。

3. 除臭　及时处理发出异味的东西，如尿液、粪便、呕吐物等，便器、痰盂用后及时

清洗，保持室内空气的清新。

4. **调节光线**　强光会通过视网膜、视神经刺激大脑引起兴奋。夜间最好使用床头灯、壁灯，对害怕光线刺激的照护对象可以使用遮光罩。

5. **选好床铺、寝具**　根据照护对象的身体情况选择合适的床。床不宜太软，也不宜太硬，且透气性要好。被褥应柔软、吸汗、保暖，并根据季节的变化及时调整被褥的厚薄。枕头的硬度、高度和宽度要适当，一般成人（单）枕头宽 50cm、高 5 ～ 10cm，长 70cm。另外，睡衣要宽松舒适。

6. **排便及便器准备**　对夜间多尿的照护对象，最好选择离厕所较近的卧室或者为其准备轻便的移动式便器。

思考题

1. 影响睡眠的原因有哪些？
2. 睡眠的姿势分别有哪几种？
3. 睡眠的照护措施有哪些？

（中国人民解放军联勤保障部队第九八三医院　史文举）

第四节　疼痛照护

疼痛是照护对象和健康人都不同程度地经历过的一种痛苦的、不舒服的感受，避免疼痛是人类的基本需要。老年照护师的重要工作之一是帮助照护对象避免疼痛、减轻疼痛、解除疼痛。

一、疼痛的类型

（一）生理性疼痛

生理性疼痛是指伤害性感受系统对即将作用于身体的损伤起预警作用。如冷、热、机械力以及化学物质等刺激皮肤、皮下组织、肌肉、骨骼等部位产生疼痛。生理性疼痛是保护性的，疼痛提示机体躲避某种伤害，因此是健康和生存所必需的生理反应。生理性疼痛往往和刺激强度成正比。

（二）病理性疼痛

病理性疼痛是由于某种疾病所引起的疼痛。

（三）神经性疼痛

神经性疼痛是与神经系统损伤、感染、代谢紊乱和梗塞有关。神经系统疼痛多表现为搏动性疼痛、烧灼痛、发作性撕裂及痛觉过敏。

二、疼痛的评估

（一）疼痛的部位

多数情况下，疼痛的部位就是病变或损伤所在的部位。当照护对象诉说疼痛时，老年照护师要问清楚疼痛的部位和范围。

（二）疼痛的程度

评估疼痛的程度主要依赖照护对象的主观描述。家庭老年照护师也可以通过"疼痛脸谱"（图6-9）帮助观察和了解照护对象疼痛的程度。

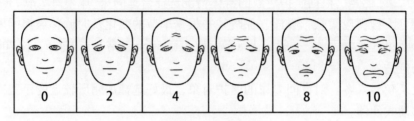

图 6-9　疼痛脸谱

（三）疼痛的特点与性质

让照护对象描述疼痛的感觉，如酸痛、胀痛、绞痛、跳痛等。

（四）疼痛行为

照护对象在疼痛时常伴有明显的行为改变，如喃喃自语、呻吟、表情怪异、皱眉或出现某种特定的姿势或活动(肢体蜷曲、压住或触摸身体的某一部位)，不能活动或改变体位等。而神经性疼痛，可能对冷、热、压力甚至触摸表现得过度敏感。

（五）疼痛缓解程度

家庭老年照护师可用"疼痛效果评估百分比量表"（图6-10）和"四级法"了解照护对象疼痛缓解程度。

1.疼痛效果评估百分比量表

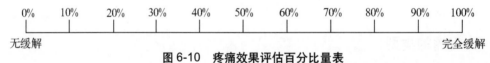

图 6-10　疼痛效果评估百分比量表

2.四级法

（1）完全缓解：疼痛完全消失。

（2）部分缓解：疼痛明显减轻，睡眠基本不受干扰，能正常生活。

（3）轻度缓解：疼痛有些减轻，但仍感到有明显疼痛，睡眠生活仍受到干扰。

（4）无效：疼痛无减轻感。

三、疼痛时的一般照护

1.松开照护对象衣物，采取最舒适的姿势，尽量不移动疼痛的部位。

2.注意观察疼痛的位置及疼痛发生的时间，疼痛的性质及是否有加剧等情况。

3.勿直接将物品放置在疼痛部位上，如棉被、毛毯等。

4.用手轻轻抚摸疼痛处的皮肤，以减轻其肌肉的紧张。

5.利用谈话、听音乐、阅读书报等方法以转移对疼痛的注意力。

6.剧烈的疼痛必须马上到医院就诊。

四、常见疼痛的照护

（一）头痛

1. 了解疼痛的原因，给予舒适的卧位。

2. 保持房间的安静，降低噪声。

3. 避免房间内有强烈的香水味、恶臭味、香烟味等。

4. 避免阳光直射照护对象的脸部。

5. 由于近视、远视等视力障碍引起头痛，需到眼科检查眼睛。

6. 轻微的头痛通常让照护对象安静休息就会减轻或缓解，头痛严重时必须观察有无发热、呕吐、颈部僵硬、行为怪异等症状，并及时送医院就诊。

（二）牙痛

1. 用温水漱口，协助将塞在牙缝内的食物清除。

2. 在疼痛的脸颊部进行冷敷。

3. 牙龈周边如有溃疡，可用棉棒沾少量碘甘油涂擦溃疡或龋齿处，以减轻疼痛。

4. 以上 3 点处理方法都是暂时性的处理，必要时及时看牙医。

5. 饮食以软质食物为宜。

（三）胸痛

1. 照护对象发生胸痛时，应卧床休息。

2. 了解疼痛的部位，避免呼吸困难。

3. 胸口或胸部下方有压迫感或剧痛时，可能是心脏疾病所致。应马上扶照护对象取半坐卧位或平卧位，并及时与家属或医院联系。

4. 胸部因受打击后出现局部性锐痛时，为防止发生意外，需到医院进行检查。

（四）腹痛

1. 当照护对象出现腹痛时，应观察疼痛部位、是否影响行动、呼吸是否受到限制、腹痛是整个腹部痛还是部分腹部疼痛。

2. 将腰带或束腹的衣服解开，屈膝卧床休息。

3. 因饮食后感到轻微腹痛，要告诉照护对象进食时需细嚼慢咽，饭后不要立即做大运动量的运动。

4. 腹痛时，请勿随意使用镇静药或止痛药，也不要做热敷，以免掩盖病情。当症状没有改善反而疼痛加剧时，不要进食，及时送医院诊治。

（五）腰痛

1. 采取最舒服的姿势躺在床上休息。

2. 单纯的腰痛，可做热敷或给予疼痛部位按摩。

3. 平时尽量避免拿过重的东西，转身时动作不可用力过猛。

（六）关节痛

1. 关节因外伤、感染引起的疼痛，并出现发热、红肿、疼痛扩散或转移，需到医院就诊。

2. 对肢体障碍引起的疼痛，老年照护师可每天协助老人做轻微的关节运动，或给予热敷、按摩，促进血液循环。

思考题

1. 疼痛的程度分为几种？
2. 疼痛时的一般照护措施是什么？
3. 常见疼痛的照护措施是什么？

（中国人民解放军联勤保障部队第九八三医院　史文举）

第五节　清洁照护

清洁的环境和身体，不仅可以使人感觉舒适，还可以起到预防疾病的目的。居室环境整洁，可以减少老年人疾病的发生，协助老年人做好身体的清洁，可使照护对象身心舒适，减少疾病的发生。

一、环境卫生的保持

（一）房间布置的要求
舒适、安全、美观、整洁、无障碍。

（二）房间位置
房间的位置最好选择朝向南面或东南面，使房间能够照射到阳光。房间应有窗帘或百叶窗的设施，便于照护对象休息时能遮挡较强的光线，有助于休息。

（三）家具的要求
家具应简单、结实和实用，应避免使用带尖锐棱角及粗糙的材质。桌椅的高度要便于照护对象起坐和行走的需要。家具应靠墙摆放，减少行走中的障碍。

（四）卫生间设备
1. 卫生间应靠近卧室，不设门槛，门的宽度要方便轮椅进出。
2. 应安装坐式便器和扶手，坐便器的高低要与膝的高度一致。
3. 卫生洁具应采用白色，以便能及时发现照护对象排泄物有无异常。
4. 卫生纸等用品应放置在便于拿取的地方。

二、安全设施的要求

（一）呼叫设备
房间内、卫生间和浴室，要设置呼叫器或按铃，方便照护对象在需要帮助时能及时呼叫其他人。

（二）防滑设备
选择防滑的地板，卫生间、浴室的地面要平整、不易形成积水，必要时配备防滑垫。

（三）保护隐私
保护个人隐私，做好遮挡，便于进食、更衣、睡眠、排泄等，以满足照护对象心理需要，使他们感到安全、舒适。

三、讲究个人卫生

清洁是每位老年人的基本需要，是促进老人健康的重要保证。通过清洁可达到清除体表微生物及其污垢的目的，防止病原微生物的繁殖；清洁时按摩、揉搓皮肤表面可促进血液循环，有利于体内代谢废物的排出；清洁还可以使身体感觉舒适，心情愉快，满足老年人的自尊需要。因此，清洁不但是老年人的生理需要，也是他们的心理需要。

（一）梳头方法及注意事项

1. 向老人解释，协助老人坐起，把毛巾围于老人肩上（卧床老人，可将毛巾铺于枕上）。

2. 将头发松散开，老年照护师一手压住发根，另一手用梳子梳理头发至整齐。为卧床老人梳头时，可先梳理近侧，再梳理对侧。

3. 梳理头发动作要轻柔，不可强拉硬拽，以免造成疼痛和头皮损伤。

4. 如果头发缠绕成团不易梳通时，可用少量清水湿润或涂抹少量乙醇（酒精）或白酒湿润后，再小心梳理。

5. 尽量协助老人自己梳理头发，可以根据老人意愿适当修剪发型，以方便梳理。

6. 可根据老人情况，选择长柄梳子，方便老人可以经常梳头，以按摩头皮，起到保健作用。

（二）洗脸方法及注意事项

1. 先洗眼睛，再洗其他部位。

2. 动作轻柔，尤其是眼睛部位不能用力擦洗。

3. 避免洁面乳或皂液流入眼内。

（三）清洁口腔方法及注意事项

1. 方法

（1）向老人解释，检查老人口腔情况，口唇干燥者用棉球湿润嘴唇，帮助有活动性义齿的老人取下义齿，放于清水中。

（2）协助老人取坐位或侧卧，使其面向老年照护师，取塑料布（上垫干毛巾）铺在老人颌下，把污物盘放在口角旁。

（3）取棉棒沾漱口液擦洗牙齿，或用牙刷刷牙，刷牙顺序：由内到外纵向擦拭到门齿及牙龈、颊部、上腭、舌面、舌下及口腔各部。

（4）如果老人情况尚好，尽量协助老人坐起，让其自行刷牙。

（5）撤去污物盘，义齿清洁后戴上，用毛巾擦拭面部，整理用物。

2. 注意事项

（1）刷牙时叮嘱老人动作轻柔，以免损伤牙龈。

（2）漱口液棉球蘸水不可过湿，以免流入气管引起咳呛。

（3）擦拭上腭及舌面时，不要触及咽部，以免引起老人恶心及不适。

（4）活动义齿每天至少清洁 2 次，不戴时清洁后用冷水浸泡保存，忌用热水或乙醇溶液或其他消毒液浸泡。

（四）修剪指（趾）甲方法及注意事项

1. 向老人解释，取舒适卧位。先用温水浸泡手掌、脚掌 5 ～ 10min，然后用干毛巾包裹、擦干。

2. 在手掌（足底）下垫毛巾。

3. 修剪指（趾）甲（先剪手指甲，后剪脚趾甲），用锉刀修整指（趾）甲。

4. 指（趾）甲避免剪得过深，不可损伤皮肤，尤其对患有糖尿病的老人更要注意预防损伤。

5. 应定期修剪指（趾）甲，指甲宜修成弧形，趾甲应修平，以防趾甲两端嵌入脚趾皮肤内。

（五）床上洗头方法及注意事项

1. 物品准备

马蹄形垫、毛巾2条、洗发液、梳子、水盆、水壶、热水（水温40～45℃）、污物桶、吹风机等。

2. 马蹄形垫制作方法

（1）物品：浴巾2条、橡皮圈数个、夹子2个、塑料布1块。

（2）方法：①2条浴巾重叠在一起，卷成一长条；②橡皮圈套入长条，以固定毛巾长条；③毛巾长条做成马蹄形，放在塑料布的一角，部分包卷，制成马蹄形垫；④用夹子固定，见图6-11。

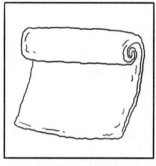 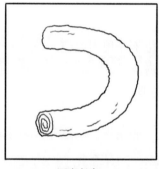 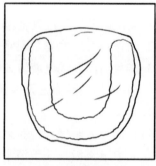

大毛巾或中单卷成长条　　　　　固定长条　　　　　外包塑料布

图6-11　马蹄形垫制作方法

3. 床上洗头方法

（1）向老人解释，关闭门窗，调节室温。

（2）询问老人是否需要大小便，协助老人斜角平卧，头置于床边。

（3）帮助老人松开衣领向内反折，大毛巾围于颈部，马蹄形垫垫于老人后颈部，污物桶置于床旁接大塑料布尾。

（4）用纱布遮住双眼，棉球堵塞双耳，调节水温，询问老人感受。将头发湿透，用洗发液搓洗，再用热水冲洗干净。

（5）洗毕，解下颈部毛巾包住头发，一手托头，一手撤去马蹄形垫，除去耳内棉球及眼罩。

（6）用毛巾擦干头发，再用吹风机吹干后梳理整齐，整理用物。

4. 注意事项

（1）洗发时密切观察老人的反应，询问其感受。如有不适，应停止洗头。

（2）注意室温、水温变化，及时擦干头发，防止老人受凉。

（3）操作要轻快，以减少老人的不适及疲劳。

（六）床上擦浴方法及注意事项

1. 擦浴顺序　头部→颈部→双上肢→双手→前胸→背部→双下肢→双脚→会阴部→臀部。见图 6-12。

2. 擦洗步骤

（1）向老人解释，关闭门窗，调节室温。

（2）携用物至床旁，用屏风或布帘遮挡老人，松开被盖，根据需要放平床头与床尾，按需要给予便器。

（3）调节水温，用洗脸毛巾依顺序洗脸。

（4）协助老人脱去上衣，将大毛巾直接铺于远侧手臂下，老年照护师将擦澡毛巾沾湿并包裹于手上，用沐浴液和清水分别擦净手、臂、腋下及肩，再将手泡入脸盆温水中，洗净指间及指缝，再用臂下大毛巾轻轻擦干。

（5）同法擦洗近侧上肢。视情况更换清水和加热水以维持水温。

（6）擦洗胸、腹部。将盖被向下折叠，大毛巾直接盖于胸、腹部；一手略掀起大毛巾，一手裹湿毛巾，分别用沐浴液和清水擦洗前胸，同法清洁腹部；用大毛巾擦干胸腹部，盖好盖被。勿暴露老人，注意脐部及女性乳房底部皮肤皱褶处的清洁。

（7）擦洗背部。协助老人翻身侧卧，背向老年照护师；背部盖被向上折叠，暴露背臀部；铺大毛巾于背、臀下；手裹湿毛巾，分别用沐浴液和清水擦洗背、臀部。

（8）为老人穿上干净的上衣。

（9）擦洗下肢。脱下老人裤子，大毛巾垫于远侧腿下，手裹湿毛巾，分别用沐浴液和清水擦洗髋部、大腿及小腿，并以大毛巾擦干皮肤。同法洗净近侧下肢。

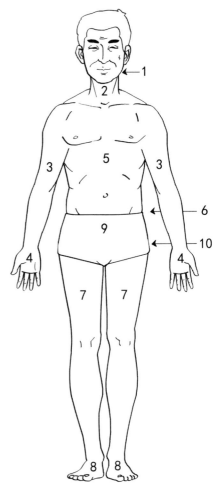

图 6-12　擦浴顺序

1. 头部；2. 颈部；3. 双上肢；4. 双手；5. 前胸；6. 背部；7. 双下肢；8. 双足；9. 会阴部；10. 臀部

（10）清洗足部。将双足浸泡于足盆温水中，洗净脚掌、趾间及趾缝。

（11）擦洗会阴。将清洁湿毛巾交与老人，让老人自行擦洗会阴，嘱其从上往下擦洗。不能自行擦洗者，可协助冲洗。

（12）更换干净的裤子。

（13）安置老人于舒适体位，整理床单，必要时更换床单、被套和枕套。

3. 注意事项

（1）擦浴时注意遮盖，尽量不暴露隐私处，及时更换清水和注意水温调节，避免老人着凉。

（2）动作敏捷、轻柔，避免过多地翻动老人和擦伤皮肤。

（3）注意观察老人面色，经常与老人沟通，如出现寒战、脸色苍白等情况，应及时停止擦洗，做好保暖。

（4）清洁会阴的脸盆和毛巾应单独使用。

（5）老年照护师擦洗时要注意节力原则，减少体力消耗。

思考题

1. 清洁口腔的方法及注意事项是什么？
2. 床上擦浴的顺序是什么？
3. 床上擦浴的注意事项是什么？

（中国人民解放军联勤保障部队第九八三医院　史文举）

第六节　皮肤照护

皮肤照护是老年照护中很重要的一项内容，如照护不当，极容易发生压疮。压疮又称压力性溃疡，是由于持续的非物理性压力对组织、动脉、静脉的压迫而造成的皮肤和皮下组织缺血、缺氧、营养缺乏，最终导致皮肤功能障碍，产生破损或者坏死。此外，摩擦和挤压也是形成压疮的影响因素。压疮的形成如图 6-13 所示。

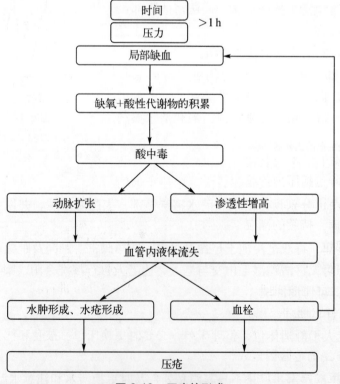

图 6-13　压疮的形成

一、压疮的好发特点

（一）高发人群

1. 长时间卧床不活动或由于瘫痪使身体活动受限、自理能力困难者。

2. 同一部位持续受压。

3. 昏迷、生命体征不稳定、心力衰竭、瘫痪等原因致机体循环障碍、知觉及运动障碍者。

4. 大小便失常、多汗、水肿者。

5. 营养状况差、极度消瘦、体质衰弱者。

（二）形成原因

1. 压力因素，包括垂直压力、摩擦力和剪切力。当持续的压力超过毛细血管压时，会发生组织的缺血、坏死。通常情况下，压疮是由两种或三种力联合作用引起的。压疮的危险因素如图 6-14 所示。

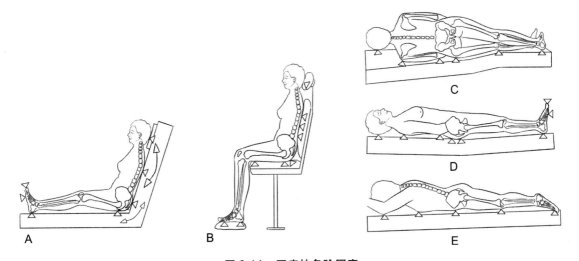

图 6-14　压疮的危险因素

A. 压疮的危险因素通过剪切力（组织移动）产生；B ～ E. 压疮的危险因素通过压力产生

2. 时间因素，包括压力持续的时间和压力的强度。

3. 组织对压力和缺氧的忍耐力下降，如高龄老人组织松弛、脱水、蛋白质和维生素缺乏、紧张、发热、生病、持续的潮湿、肌张力下降、吸烟等。

（三）好发部位

老年人皮肤松弛、干燥、缺乏弹性，皮下脂肪萎缩、变薄，导致皮肤易损性增加，容易引起压疮的发生。在护理工作中，如能针对压疮好发部位进行有针对性的预防性护理，则可以有效地减少压疮的发生。压疮的好发部位有枕骨、耳郭、肩胛骨、脊柱、肘关节、骶骨、股骨头部、膝盖内侧、踝关节、脚后跟部等，如图 6-15 所示。

（四）压疮发生的危险因素评估

老年照护师应经常对老年人进行压疮危险性的评估，通过评分的方式，对老年人患压疮的危险性做评估。压疮发生的危险因素评估如表 6-1 所示。

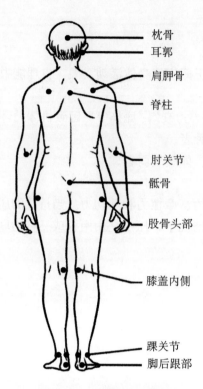

枕骨
耳郭
肩胛骨
脊柱
肘关节
骶骨
股骨头部
膝盖内侧
踝关节
脚后跟部

图 6-15　压疮的好发部位

表 6-1　压疮发生的危险因素评估

危险因素	分数				实际得分
	4	3	2	1	
身体状况	好	一般	不好	很不好	
失禁	无	有时	多为尿失禁	尿、便失禁	
活动	不需要辅助工具	需要辅助工具	需要轮椅	卧床	
运动	完全自主	几乎不受限	非常受限	完全受限	
意识状况	清醒	漠不关心	混乱	昏睡	
协作动力	完全	少	有时	无	
年龄	＜ 10 岁	＜ 30 岁	＜ 60 岁	＞ 60 岁	
皮肤状况	正常	皮屑干燥	潮湿	过敏裂纹	
附加疾病	无	发热、糖尿病、贫血	多发性硬化症、钙化恶病质、肥胖	昏迷、瘫痪	

注：分数＞ 25 分，压疮危险极小，无需进行压疮预防措施；分数 20～25 分，有中度压疮危险，可取软卧位，如使用海绵块状床垫；分数 15～19 分，有中度～高度压疮危险，可使用海绵块状床垫，同时每 2h 规律变换体位。使用 30°卧位；分数 9～14 分，有高度压疮危险，如使用特殊床，30°卧位。

二、压疮的临床分期

1. 可疑深部组织损伤　深度未知，在皮肤完整且褪色的局部区域出现紫色或栗色，进一步发展可能会形成扁薄（细小）充血的水疱，继续演变，可覆有一薄层焦痂。

2. Ⅰ期　指压不变白的红斑，局部皮肤完好，出现压之不变白的红斑，常位于骨隆突处。与邻近组织相比，这一区域可能会疼痛、发硬、柔软、发凉或发热。

3. Ⅱ期　部分皮层缺失，表现为浅表的开放性溃疡，外观透亮或干燥，创面呈粉红色，无腐肉及瘀伤。也可表现为完整的或开放/破损的浆液性水疱。

4. Ⅲ期　全层组织缺失，并带有骨骼、肌腱或肌肉的暴露。在创面基底某些区域可有腐肉和焦痂覆盖。通常会有隧道和潜行。

5. 不可分期　深度未知，全层组织缺失，创面基底部覆盖有腐肉和/或焦痂；足跟处的稳定型焦痂（干燥、紧密附着，而无红斑或波动感）可起到"机体天然（生物性）屏障"的作用，不应去除。

三、压疮的照护

（一）一般照护

1. 促使老人活动。主动、被动活动练习，给予相应的帮助和鼓励，做减轻压力的活动练习。

2. 搬动老人时避免挤压。

3. 老人坐在有扶手的椅子上，椅背最好可调节，抬高下肢可以减轻身体其他部位的压力。

4. 皮肤护理。保持皮肤干燥，使用 pH 中性的清洗剂及油性纸巾，小心地擦洗皮肤以刺激血液循环，使用易被皮肤吸收的、对皮肤有保护作用的护肤品，如医用皮肤护理剂，避免使用油腻的、可引起皮肤过敏、堵塞毛孔的护肤品。

5. 用于皮肤清洗的水温应与老人的皮肤类型相适合：温水使皮肤扩张，可引起皮肤干燥；冷水使血管收缩，不利于皮肤的吸收。

6. 避免皮肤潮湿。大量出汗者可以通过清洗减少出汗；适当的大小便失禁护理，使用合适的会阴护垫、内裤可以保护大小便失禁老人的皮肤。

7. 足够的液体入量可以增加组织的弹性。

8. 富含蛋白质、维生素的饮食。

9. 减少压疮产生的危险因素。如肥胖者应减少饮食；体重过低者应增加营养，增强心脏功能，坚持有规律的锻炼。

10. 避免外部压力影响（如纽扣、床上碎屑等物品），避免挤压老人。

（二）体位转换

1. 翻身　每隔 1～2h 翻身 1 次，以减少受压部位的受压时间，可防止大部分压疮的发生。老年照护师一般可按仰卧→左侧卧→仰卧→右侧卧顺序或根据照护对象的身体状况给予翻身。

（1）仰卧：头部及上肢应使用枕头。为防止足跟受压，可在脚踝部放置枕头，尽量不使足跟与床接触。

（2）侧卧：照护对象翻身侧卧时，人体与床的角度应该≤30°，以减轻局部压力。可将一个大枕头置于背部以固定腰背部，另外分别用枕头支撑上肢及弯曲的腿以减轻压力，也可以用一个小垫圈置于小腿下方来减轻脚踝的压力。

2. 移位　身体条件允许时，可将照护对象每天下床移位到座椅上 1～2 次，每次 30min 左右。

（1）鼓励起身：长期卧床，必然会带来压疮、营养不良、精神疲倦、肌肉萎缩、关节硬化等并发症。只要能坐或者站起来，就可以降低压疮的危害性。

（2）坐姿方法：尽量采取"骑跨坐"的姿势，即照护对象面向椅子的靠背，两腿分开，跨坐在椅子上。这样，长久以来受压的骶尾部和大腿外侧的大转子部位就不会再受到外界的压力，有利于压疮愈合和康复，为下一步站起来做好准备。但对身体虚弱的照护对象，在坐椅子期间一定要有人守在旁边，防止跌倒。

（3）坐轮椅方法：对坐轮椅的照护对象，应协助其每 20～30min 撑起身体或改变姿势 10～20 s。可从侧边将小的毛巾卷放在肩胛骨处，30min 后放到另一侧。（具体方法详见第 7 章第五节轮椅的使用）。

（三）减少摩擦力和剪切力

1. 床铺应清洁平整，无皱褶，无渣屑。

2. 半卧位时，床头抬高应≤ 30°，侧卧位≤ 30°，以减少剪切力。

3. 翻身时应将照护对象身体抬起，不拖拽扯拉，防止产生摩擦。给身体魁梧或体重较重的照护对象翻身时，最好由两个人同时进行。如果仅一人操作，要分阶段地将照护对象背部、臀部、腿部抬起来进行移动。也可以在摩擦点外粘贴保护膜，防止损伤皮肤。

4. 使用便器时应协助照护对象抬高臀部，不可硬塞、硬拉、并可在便器上垫软纸或布垫，不可使用掉瓷或裂损的便器，以防擦伤皮肤。

（四）减缓压力用具的使用

1. 对易发生压疮的照护对象，可使用防止压疮的床垫，如特殊的海绵床垫或气垫床。

2. 照护对象体位安置妥当后，可在身体空隙处垫软枕或海绵垫，使支持体重的面积宽而均匀，身体上的压力及作用分布在一个较大的面积上，从而降低骨突部位皮肤上所受到的压力。

3. 肘部及足跟部放置防压垫（图 6-16）。在肘部及足跟部放置防压垫，不仅能将肢体处于功能位置，还能保护局部皮肤，起到预防压疮的作用。

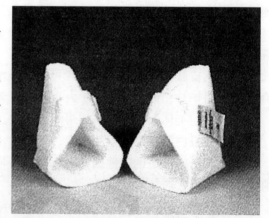

图 6-16　防压疮足垫

（五）预防压疮的常用的体位

1. 5 个枕头抬高尾骨体位（图 6-17）

需要的物品：80cm×80cm 或厚的 40cm×40cm 的枕头，小枕头，颈枕。

（1）方法一（如有可能由两个人来完成）：①两个枕头左右交叉放在臀下，中间留 2～3cm 的空隙；②一个枕头放在腿下，脚部悬空，抬高；③一个枕头放在头和肩部（可按老人需求加给一个小枕头或颈枕）；④一个枕头放在脚底，预防马蹄足的发生。

（2）方法二（如有可能由两个人来完成）：①一个枕头放在头下；②第二个枕头放在后背；

③第三个枕头放在骶骨和大腿至膝盖下；④第四个枕头放在小腿下；⑤第五个枕头放在足底。

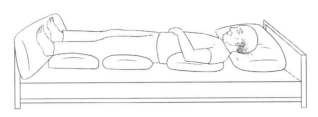

图 6-17　5 个枕头抬高尾骨体位

2. 偏侧卧位　通过改变体位到偏侧位，使身体重量的压力分散到健侧身体。因为骶骨部位不能完全减压，所以此体位不适于骶骨部位有褥疮者。偏侧卧位如图 6-18 所示。

（1）物品：卷在一起的被子或毯子，用于体位改变时当枕头。

（2）操作程序：①老人置于仰卧位；②将床垫从脚部开始抬起 10～20cm（床的一侧抬高 15°～20°），把卷在一起的被子放在床垫下；③将枕头放在脚下，预防马蹄足的形成；④将另一枕头放在头下。

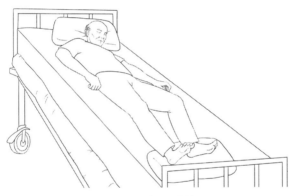

图 6-18　偏侧卧位

3. 30°侧卧位　通过体位变换，使身体重量的压力分散到健侧身体，对于骶骨部位和大转子部位可以完全减压。30°侧卧位，如图 6-19 所示。

（1）物品：40cm×80cm 的 2 个枕头。

（2）操作程序（如有可能由两个人来完成）：①老人躺在一侧；②第一个枕头在一侧放在臀部下（可以至大腿部），另一侧放在后背至肩高，减压侧的腿纵向抬高放置，不会产生髋关节弯曲，在两腿之间放置一个小枕头；③将折叠平整的毛巾放在受压侧微弯的膝盖下，可以增加体位的舒适性和减轻对踝关节外侧的压力；④小心地使受压侧的肩膀露出；⑤使尾骨露出并进行检查；⑥减轻大转子的压力并进行检查。

注意事项。使用 30°侧卧位的老人无法进行自由活动，容易引起老人心神不定，而且有思维障碍的老人很容易滑回到原来的体位。

4. 135°卧位　对在尾骨、脚后跟、脊柱等背部的大面积压疮起到 100% 减压作用。135°卧位（图 6-20）。

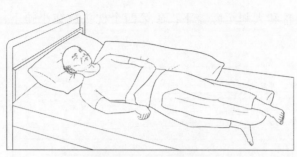

图 6-19　30°侧卧位

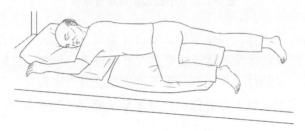

图 6-20　135°卧位

（1）物品：一个 40cm×80cm 厚的枕头，一个 80cm×80cm 厚的枕头。

（2）操作程序（两个人完成操作）：①老人躺卧向一侧，方向为腹部卧位；②将 80cm×80cm 的枕头放在头和上身下面；③上面的腿弯曲地放在 40cm×80cm 的枕头上；④减轻髂骨压力并进行检查。

（3）注意事项：对呼吸和心脏有问题的老人禁止使用，活动受限的老人会产生恐惧和不安；常常不易被接受。

四、营养支持

有研究表明，在压疮愈合的过程中，能量、维生素和一些微量元素起着重要作用，如维生素 A、维生素 B、维生素 C 和锰、锌、铜等。

应给予高蛋白、易消化的食物。如煮好稀饭后，将鱼肉（去刺）、鸡蛋、蔬菜、稀米饭等放在一起搅拌煮熟，喂给照护对象食用，不仅容易消化，而且营养丰富。如果是鼻饲，可以适量在搅拌煮熟的食物中加水。进食困难者，可给予鼻饲饮食或静脉高营养，改善全身营养状况。

五、皮肤按摩

（一）准备工作

1. 衣帽整洁、清洗并温暖双手。

2. 物品：水盆（内盛温水 42℃左右）、毛巾、浴巾、治疗碗、乳液、软枕、海绵垫。治疗碗内盛 30%～50% 乙醇（酒精）约 50mL。

3. 环境：关闭门窗，冬季调节室温至 24～26℃。

（二）操作程序

1. 协助老人侧卧、背部朝向老年照护师（翻身时应将老人抬起，避免拖、拉、推；翻身侧卧后应根据老人身体情况，需要时可先用枕头托于胸腹前及膝部，以保持体位稳定、舒适）。

2. 暴露背部及骶尾部（要注意保暖，以免老人受凉），检查受压部位血液循环情况。浴巾铺于背部、臀部下。用温热毛巾擦净全背皮肤（由腰骶部螺旋向上至肩部）。双手掌心沾适量乳液或 30% ～ 50% 乙醇（酒精）涂于背部，行全背按摩 3 ～ 5min，先从骶尾部开始，沿脊柱两侧边缘向上按摩至肩部，行环形动作按摩，按摩后轻轻滑至臀部尾骨处，如此反复数次后，再用拇指指腹由骶尾部开始沿脊柱按摩至第 7 颈椎处，每次 3 ～ 5min，力量要能足够刺激肌肉组织。

（三）注意事项

1. 按摩时，掌根部要压住局部皮肤，避免摩擦皮肤表面。

2. 不可将老人直接卧于橡胶垫上，其上必须铺好中单或其他棉制品。

3. 使用海绵垫等物品时，外面需加布套。

思考题

1. 什么是压疮？

2. 压疮的高危人群、好发部位是哪些？

3. 预防压疮的体位有哪些？

4. 皮肤按摩的注意事项是什么？

（中国人民解放军联勤保障部队第九八三医院　史文举）

第 7 章

老年人特殊生活的照护

第一节　协助老人穿脱衣裤

一、目的

为自理困难的老人穿脱衣裤，使老人舒适，协助仪容整理。

二、物品准备

清洁、柔软、得体的老人衣裤。

三、操作程序

向老人解释操作目的、过程及配合注意事项，取得合作，关闭门窗。

（一）协助老人脱上衣

1. 脱开襟衣服　掀开盖被，解开上衣纽扣；协助老人脱去一侧衣袖（先脱健侧，后脱患侧）；把上衣其余部分平整地掖于老人身下，从身体另一侧拉出衣服，脱下另一侧衣袖，整理用物。

2. 脱套头上衣　将衣服向上拉至胸部；协助老人手臂上举；脱出一侧袖子，再脱另一侧袖子；一手托起老人头颈部，另一手将套头衫完全脱下，整理用物。遇老人一侧上肢活动不便时，先脱健侧，再脱头部，最后脱患侧。

（二）协助老人穿上衣

1. 穿开襟上衣

（1）方法一：掀开盖被，一手扶住老人肩部，另一手扶住髋部，协助老人翻身侧卧（如遇老人一侧肢体不灵活，应卧于健侧，患侧朝上）；协助老人穿好上侧（患侧）衣服的衣袖，其余部分平整地掖于老人身下，协助老人平卧；从老人身下拉出衣服，穿好另一侧衣袖（健侧），整理、拉平衣服，扣好纽扣；安置老人，整理床单位。

（2）方法二：将衣服与衣袖展开，横放成"一"字形；掀开盖被，一手托起老人腰部，另一手将衣服横穿过老人腰下；穿好一侧衣袖（先穿患侧），再穿另一侧衣袖（后穿健侧）；一手托起老人肩颈部，另一手拿住衣领轻轻向上提拉至颈部；整理衣服，扣好纽扣；安置老人，整理床单位。

2. 穿套头衫

（1）辨清衣服前后面，老年照护师手臂从衣服袖口处穿入到衣服的下摆。

（2）手握老人手腕，将衣袖轻轻向老人手臂套入（先穿患侧），同法穿好另一侧（后穿健侧）。

（3）将衣领开口套入老人头部，整理衣服。

（4）安置老人，整理床单位。

（三）协助老人脱裤子

1. 协助老人松开裤带、裤口。

2. 老年照护师一只手托起老人腰骶部，另一只手将裤腰向下褪至臀部以下。

3. 老年照护师双手分别拉住两裤管口向下将裤子完全脱下。

（四）协助老人穿裤子

1. 老年照护师左手臂从裤管口向上套入。

2. 轻握老人脚踝，右手将裤管向老人大腿方向提拉，同法穿好另一裤管，向上提拉裤腰至臀部。

3. 协助老人侧卧，将裤腰拉至腰部，平卧，系好裤带（老年人选择松紧带为宜）。

（五）协助老人穿脱衣服口诀

先脱近侧肢体，后脱远侧肢体，先穿远侧肢体，后穿近侧肢体。

先脱健侧肢体，后脱患侧肢体，先穿患侧肢体，后穿健侧肢体。

（六）协助老人穿脱衣服的注意事项

1. 更衣前应温馨提醒老人，以消除老人紧张心情，获得老人合作。

2. 动作要缓慢平稳，及时察觉老人身体是否不适。

3. 注意保暖，防止受凉，室温以 22 ～ 26℃ 为宜。

思考题

1. 协助老人穿脱衣服的口诀是什么？

2. 协助老人穿脱衣服的注意事项有哪些内容？

（中国人民解放军联勤保障部队第九八三医院　金　霞）

第二节　常用体位适用范围和姿势

卧位是老人休息和适应医疗照护需要所采取的卧床姿势。为了检查、治疗和照护的目的，老人需要取正确的卧位，对治疗疾病、减轻症状、减轻疲劳、增进舒适等均起到良好的作用。老年照护师应熟悉各种卧位，掌握维持舒适卧位的基本要求及方法，协助和指导老人采取正确、舒适、安全的卧位。卧床姿势应尽量符合人体力学要求，至少每 2h 进行一次体位变换，每天进行身体各关节的主动和被动运动，加强受压部位的照护，预防压疮的发生。

根据卧位的姿势，可将卧位分为仰卧位、侧卧位、俯卧位、半坐位、截石位、膝胸卧位等。如休克患者由于有效循环血量减少，可取休克卧位。根据卧位的稳定性，可将卧位分为稳定性卧位和不稳定性卧位。稳定性卧位，支撑面大、重心低、平衡稳定、感觉舒适，常见的如仰卧位。不稳定性卧位，支撑面小、重心较高、难以平衡，如侧卧位，易造成肌肉紧张、疲劳和不适。根据卧位的自主性，可将卧位分为主动、被动和被迫卧位。主动卧位主要见于正常老人、病情较轻或处于恢复期的老人，老人能够根据自己的意愿自行改变卧床姿势，从而采取最舒适、最随意的卧床姿势。被动卧位主要见于昏迷、身体极度衰弱老人，老人无力自行改变卧床姿势，需要他人帮助安置。被迫卧位是指为了减轻疾病所致的痛苦或因治疗的需要而被迫采取的卧位，老人通常意识清楚，具有变换卧位的能力，但因疾病或治疗需要而被迫采取某种卧位。如急性左心衰竭的老人由于呼吸困难而被迫采取端坐位。

一、仰卧位

1. 去枕仰卧位

（1）适用范围：腰麻或腰椎穿刺后的老人，可防止穿刺后脑脊液从穿刺处漏出而导致颅内压过低引起头痛。此卧位还可用于昏迷或全麻未清醒老人，防止呕吐物误入气管而引起窒息或吸入性肺炎等肺部并发症。

（2）姿势：将枕头撤去，头部与躯干基本在同一平面上，头偏向一侧，两臂伸直，自然放置。将枕头横放在床头，床尾放软枕（防止足下垂）（图7-1）。

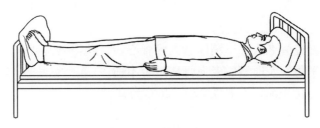

图 7-1　去枕仰卧位

2. 中凹卧位

（1）适用范围：休克老人。将头胸部抬高可使膈肌下降，有利于呼吸；将下肢抬高，有利于静脉回流而缓解休克症状。

（2）姿势：头胸部抬高 10°～20°，下肢抬高 20°～30°（图7-2）。

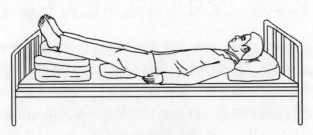

图 7-2　中凹卧位

3. 屈膝仰卧位

（1）适用范围：腹部检查（使腹部肌肉放松，便于检查）、接受导尿、会阴冲洗等。

（2）姿势：老人仰卧，头下垫一枕，两臂自然放于身体两侧，两膝屈起，并稍向外分开（图7-3）。

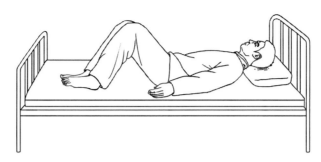

图 7-3　屈膝仰卧位

二、侧卧位

1. 适用范围　灌肠、肛门检查、臀部肌内注射（上腿伸直，下腿弯曲）、胃镜检查（左侧卧位，便于沿胃小弯走行入胃）、肠镜检查。平侧卧位交替还可用于预防压疮，避免局部组织长期受压。

2. 姿势　老人侧卧，两臂屈肘，一手放在枕旁，一手放在胸前的软枕上，上腿弯曲，下腿稍伸直，在两膝间放一软枕，后背放一软枕。放置软枕的目的是增加稳定性，使老人感到舒适和安全（图 7-4）。

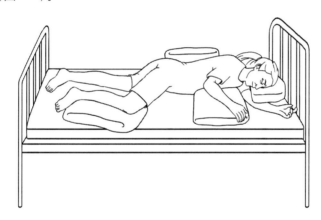

图 7-4　侧卧位

三、俯卧位

1. 适用范围　胃肠胀气所致的腹痛，腰背部检查或胰、胆管造影检查，腰、背、臀部有伤口或脊椎手术后而不能平卧或侧卧的老人。

2. 姿势　老人俯卧，头偏向一侧，双臂屈曲置于头两侧，两腿伸直，胸下、髋部及踝部各垫一软枕（图 7-5）。

四、半坐卧位

1. 适用范围　恢复期体质虚弱的老人，采用该体位有利于向站立位过渡。腹腔、盆腔手术后或有炎症的老人，采取该体位可使腹腔渗出液流向盆腔，使感染局限，防止感染向上蔓延引起膈下脓肿，且腹部手术后采用该体位还可减轻腹部切口缝合处的张力从而利于伤口愈合。心肺疾患所致的呼吸困难老人，采用半坐卧位可缓解呼吸困难症状。面部、颈

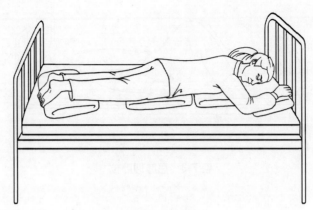

图 7-5　俯卧位

部手术后的老人，采用半坐卧位可减少局部出血。

2.**姿势**　老人仰卧位，先把床头摇高 30°～50°，再摇起膝下支架，防止老人下滑，床尾置一软枕垫于老人足下。放下时，先摇平膝下支架，再摇平床头支架（图 7-6）。

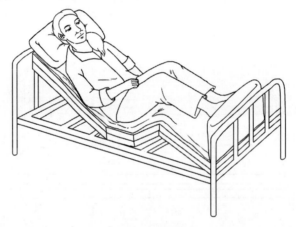

图 7-6　半坐卧位

五、端坐位

1.**适用范围**　急性肺水肿、心包积液、心力衰竭及支气管哮喘发作的老人。

2.**姿势**　扶老人坐起，用床头支架或靠背架将床头抬高 70°～80°，老人身体稍向前倾，床上放一跨床小桌，桌上放软枕，供老人伏桌休息；膝下支架抬高 15°～20°，足下放软枕（图 7-7）。

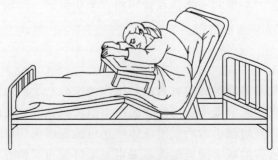

图 7-7　端坐位

六、头低足高位

1. 适用范围　肺部、十二指肠引流，取该卧位有利于液体流出。下肢牵引的老人（如胫骨牵引、跟骨牵引），可利用人体重力作为反牵引力。此卧位会使老人感到不舒适，不宜长时间使用，尤其注意的是颅内高压老人禁用该卧位。

2. 姿势　老人仰卧位，将一软枕立于床头，将床尾垫高 15～30cm（图 7-8）。

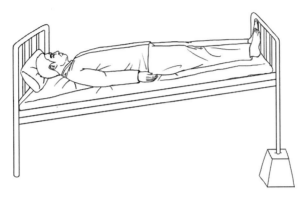

图 7-8　头低足高位

七、头高足低位

1. 适用范围　颈椎骨折老人进行颅骨牵引、颅脑手术后可用来预防脑水肿。

2. 姿势　老人仰卧位，床头垫高 15～30cm，床尾横立一枕以防止足底触及床栏（图 7-9）。

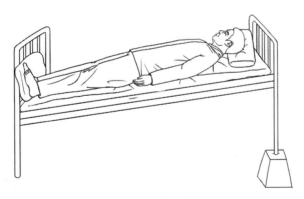

图 7-9　头高足低位

八、膝胸卧位

1. 适用范围　用于进行肛门、直肠、乙状结肠镜检查及治疗的老人。

2. 姿势　老人跪卧，头转向一侧，两臂屈肘，放于头的两侧，两小腿稍分开放平，大腿与床面垂直，胸贴床面，腹部抬起悬空（图 7-10）。

九、截石位

1. 适用范围　可用于会阴、肛门部位的检查、治疗或手术，如膀胱镜检查等。

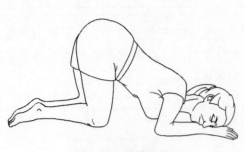

图 7-10　膝胸卧位

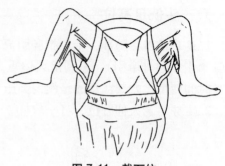

图 7-11　截石位

2. **姿势**　老人仰卧在特殊的检查床上，两手放在身体两侧或胸前，双腿分开，置于支腿架上，臀部置于床沿。选用该体位时注意遮挡老人并为其保暖（图 7-11）。

思考题

老年照护常用体位有哪些？

（中国人民解放军联勤保障部队第九八三医院　金　霞）

第三节　更换体位与床上移动或转移

一、协助老人翻身侧卧

很多老人因为伤病需要长期卧床，无法自行变换体位或起床活动。长期卧床会导致身体重量长期压迫某处组织，影响该处的血液循环，导致压疮。因此，老年照护师应定期协助老人进行体位转换，预防并发症的发生。协助翻身侧卧，即协助不能自行更换体位的老人由仰卧位转换为侧卧位（图 7-12），增加老人的舒适感，有效预防压疮、坠积性肺炎等并发症，便于进行治疗照护，如背部皮肤照护、更换床单等。

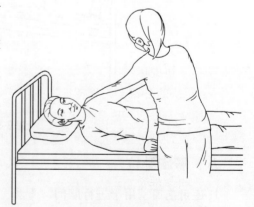

（一）准备工作

1. **自身准备**　衣帽整洁，洗净并温暖双手，戴口罩。

2. **环境准备**　室内整洁、温暖、无对流风。

3. **用物准备**　3 个软枕、翻身记录卡、笔等。

（二）操作程序

1. 向老人解释操作目的、过程及配合注意事项，取得合作。

图 7-12　协助老人翻身侧卧

2. 拉上对侧床挡后，松开被尾，妥善安置各种导管，必要时将盖被折叠放在床尾或床的一侧。

3. 老年照护师协助老人摆放姿势。

（1）非偏瘫老人：老年照护师站在老人一侧，协助老人仰卧，老人环抱双臂并放于胸前（环抱双臂放于胸前，可以防止重心分散，减少摩擦力，容易翻身；同时也可避免翻身时将手臂压在身下），向右翻身时，右臂在下左臂在上，向左翻身则与之相反。

（2）偏瘫老人：协助老人头偏向健侧，健侧手拉住患侧手，两臂交叉环抱放于胸前。

4. 将枕头移到近侧，慢慢将老人头部移到枕上。

5. 老年照护师一手放在老人腰下，另一手放在老人臀部下，将老人身体移向近侧。

6. 老年照护师转到对侧，协助老人双腿屈膝（如是偏瘫老人，用健侧足压住患侧足以助侧卧），两腿立于床面。老年照护师一手扶住老人肩部，另一手扶住膝部（如是偏瘫老人，另一手扶住髋部，同时用肘部固定患侧膝部），借助身体重心和膝盖、肩部两个支点的作用，协助老人面向自己翻身侧卧。

7. 翻身侧卧后，按照侧卧位要求，协助老人两臂屈肘，一手放于胸前，一手放于枕旁，下腿稍伸直，上腿弯曲，在老人两膝间、背后、胸前放置软枕，以扩大支撑面。拉上床挡，增加老人的舒适和安全。

8. 记录翻身时间和皮肤情况。

（三）注意事项

1. 帮助老人翻身时，切忌拖、拉、推等动作，应将老人身体稍抬起后再移动，以免擦伤皮肤。翻身后帮助老人调整好卧位，用软枕垫好背部及膝下，以维持舒适位。两人协助翻身时，动作协调、轻稳。

2. 根据病情及皮肤受压情况确定翻身间隔时间，一般情况每 2h 至少翻身 1 次，如发现皮肤发红或破损，应及时处理并增加翻身次数，同时做好交接班工作。

3. 注意节力原则，操作时老年照护师应两脚分开以扩大支撑面，屈膝保持身体稳定性，翻身时尽量让老人靠近老年照护师，以减小阻力臂。

4. 对于有引流管、输液装置等特殊情况老人，翻身时应妥当安置，翻身后仔细检查管道是否脱落或受压阻塞。

二、协助老人床上移动或转移

协助老人床上移动或转移包括以下几种情况：协助移向床头、协助移向床边、协助坐起、协助站立、协助床—轮椅转移、协助床—平车转移。

（一）协助卧床老人移向床头

卧床老人可能会出现滑向床尾的情况，尤其是采取半坐卧位时。当老人不能自行移动时，需要老年照护师协助其移向床头，恢复正确而舒适的卧位。

1. 准备工作

（1）自身准备：衣帽整洁，洗手，戴口罩。

（2）环境准备：室内温暖，无对流风。

（3）用物准备：软枕。

2. 操作程序

（1）向老人解释操作目的、过程及配合注意事项，取得合作。

（2）松开床尾，使老人呈去枕仰卧位，枕头横立于床头，避免老人头部受伤。

（3）使老人环抱双臂并放于胸前（如老人上肢能配合用力，让老人双手握住床头栏杆），协助老人双膝屈曲，两小腿立于床上。

（4）协助移动。

一人法：适用于体重较轻或恢复期的老人。老年照护师站在老人上半身对角线的延长线上，双脚分开，一脚在前一脚在后。一手经老人颈后伸到对侧腋下，另一手托住老人臀部，嘱老人双脚用力蹬床面，同时老年照护师用力将老人身体抬起向床头移动。（图7-13）。

二人法：适用于体重较重或病情较重的老人。两名老年照护师分别站在床的两侧，对称地托住老人颈肩部和臀部，或一人托肩、腰部，另一人托臀部和腘窝，两人配合抬起老人移向床头，老人的头部应予以托扶。

（5）放回枕头，老人头部移回枕头上，取舒适卧位，整理床单位。

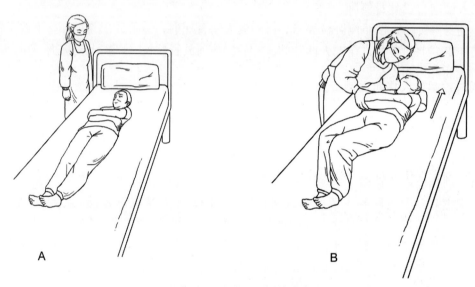

图 7-13　协助老人移向床头

A. 老年照护师站立位置；B. 协助老人移向床头

3. **注意事项**　协助老人移向床头避免撞伤老人头部，不可拖拉，以免擦伤皮肤，老人头部应予以托扶。操作时，老年照护师注意节力原则。

（二）协助卧床老人移向床边

1. **准备工作**

（1）自身准备：衣帽整洁，洗手，戴口罩。

（2）环境准备：室内温暖，无对流风。

2. **操作程序**

向老人解释操作目的、过程及配合注意事项，取得合作。根据以下方法将老人移至床边，然后协助老人取舒适卧位，整理床单位。

（1）一人协助，采用分段移位法，如图7-14所示。老年照护师站在老人身体一侧，协助老人环抱双臂并放于胸前（向右翻身时，右臂在下，左臂在上；向左翻身时相反）。将枕头移到近侧，慢慢将老人头部移到枕上。老年照护师两腿分开10～15cm，屈膝以降低重心，保持平衡。一手经老人颈下抱住对侧肩部，另一手经臀下抱住对侧髋部，抬起老人上半身移向近侧。一手经臀下抱住对侧髋部，另一手抱住腘窝部，抬起老人下半身移向近侧。

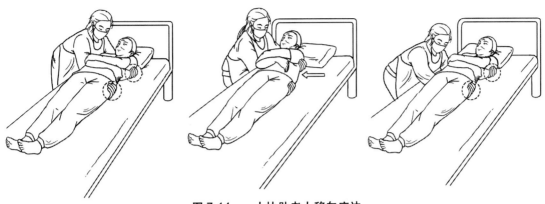

图 7-14 一人协助老人移向床边

（2）二人协助由两名老年照护师站在床的同侧，协助老人环抱双臂放于胸前。将枕头移至近侧，将老人头部移至枕头上。一人托住老人颈肩部和腰部，另一人托住臀部和腘窝部，两人同时抬起老人移向近侧。

3. 注意事项

与协助老人翻身侧卧相同。

（三）协助老人坐起

老年照护师在协助老人乘坐轮椅外出或下床活动等情况下，首先需要协助卧床老人坐起。

1. 准备工作

（1）评估：观察并询问老人身体状况，确定能否顺利坐起。

（2）自身准备：着装整齐，洗净并温暖双手。

（3）物品准备：如果外出，备好外衣、鞋、助行器等必要物品。

2. 操作程序

（1）协助老人从床上坐起。抬高床头 60°，先是坐移到床边，按照"移向床边"的方法将老人身体移向一侧床边。老年照护师站在老人右侧，双腿分开、屈膝（重心放低）。一手经老人颈下抱住对侧肩，另一只手抱住老人对侧髋关节部，使老人身体翻动略侧向自己，用手压住老人右侧肘关节做支撑点，沿自然坐起的运动曲线协助老人坐起，如图 7-15 所示。

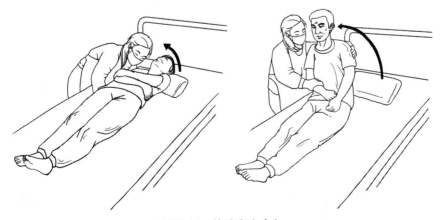

图 7-15 扶助老人坐起

（2）协助偏瘫老人借助床挡坐起。抬高床头60°，先是坐移到床边，按照"移向床边"的方法将老人身体移向一侧床边。协助老人将患侧手置于胸前，健侧下肢略屈曲，头偏向将要翻身的方向，健侧手抓住床挡，身体翻向健侧，健侧肘部支撑体重，腹部、臀部、下肢顺应翻转方向，沿头部运动曲线坐起，两脚放在床下，上身坐起，双脚稳妥地踏在地上。

（3）借助绳子坐起。拴绳子于床的适当位置，为了老人双腿能用上力，脚底垫上木板或其他硬物，方法同"借助床挡坐起"，用力拉绳坐起。

（四）协助老人站立

老年照护师在协助老人移到轮椅上或下床活动等情况下，协助卧床老人坐起后，即需要协助其站立。

1. 准备工作

（1）评估：观察并询问老人身体状况，确定能否顺利站起。

（2）自身准备：着装整齐，洗净并温暖双手。

（3）物品准备：如果移动到椅子或轮椅车上，备好必要物品。

2. 操作程序

（1）为老人穿好衣服和鞋袜，向老人做好解释，征得同意及配合。

（2）协助老人坐稳的基础上，使老人两脚向后回收并略分开，老人手臂扶在老年照护师肩上或在老年照护师颈后交叉相握。老年照护师屈膝，右腿伸到老人两腿间，抵住老人患侧膝部，形成良好固定，两手臂环抱老人腰部并夹紧，两人身体靠近，老人身体前倾靠在老年照护师肩部，向上用力协助老人站起。

（3）轻轻向前扶正老人腰部，保持稳定姿态。

（五）协助老人进行床—轮椅转移

1. 准备工作

（1）评估：观察并询问老人身体状况，确定能否顺利移动。

（2）自身准备：着装整齐，洗净并温暖双手。

（3）环境准备：周围环境宽敞、无障碍物。

（4）物品准备：轮椅完好，处于备用状态，必要时备毛毯及外出物品。

2. 操作程序

（1）为老人穿好衣服和鞋袜，向老人做好解释，征得同意及配合。

（2）将轮椅靠近老人身体健侧，轮椅与床成30°～45°角，踩下轮椅车闸，固定轮椅（图7-16）。

（3）需用毛毯保暖时，将毛毯平铺在轮椅上，毛毯上端高过老人颈部15cm左右。

（4）扶老人坐稳在床沿上，老年照护师使用"协助老人站立"的方法，使老人站起且身体前倾靠在老年照护师肩部。

（5）老年照护师以自己的身体为轴转动，顺势将老人稳妥地移至轮椅或椅子上。如果老人健侧上肢有力，可嘱老人用靠近轮椅健侧之手，扶住轮椅

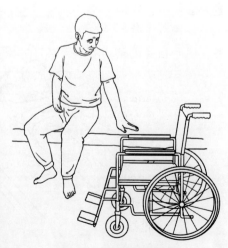

图7-16 轮椅摆放位置

外侧把手，老年照护师用腿抵住老人患侧膝部，协助其转身坐入轮椅中（图7-17）。

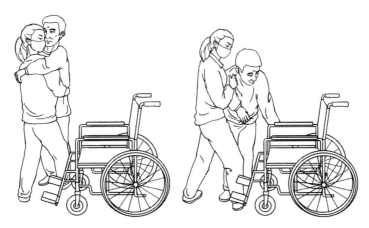

图 7-17　协助老人坐入轮椅

（6）嘱老人扶住轮椅扶手，老年照护师绕到轮椅后方，两臂从老人背后两肋下插入，将老人身体向后移动，使身体坐满轮椅座位，头及背应向后靠，并抓紧扶手，以免发生意外。

（7）翻下脚踏板，使老人双脚踏于脚踏板上。

（8）如外出寒冷，需包裹毛毯时，将毛毯上端边向外翻折10cm，围在老人颈部，用别针固定；将毛毯围裹双臂做成两个袖筒，并用别针固定在腕部；再用毛毯围好上身，将双下肢包裹。整理床单位后即可推轮椅外出。

（9）外出归来后，推轮椅至床边，老人面向床头使椅背与床尾平齐，制动车闸，收起脚踏板，去别针，协助老人站起、转身、坐于床沿。协助老人脱去鞋子及外套等。

（10）协助老人取舒适卧位，盖好盖被，推轮椅回原处放置，需要时记录。

（六）协助老人床—平车转移

对于神志不清、有严重功能障碍等症状，无法自己移动的老人，或者是由于治疗和检查而需要保持安静的老人，需要平车运送出入，做各种检查、治疗等。使用平车时应评估老人的体重、躯体活动情况、病情与理解合作能力、平车性能是否良好等。

1. 准备工作

（1）自身准备：着装整洁，洗净并温暖双手。

（2）环境准备：宽敞，便于操作。

（3）物品准备：平车上置被单和橡胶单包好的垫子与枕头、毛毯或棉被。

（4）照护对象：向老人做好解释并征得同意，安置好老人身上的导管，移开床旁桌椅。

2. 操作程序　根据老人的体重及病情选择适当的搬运法。

（1）挪动法。适用于病情许可、能在床上配合活动的老人（图7-18）。松开盖被，将平车紧靠床边，大轮朝向床头，制动车闸，调整床或平车的高度，使两者平齐。老年照护师抵住平车，协助老人采用分段移位法，将上半身、臀部、下肢依次向平车挪动，让老人头部卧于大轮端（回床时，先助其移动下肢，再移动上肢）。协助老人躺好，用被单或盖被包裹，先包裹足部，后包裹两侧，露出头部。

（2）搬运法。

一人搬运法：适用于上肢活动自如，体重较轻者（图7-19）。将平车推到老人床旁，使平车头端与床呈钝角，制动车闸，松开盖被，老年照护师两腿分开，屈膝使重心放低，一手臂自老人腋下穿过抱紧其远侧肩部，另一手臂自老人大腿下伸出抱紧其两腿，叮嘱老人双臂在老年照护师颈后交叉相握。抱起老人，移步轻轻放在平车上，使之卧于平车中央，盖好盖被。

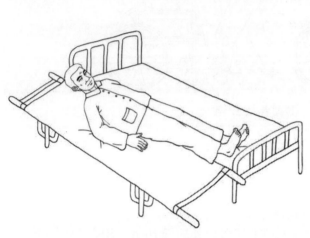

图7-18　挪动法上平车

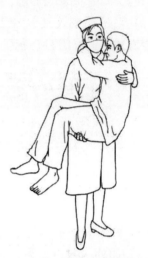

图7-19　一人搬运法

二人搬运法：适用于不能自行活动，体重较重者（图7-20）。将平车推至床旁，平车头端靠近床尾，与床尾成钝角，用制动车闸止动。松开盖被，老年照护师甲、乙二人站在床同侧，协助老人上肢交叉于胸前。甲两手臂分别托住老人颈肩部和腰部，乙两手臂分别托住老人的臀部和双腿，两人同时抬起老人至近侧床沿，再同时抬起老人，两人步调协调一致，呈扇面打开状移动，将老人平稳移到平车上，使之卧于平车中央，盖好盖被。

三人搬运法：适用于不能自行活动，体重超重的老人（图7-21）。将平车推至床旁，平车头端靠近床尾，使平车与床尾成钝角，用制动车闸止动。松开盖被，老年照护师甲、乙、丙三人站在床同侧，协助老人的上肢交叉于胸前，甲托住老人的头、颈、肩部，乙托住老人的背、腰、臀部，丙托住老人的膝部及双足。由甲发令，三人同时抬起老人至近侧床沿，

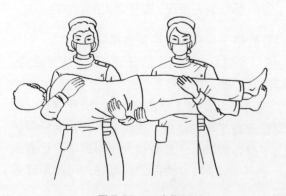

图7-20　二人搬运法

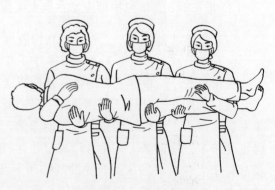

图7-21　三人搬运法

使老人身体稍向老年照护师倾斜，三人步调协调一致，呈扇面打开状移动，使老人平稳地移到平车上，卧于平车中央，盖好盖被。

四人搬运法：适用于病情危重或颈椎、腰椎骨折者（图 7-22）。移开床头桌椅，将结实的中单平铺在老人身下腰、臀的部位，平车与床并排靠紧，平车头端靠近床头，制动车闸。老年照护师甲站于床头，托住老人的头、颈、肩部；老年照护师乙站在床尾托住老人的两腿；丙、丁分别站于床侧及平车侧，将中单卷至老人身旁，双手紧紧抓住中单四角，由甲发出口令，四人同时将老人抬起，平稳地移到平车中央，盖好盖被。

（3）用毛毯或盖被包裹老人（图 7-23），整理床单位，松车闸，推老人至指定地点。以减少不适。进出门时，应将门打开，避免碰撞引起震动造成老人不适或损坏车物。

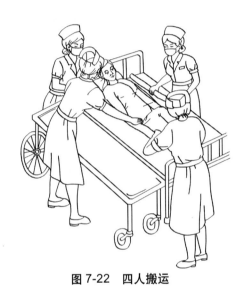

图 7-22 四人搬运

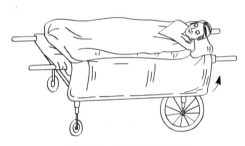

图 7-23 包裹照护对象

3. 注意事项

（1）搬运时，老年照护师两脚前后分开，扩大支撑面，两腿屈膝，降低重心，便于转身。

（2）多人搬运时，老年照护师由床头按身高顺序排列，高者站在老人头端，使老人处于头高位，以减轻不适。老人应尽量靠近搬运者，以减轻身体重力线的偏移程度，减少阻力。

（3）推车时，老年照护师应站在老人头侧，便于观察老人情况。推送老人时，小轮在前，便于转弯。推车行走时不可过快，上下坡时老人的头部应在高处一端。

（七）协助老人翻身拍背

1. 让老人取侧卧位或坐位。

2. 老年照护师左手扶住老人肩膀；右手掌屈曲成杯状，手腕微屈成 150° 角。

3. 由外向内，由下向上，有节奏地轻轻拍打背部或前胸。

4. 不可用掌心或掌根。

5. 拍打时用腕力或肘关节力，力度应均匀一致，以能忍受为度。

6. 通过拍背，使支气管、细支气管内痰液因震动而产生咳嗽反射。

7. 鼓励老人进行咳嗽及深呼吸，便于痰液从小气管到大气管咳出。

思考题

1. 平车搬运老人时的注意事项有哪些？
2. 协助老人翻身拍背的方法有哪些？

（中国人民解放军联勤保障部队第九八三医院　金　霞）

第四节　跌倒、摔伤预防及照护

跌倒是指突发、不自主的、非故意的体位改变，倒在地上或更低的平面上，是老年人最常见也是最严重的安全问题之一，因此，预防跌倒是照护人员不可忽视的工作内容。

一、跌倒的因素

（一）内在的原因

1. 年龄上的生理变化。由于年龄增加，导致行动迟缓，应变能力及肢体的活动协调性减退。

2. 大脑认知的损伤，不安全的身体状况。

3. 疾病的影响。如视力减退，白内障，视野缩小，感官知觉变迟钝，听力减弱。

4. 小脑、内耳平衡失调，功能渐退，触觉与感觉减弱，肌肉紧张性增加。

5. 骨质疏松，体位性低血压。

6. 脑血管意外、心脏病、帕金森病引起的步履不稳和平衡不良，老年痴呆症的认知和记忆能力障碍。

（二）外在的原因

1. 不安全的环境所引发的意外。如地面或地毯不平整，厕所和浴室地面湿滑，厨房地面油腻，地板花纹过多以致出现视觉差。

2. 不合体的衣物，如睡衣过长或裤子过长，鞋子不合适或穿拖鞋所致。

3. 老年人的床铺过低或过高，厕所的坐便器过低或过高。

4. 频繁地更换家具摆放的位置，室内障碍物过多，浴室或楼梯缺少扶手。

5. 因天黑视物不清，室内光线暗淡或不适当的照明。

6. 环境的改变。老年人未能适应新环境的转变，如迁往新居、养老院、医院等。

二、跌倒后致外伤的种类

1. **挫伤**　老年人跌倒时，受到钝器或厚重物品的撞击，造成皮下组织损伤，出现局部瘀血、肿胀、瘀斑或形成血肿。

2. **擦伤**　老年人跌倒时，被粗糙物品或地面的砂石水泥摩擦局部，造成机体组织表皮剥脱，表面创面有擦痕、出血点和渗出少许血液。

3. **扭伤**　老年人跌倒时，外力作用在机体的某个关节部位，使关节异常扭曲，超过正常的生理范围，造成关节组织的损伤，表现为关节肿胀和运动障碍。

三、预防措施

（一）步行跌倒和摔伤的预防措施

1. 居住环境

（1）在照护对象居住的环境中，尽量不要在经常行走的地方放置过多的障碍物品，使行走区域内道路平坦，减少台阶。

（2）保持地面的干洁，有积水时应及时擦干。

（3）固定可移动的物品，如可移动的病床、轮椅和移动餐桌等。

（4）床的一侧要保留足够的空间，不要把杂物之类的物品放置于床旁的位置，把暂时不穿的鞋放在床底下，减少床边障碍物以防摔伤。

（5）照护对象端坐在床边时，双脚能踩住地面、膝关节成 90° 的高度，这是床铺的安全高度。

（6）安装适当的照明器材（夜间步行时需要）。

2. 服装上的注意事项

（1）选择号码合脚、鞋底为防滑底的鞋，对于行动不便的照护对象，劝说其不要穿不合适的拖鞋，要穿好鞋后再开始走路。

（2）要穿能固定住脚跟并且能使脚趾平坦舒服着地的鞋。

（3）选择大小适当的衣服，调整裤子的长度，以防止踩到裤脚而摔倒。

3. 有效地使用辅助工具

（1）设置床栏杆、扶手等辅助设施。

（2）使用与行走能力相适应的辅助器具（拐杖、步行器、轮椅）。

（3）对于能够独立行走的照护对象，要把辅助行走的工具放在照护对象伸手能够到的地方。

（4）如果照护对象经常使用眼镜和助听器，在行走时也要戴上。

4. 保持照护对象的注意力和集中力

（1）要营造一种环境，使照护对象在站立和行走时能够集中注意力，特别要注意不要突然对他打招呼，也不要从他的背后打招呼。

（2）对行走不便的照护对象，与他行走时的速度要尽量保持步调一致，老年照护师行走速度过快，容易使他产生慌张和焦虑。

（3）照护对象经常活动的地方要保持光线明亮，同时要提醒照护对象在夜间不要摸黑走路，或在没有完全清醒和身体不平稳时就下床走路，起床时先在床上静躺 30s 再坐起，然后将两腿下垂 30s 后再站起走路，动作要稳，不可过急，以免跌倒。

（二）使用轮椅时跌倒和摔伤的预防措施

1. 老年照护师在为照护对象换乘和移动轮椅时，要制动车闸。

2. 照护对象起立时，轮椅的脚踏板必须收起。

3. 坐在轮椅上时，将脚踏板放好，使脚踩在踏板上。

4. 尽量调整坐姿，以保证坐得安稳。

5. 要灵活使用轮椅上的固定带和防滑效果较好的垫子，以保持坐姿安稳。

6. 过斜坡时，要倒推轮椅。

（三）防止从床上跌落和摔伤的预防措施

1. 照护对象卧床时应躺在床中央。

2. 生活日用品应放在便于拿放和便于使用的位置。

3. 对于有认知障碍的照护对象，其床铺的三面都要用栏杆加以固定。把协助照护对象上床的程序加以固定化，使上下床的动作不会发生混乱。

4. 对认知障碍或情绪不稳定的照护对象，根据照护对象的实际情况合理使用床栏杆。

5. 可以根据照护对象的情况，使用高低度适合的床，将摔伤事件减到最低。

四、老年人跌倒的处理

（一）如老年人意识不清，在场者应立即拨打急救电话

1. 有外伤、出血，应立即止血、包扎。

2. 有呕吐，应将其头部偏向一侧，并清理口、鼻腔呕吐物，保证呼吸通畅。

3. 有抽搐，应移至平整软地面或身体下垫软物，防止碰、擦伤，必要时牙间垫较硬物，防止舌咬伤，不要硬掰抽搐肢体，防止肌肉、骨骼损伤。

4. 如呼吸、心跳停止，应立即进行胸外心脏按压、口对口人工呼吸等急救措施。

5. 如需搬动，应保证平稳，尽量平卧。

（二）如老年人意识清楚，应询问老年人跌倒情况及对跌倒过程是否有记忆

1. 如不能记起，可能为晕厥或脑血管意外，应立即护送老年人到医院诊治或拨打急救电话。

2. 要询问是否有剧烈头痛或口角歪斜、言语不利、手脚无力等提示脑卒中的情况。如有，立即扶起老年人可能会加重脑出血或脑缺血，使病情加重，应立即拨打急救电话。

3. 有外伤、出血，应立即止血、包扎并护送老人到医院进一步处理；查看有无提示骨折的情况，如无相关专业知识，不要随便搬动，以免加重病情，应立即拨打急救电话。

4. 查询有无腰、背部疼痛及大小便失禁等提示腰椎损害的情况，如无相关专业知识，不要随便搬动，以免加重病情，应立即拨打急救电话。

5. 如老年人试图自行站起，可协助其缓慢起立，坐、卧休息并观察，确认无碍后方可离开。

6. 如需搬动，应保证平稳，尽量平卧休息；发生跌倒均应在家属或老年照护师陪同下到医院诊治，查找跌倒的危险因素，评估跌倒风险，制定防止措施及方案。

（三）老人跌倒后自行站起的步骤

1. 第一步　当老人仰面躺在地上时，老人必须向侧面转动，将一侧手臂伸展向上，同侧的腿弯曲，用手臂夹紧自己的身体上方；老人尽可能远地转向侧面，使弯曲侧腿的膝盖部与地面接触；老人将双臂再次移向头部和身体上部，如图 7-24 所示。

2. 第二步　老人用放在上面手臂的手支撑自己向上，如图 7-25 所示。

3. 第三步　老人用手掌按着地板并将身体上部支撑起，同时将伸展的手臂移向身体躯干部，直至前臂和上臂之间与身体上部形成合适的角度，将身体的重量移向双臂，如图 7-26 所示。

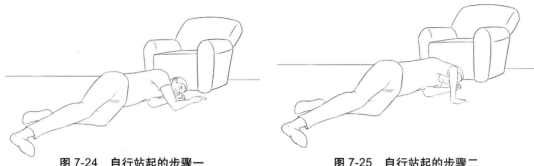

图 7-24　自行站起的步骤一　　　　　图 7-25　自行站起的步骤二

4. 第四步　老人将手掌转向地面，用双手按压地面轻轻转动身体，直至胯部离开地面，双膝与地面接触，身体的重量压在膝盖和手上；老人向有沙发和椅子的方向移动身体，首先支撑身体至坐位并使身体重量转移到膝盖部，如图 7-27 所示。

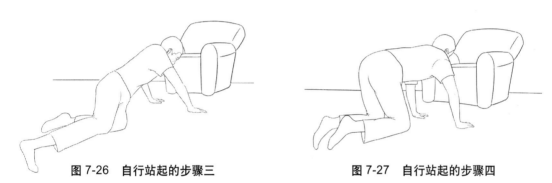

图 7-26　自行站起的步骤三　　　　　图 7-27　自行站起的步骤四

5. 第五步　老人抓住椅子扶手，尽可能使身体上部处于直立位，如图 7-28 所示。

6. 第六步　老人直起上身，将一条腿抬高，脚踩在地面上，如图 7-29 所示。

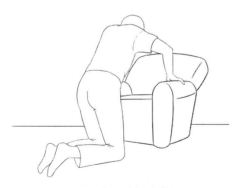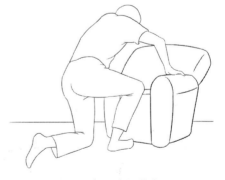

图 7-28　自行站起的步骤五　　　　　图 7-29　自行站起的步骤六

7. 第七步　老人用与地面接触的脚蹬踩地面，将另一条腿也移向身体躯干部；老人站起并在椅子或沙发椅前轻轻地弯曲身体；老人选择椅子一侧的扶手，另外的一只手也扶在这一扶手上，同时开始将身体上部和臀部轻轻转向椅子，如图 7-30 所示。

8. 第八步　老人继续转动坐向椅子方向，坐下的同时老人可以用一只手支撑椅面，如图 7-31 所示。

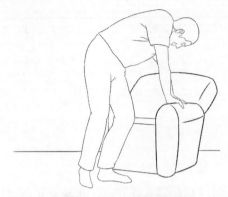

图 7-30　自行站起的步骤七

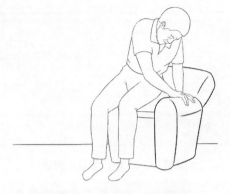

图 7-31　自行站起的步骤八

（四）跌倒后的注意事项

1. 发现老年人摔倒，先进行现场急救，在未明确伤情时，勿急于搀扶老年人起身或挪动，以免引起不良后果。

2. 如摔倒的老年人已意识不清且有呕吐，应将其头部转向一侧，以防呕吐物误吸，引起窒息。

3. 注意观察有无外耳道流血现象。

4. 如是局部挫伤或扭伤红肿，切忌立刻做热敷或局部按摩，在外伤初期 24h 内可冰敷，嘱其多休息，少活动。

5. 老年人由于骨质疏松，易发生手腕部的桡骨、尺骨骨折和大腿的股骨颈骨折。

6. 搬动时最好选择多人搬运法，同时扶住头部、腰背部、臀部、腿脚部搬动，注意动作要一致、缓慢、平稳。

（五）摔伤后的简易处理

1. 皮肤挫伤

（1）皮肤瘀血：皮肤没有破损时可以先清洗局部，再根据瘀血范围的大小决定是否需要对局部进行冷敷。

（2）小血肿：有局部血肿时可在 24h 内进行冷敷，以使血管收缩，减少出血。冷敷时应结合局部血肿范围、身体健康状况等因素，每天 1～2 次，每次 15min 左右。根据血肿大小，一般 1～3 周后瘀血即可吸收。

（3）大血肿：如果血肿体积很大或是撞击后受伤者已失去知觉，应立即到医院就诊。即使撞击后受伤者清醒，也要在随后的 48h 内保持警惕。尤其是撞击头部，应注意观察有无呕吐，走路是否平稳，有无昏睡，如有这些症状，则提示可能是脑部受伤，应尽快去医院检查治疗。

2. 关节扭伤

（1）先用冰块冷敷伤处 15min，以避免水肿。

（2）尽快到医院就诊。根据扭伤程度不同，处理方法各异，程度轻的缠弹力绷带，程度重的需要夹板和石膏固定，这种情况下，关节可能在 1～6 周内不能转动。

（3）在医生的指导下进行康复疗法，以恢复损伤部位的肌腱功能。

3. 皮肤擦伤

（1）立即用清水将伤口上的泥土冲洗干净。

（2）如出血较多，可用消毒棉球或纱布（干净手帕或纸巾也可）压在伤口处数分钟。待不出血时，应碘伏消毒伤口处即可。

（3）如伤口过深，出血多或有污染，则应及时到医院就诊，以免延误治疗。

思考题

1. 跌倒和摔伤的因素有哪些？

2. 如何预防在步行过程中的跌倒和摔伤？

3. 如何预防在使用轮椅时的跌倒和摔伤？

4. 如何预防从床上跌落和摔伤？

5. 跌倒后的注意事项有哪些？

6. 摔伤后简易处理的方法有哪些？

（中国人民解放军联勤保障部队第九八三医院　安广隶）

第五节　助行器使用

常用的助行器类型包括手杖、拐杖、步行器和轮椅四种。

一、手杖

手杖（图 7-32）是一种手握式的步行辅助用具，常用于不能完全负重的残障者或老年人。手杖可为木制或金属制，木制手杖长短是固定的，不能调整。金属制手杖可依身高来调整。

（一）手杖的种类及适用对象

1. 普通手杖　普通手杖整体呈 f 形（图 7-32A），轻便简单、携带方便，适用于握力好、上肢支撑力强的患者，如一般行动不便的老年人。

2. 支架式手杖　支架式手杖的特点是上端有支撑手腕的装置，可固定腕部和前臂（图 7-32B）。适用于腕部支撑力弱或腕关节强直的老人。

3. T 字形手杖　T 字形手杖的特点是上端呈 T 字形（图 7-32C）。有些 T 字形手杖带软环，加大了手杖与手的接触面积，从而增加了行走时的稳定性。

4. 四脚式手杖　手杖下端有四个支点，进一步增加了稳定性（图 7-32D）。适用于稳定性和平衡能力差的老人，如臂力较弱或上肢患有震颤麻痹者。但此种手杖携带不便，且在不平坦的道路上难以使用。

（二）手杖的使用

1. 准备工作

（1）选择合适老人的手杖类型。

（2）调节手杖高度，应是手臂下垂时从地面到手腕的高度。

（3）使用手杖时，肘弯曲角度以 150° 为宜。手杖下端着力点在同侧脚旁 15cm 处。如图 7-33 所示。

（4）为老人选择质地柔软的服装和舒适防滑的鞋，便于老人行走。

（5）协助老人活动肢体，尤其是下肢，做好站立和行走的准备。

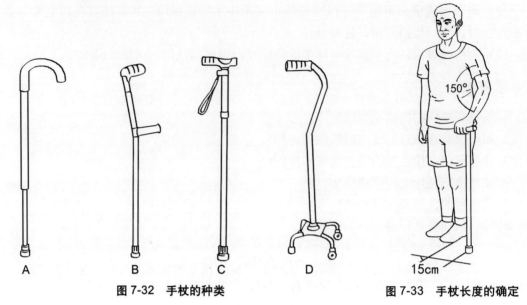

图 7-32　手杖的种类　　　　　　　　　　　图 7-33　手杖长度的确定

A. 普通手杖；B. 支架式手杖；C. T 字形手杖；D. 四脚式手杖

（6）向老人说明，行走时步调与手杖配合，协助练习步态协调性及膝部抬起的高度。

2. 操作程序

（1）指导老人使用手杖自行行走（三点步行）（图 7-34）。双足并拢，重心移到健侧足上，把手杖向前挂出一步远。手杖的下端着力点在同侧足旁 15cm 处。向前迈出患侧足，放在平地上。身体重心缓慢移到手杖和患侧足上，健侧足前移，使两足平齐后开始下一个循环。最初训练时可按照"手杖—患侧—健侧"的顺序练习。无论向哪个方向移动，都要先移动手杖，调整好重心后再移动脚步。

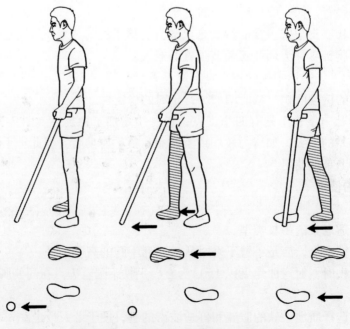

图 7-34　三点步行（阴影部分为患侧）

（2）指导老人使用手杖自行行走（两点步行）（图7-35），同时伸出手杖和患侧足并支撑体重，再迈出健侧足，手杖与患侧足作为一点，健侧足作为一点，交替支撑体重的步行方式。

（3）上、下台阶的方法。上台阶时，首先把手杖放在上一个台阶上，然后上健侧足，移动重心在健侧足上，再跟上患侧足。下台阶时，手杖先放在下一个台阶上，先下患侧足，再跟下健侧足。

（4）过障碍物。尽可能靠近障碍物后，将手杖挂到障碍物的前方，先迈出患侧足，调整重心后，再跟进健侧足。

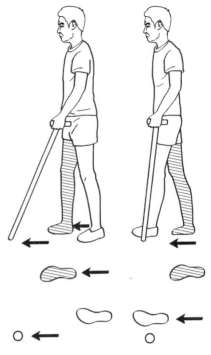

（5）协助使用手杖的老人行走。对于体质较弱的老人，在其使用手杖时，老年照护师应协助老人行走。老人患侧挂手杖，老年照护师从后方将手伸入老人腋下，拇指放在腋窝后，用手支托老人腋下，手扶住胸廓起到固定的作用。一般扶住老人的患侧上肢，防止老人向患侧或后方跌倒。老人健侧挂手杖，老年照护师一手扶住老人肩部，另一手提拉老人裤带，防止老人身体倒向前侧或两侧。

图 7-35　两点步行（阴影部分为患侧）

3. 注意事项

（1）手杖的底端应加橡皮底垫，以增强手杖或拐杖的摩擦力和稳定性来防滑，橡胶底垫应有吸力、弹性好、宽面、有凹槽。

（2）手杖的底端应经常检查，确定橡皮底垫的凹槽能产生足够的吸力与摩擦力，而且紧拴于手杖的底端。

（3）无论向哪一个方向移动，都要先移动手杖，调整好重心后再移动脚步。

（4）手杖与步调要协调，老人没有完全适应使用手杖前，老年照护师要协助老人使用手杖。

（5）道路不平整或移动距离较长时，不宜使用手杖。

二、拐杖（腋杖）

拐杖（图7-36）是用于下肢残疾及下肢疾患的老年人长距离行走的辅助用具。其作用是支撑体重、保持平衡、锻炼肌力、辅助行走。适用于下肢骨折、下肢无力、平衡障碍等老人。为了保证老人的安全，拐杖的长度必须与老人的身高相适宜。使用时应调整拐杖，将全部的螺丝拧紧，老人身体直立，双肩放松，用手握紧把手，肘关节自然弯曲。不正确的姿势会引起背部肌肉酸痛、劳损。另外，不合适的拐杖也会导致腋下受压造成神经损伤、手掌挫伤后跌倒。拐杖有腋下和手腕两处支撑，稳定性较手杖好，适用于下肢肌张力弱、关节变形或下肢骨折不能支撑体重的老人。

使用拐杖时需要足够的臂力支撑，所以一定要评价老人是否具备使用拐杖的条件。拐杖的使用方法如下。

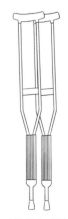

图 7-36　拐杖

（一）准备工作

1. 根据老人的具体情况选择使用单侧或双侧拐杖。

2. 检查拐杖，确保其性能良好。

3. 调节拐杖高度，以老人身高的77%为宜（或站立时拐杖上端到腋窝下为3～4横指的高度），下端着地点为同侧足前外方10cm处。拐杖上端接触腋窝处要有软垫，下端要有防滑橡胶帽。

4. 为老人选择质地柔软的服装和舒适防滑的鞋，便于老人行走。

5. 协助老人活动肢体，尤其是下肢，做好站立和行走的准备。

（二）操作程序

握住拐杖，将上端放于腋下，支撑上身。拄拐杖时，肘部适宜的弯曲角度150°。

1. **四点步行法**　先伸出左侧拐杖，迈出右脚，再伸出右侧拐杖，最后迈出左脚。

2. **三点步行法**　先将两侧拐杖同时伸出，双侧拐杖先落地，后迈出患侧脚，最后再将健侧脚伸出。

3. **二点步行法**　一侧拐杖和对侧脚作为第一着地点同时移向前方，另一侧拐杖和另一侧脚再同时向前伸出作为第二着地点。

4. **摆过步**（图7-37）　两侧拐杖同时伸向前方，身体重心移向前方。用拐杖支撑，悬空身体，借助人体重力，两腿向前甩动约30cm，不能向前甩动过远，否则会失去重心、跌倒。着地平稳后，再同时移动拐杖到身体两侧，使用者在没有达到熟练之前，应有专人看护，以免跌倒受伤。

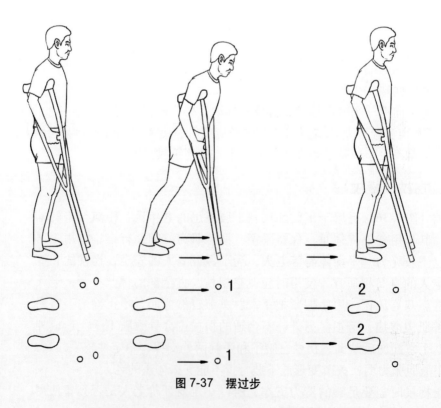

图7-37　摆过步

（三）注意事项

1. 使用拐杖时，老人意识必须清醒，一般情况良好、稳定。

2. 老人宜穿平底鞋，衣服要宽松合身。

3. 老人的手臂、肩部或背部应无伤痛，以免影响手臂的支撑力。

4. 老人在没有达到熟练使用前，老年照护师要陪伴在旁，以免老人跌倒受伤。

三、步行器

步行器（图 7-38）适用于肌张力弱、行走时稳定性差的老人。步行器与手杖相比稳定性强，更为安全。使用前提是老人要有判断力和较好的视力，在步行器的支持下能够行走，不会发生危险。有的步行器还需有较强臂力。老年照护师要根据老人的实际情况选择不同的步行器。

（一）步行器的种类及适用对象

1. **四轮式步行器**　适用于迈步有困难的老人。因有轮子，可随时拉动到床旁，让老人缓慢移至步行器。但由于轮子容易滑动，用力方向不对时，老人有可能扑出而发生危险，要特别注意。

2. **提抬式步行器**　与四轮式步行器相比，提抬式步行器稳定性强，行走时老人要提起步行器放到自己正前方的适宜位置，再向前移动身体。站立时具有稳定性的老人才可应用此种步行器。

3. **两轮式步行器**　介于四轮式步行器和提抬式步行器之间，取以上两种步行器的优点，行走时先使用轮子部分将步行器前移，身体移动时用步行器的支点着地，既具有稳定性，也方便推移。

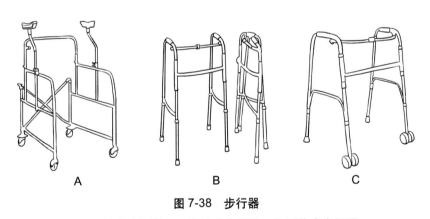

图 7-38　步行器

A. 四轮式步行器；B. 提抬式步行器；C. 两轮式步行器

（二）步行器的使用

1. **准备工作**

（1）根据老人的身高和需要调节步行器的高度，一般以老人上臂弯曲 90° 为宜。

（2）检查步行器是否完好，连接处有无松动。确保性能良好后才可使用。

2. **操作程序**

（1）老人平稳站立后，让老人前臂放在步行器扶手上支撑部分体重，身体略向前倾，以减少下肢承重。

（2）老人身体平衡后再缓慢小幅度步行。使用两轮式步行器时提起助行器后部向前推进，双下肢交替迈步；使用四轮式步行器时，双手握持扶手，双下肢交替迈步，老人应具有控制手闸的能力，提起助行架放在前方。向前迈一步，落在助行架两后足连线水平附近，如一侧下肢肌力较弱则先迈弱侧下肢，后迈另一侧下肢。步行器基本步态模式见图7-39。

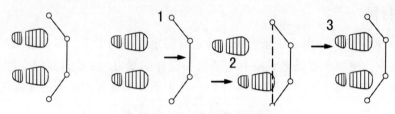

图7-39　步行器基本步态模式

3.注意事项

（1）使用步行器要循序渐进，逐步适应。

（2）不要在地面不平整的场所使用，以免发生危险。

（3）使用有轮步行器时，如果身体过度向前倾，步行器会向前滑动，失去平衡，使老人跌倒，使用时要特别注意。

（4）开始使用时，应有老年照护师指导帮助，老年照护师应站在老人身侧，帮助其掌握平衡，一旦老人身体失衡，要马上搀扶。

四、轮椅

轮椅主要是一种代步工具或步行器，用于使用各种助行器仍不能步行或步行困难者。对于不能行走但能坐起的老人、病情许可，可起床活动但需要保存能量的老人往往需要借助轮椅进行检查、治疗或室外活动，促进血液循环和体力恢复。使用轮椅前应评估老人的一般情况、年龄、体重、病情、病变部位与躯体活动能力，根据老人状况选择适宜的轮椅。使用前还应检查轮椅的性能是否良好。

（一）轮椅的种类

轮椅主架为铁制或铝制，坐垫部位为耐拉力的纤维制品，一般可由中部折叠，便于搬运和放置。轮椅的基本结构包括：轮椅架、轮、刹车装置、靠背、坐垫等。常用的类型有以下几种：

1.普通型　驱动轮在后，小轮在前，移动方便，老人坐在轮椅上可用上臂转动手轮圈，自己控制行走（图7-40A）。室内外均可使用。

2.可调型　轮椅的背部有固定头颈部的软槽，轮椅靠背能抬起和放平。适用于身体虚弱无力，难于支撑身体的老人（图7-40B）。

3.照护型　简单轻便，造价低（图7-40C）。老年照护师运送老人时使用。

（二）轮椅的使用

1.准备工作

（1）确认老人身体状况，是否可以使用轮椅。

（2）检查轮椅是否完好，车胎是否充气。

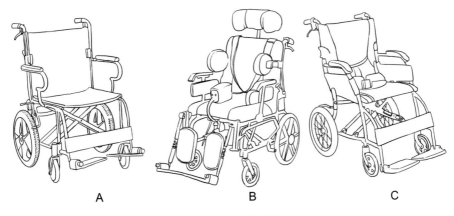

图 7-40　轮椅的类型

A. 普通型；B. 可调型；C. 照护型

（3）如外出注意保暖，带好必须物品。

2. 操作程序

（1）扶助老人坐轮椅：放置轮椅使椅背与床尾平齐，椅面朝向床头，将车闸制动，防止轮椅滑动，翻起脚踏板。扶老人坐在床沿上，双腿着地，协助老人平稳坐到轮椅上，叮嘱其尽量往后坐，勿向前倾或自行下轮椅，将老人双脚放在脚踏板上。

（2）推轮椅上台阶：推轮椅上台阶时，要提前告知老人。老年照护师脚踩踏轮椅后侧的杠杆，抬起前轮，以两后轮为支点，使前轮平稳地移上台阶，再以两个前轮为支点，双手抬高车把，抬起后轮，平稳移上台阶。见图 7-41。

（3）推轮椅下台阶：推轮椅下台阶时，要提前告知老人。老人和老年照护师均背向前进方向，老年照护师在前，轮椅在后，叮嘱老人抓好扶手。提起车把，将后轮轻稳地移到台阶下，然后以两后轮为支点，缓慢抬起前轮，将前轮轻轻地移到台阶下。见图 7-42。

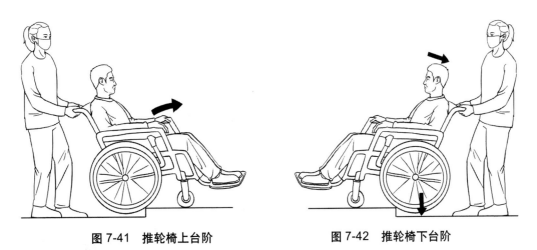

图 7-41　推轮椅上台阶　　　　　**图 7-42　推轮椅下台阶**

（4）推轮椅下坡：推轮椅下坡时，要提前告知老人。老人和老年照护师均背向前进方向，老年照护师在前，轮椅在后，叮嘱老人抓好扶手，缓慢下坡。见图 7-43。

（5）推轮椅上下电梯：推轮椅上下电梯时，要提前告知老人。老人和老年照护师均背

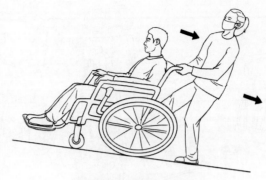

图 7-43　推轮椅下坡

向前进方向，老年照护师在前，轮椅在后。进入电梯后，要及时拉紧车闸。

3. 注意事项

（1）推轮椅行进过程中，要注意观察道路情况，随时注意老人表现，询问老人有无不适。

（2）使用轮椅时，要平稳移动，避免突然加速、减速和改变方向，避免车体较大的震动，防止老人发生意外。

（3）使用轮椅过程中注意与老人交流，说明前进方向。

（4）随时扶助老人身体向后移动，尽量坐满轮椅，避免仅坐在前端，导致意外。

思考题

1. 老年人使用拐杖时的注意事项有哪些？

2. 使用轮椅的方法？

3. 使用轮椅时的注意事项？

（中国人民解放军联勤保障部队第九八三医院　曲径直）

第 8 章

老年人用药的照护

第一节 药物使用的一般概念

药物从进入人体到发挥作用至排出体外，受到许多复杂的因素影响。

一、药物的吸收

药物的吸收是指药物溶解，进入体液的这一段过程，通常受药物的性质及给药途径所影响。一般而言，如果药物分子所带的电荷使其具有带电性，则易在溶液中电离，而形成离子，不会形成离子的物质则较易通过肠道的油脂层，而被身体吸收、分布；而不同的给药途径更是影响药物吸收的主要因素。

（一）口服给药

此种服药方式虽很简单、便利且经济，但服用后药效慢且吸收不规则，消化道各部位环境不同也造成吸收上的问题。所以，须了解药物的特性才能使药物的吸收更为彻底。如弱酸性药物（如阿司匹林、磺胺类、巴比妥盐类等）在胃中不易离子化，所以容易被吸收；弱碱性药物（如麻黄碱、红霉素等）在胃中不易被吸收，但在小肠中，因碱性环境，所以较易被吸收。除吸收方面的差异外，由于口服给药多为慢性病患者自行服用的方式，因此，老人本身的配合，主动服用的能力对于药物效果有关键性的影响。

（二）注射给药

此种给药方式吸收快，剂量容易控制，尤其是紧急状况下使用，易达预期效果，缺点是须由医护专业人员给药。注射部位的完整及肌肉、血管与神经的分布皆会影响药物的吸收。

（三）直肠给药

另一种方式是从直肠部位给药，经由直肠黏膜吸收而进入血液循环。这对于不能吞咽、意识不清的患者或幼儿、老人而言，是一种既安全又便利的给药方式；缺点是药物的吸收不规则，所以不易控制药物的血液浓度。

（四）舌下给药

此种给药方式是将药物置于舌下，经由口腔黏膜吸收，而进入血液循环，达到药效，所以作用快；常用于紧急时的用药，如心绞痛发生时所给予的硝酸甘油。

二、药物分布

药物一旦被吸收进入血液循环，必须再经过重重屏障才能到达作用部位，而大部分的药物经吸收后都能均匀地分布在体内。影响分布的原因有：药物与血浆蛋白结合的情形、药物细胞膜的机制、药物于脂肪组织中的浓度、药物与骨骼结合情形、细胞内成分的影响、血 - 脑积液屏障等。

三、药物的代谢

药物通过代谢或生物转化的结果，会形成更具极性的水溶性代谢物，以便更利于排泄的进行。此作用的过程受种族、年龄、性别、生理状况等因素影响。药物代谢在肝脏的内质网中进行，其中的微粒体酵素可使许多脂溶性药物及外来化合物转变成更具水溶性的代谢产物。

四、药物的排泄

药物及其代谢产物经排泄后，即终止其在体内的活性。其中，大部分的药物是经由肾脏排泄的，药物到达肾脏后，先经过肾小球的过滤作用，到达肾小管后，有部分药物成分会再被吸收回去。少部分的药物可经由胆汁而至消化道排泄，如奎宁丁、地高辛、四环素等。极少部分的药物可经由乳汁、汗腺、唾液腺排泄，如吗啡可经由乳汁排泄而影响到胎儿的健康。另外，气体或挥发性药物（如全身性麻醉药）则多由肺排泄。

思考题

给药途径包括哪些？

（中国人民解放军联勤保障部队第九八三医院 刘 红）

第二节 口服给药

口服给药是治疗疾病最常用的给药方法，时间可分为空腹、饭前、饭时、饭后、睡前等，具体给药时间要遵医嘱执行。

一、准备工作

1. 清洁环境，光线明亮。

2. 老年照护师穿清洁的工作衣，洗净双手。

3. 正确取药。用药匙取出所用的片剂，放在药杯中；如是溶液，先将药液摇匀，再倒入药杯内，为保证药量准确，药杯刻度线与视线平齐（图 8-1）。

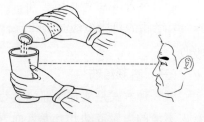

图 8-1 准确倒取液体药物

如是油剂或滴剂先在药杯内倒入 5 ～ 10mL 温开水，然后用滴管吸取药液，滴到药杯中，按 15 滴等于 1mL 来计算药量。

二、口服给药方法

1. **解释** 询问老人情况，观察老人病情，向老人解释服药的要求，取得老人配合。

2. **取合适体位** 一般情况下老人的体位应采取站立位或坐位，对不能坐起的老人，取半卧位，可用软枕将其上身垫高，在老人服药 10 ～ 15min 后再恢复到原来的体位。

3. 服药时间　严格按医嘱执行。对于促进食欲和胃功能的药物（如吗丁啉、胃复安等）应在饭前 30min 服用，对胃有刺激的药物（如阿司匹林）应在饭后服用，以减少刺激。

4. 服药方法　对于一般药物，服药前先饮用温开水将口腔湿润，服药时用温开水送下，不可用茶水、咖啡或牛奶送服。吞服片剂或丸剂有困难的老人，可将药物碾细后加水调成糊状或溶液状再服用。对于鼻饲患者，须将药物碾碎，溶解后从胃管内灌入，然后再注入少量温开水。服药后，无特殊禁忌者，一般应饮水 200mL 左右，以利药物吸收。

老年人服药，宜逐片分次吞服，药物制剂较大时，可将药物分开，不可将过多药物一口吞入，以免造成老人吞咽困难、误咽或恶心呕吐等。服用多种药物时，注意药物之间的配伍禁忌，必要时分次间隔服用。

三、注意事项

1. 观察不良反应　在实施药物治疗过程中，要随时观察老人用药后的效果并观察有无不良反应。老年人常服用多种药物，对一些特殊药物，应根据医嘱重点观察一些重要的副作用，如服用抗凝药注意有无出血现象，服用强心药注意有无心率及节律的改变等，如出现异常，应及时与医护人员联系。

2. 注意药物有无变质　凡是标签不清楚、变色、松散、有异味、溶液出现絮状物、超过有效期的药物都不能使用。

3. 注意特殊用药　要求服用特殊药物，要严格遵医嘱进行。如服用地高辛前，要先测脉搏，低于 60 次 /min 或节律不规则者停用，并及时通知医护人员；止咳糖浆类药物对呼吸道有安抚作用，服用后不宜大量饮水，以免冲淡药物，降低疗效；磺胺类药物和发汗类药物，服用后宜多饮水；对牙齿有腐蚀作用或使牙齿染色的药物如酸类、铁剂等，服用时可用饮水管将药液吸入，避免药液与牙齿接触。

4. 做好用药记录　服用药物应做好记录。对失智老人，送药到口，并做好交接班，避免漏服、错服和多服。

思考题

1. 老年人口服给药的方法有哪些？

2. 老年人口服给药有哪些注意事项？

（中国人民解放军联勤保障部队第九八三医院　刘　红）

第三节　协助老年人服药

协助老年人按医嘱及药品说明书要求服药，对不配合服药的照护对象应及时分析原因并采取相应措施。

一、不配合服药的原因分析

1. 用药种类多　对于老年人来说，同时患有多种疾病，在治疗过程中，经常要服用多种药物进行对症治疗。因此用药种类、服药次数越多，方法越复杂，疗程越长，用药的依从性就越低。

2. 药物的剂型与规格不适宜或包装不当　药物的剂型和规格是影响老年人用药依从性的重要因素。如药片太大造成的难以吞咽；药片过小，由于老年人手指灵活性减退，会不利于老年人抓取；容器体积过小或瓶盖难以打开也会对老年人造成服药困难；药物包装上的标签不清会直接导致老年人错误用药。

3. 药物的不良反应造成老年人停用　药物的不良反应可以造成老年人用药依从性下降。老年人在药物治疗过程中，对于自身的不适非常敏感，因此，有的老年人在不征求医务人员意见的情况下，擅自做出停药或减少剂量的决定。

4. 缺乏用药指导　少数老年人文化程度低、理解能力差，看不懂或无法阅读药物使用说明书，造成老年人的用药不依从。

二、照护措施

1. 仔细观察老年人不按时服药的原因，有针对性地采取措施。

2. 老年照护师在发药前，耐心地告知老年人及家属药物的名称、剂量、用法、时间安排，药物的作用、可能出现的副作用及应对方法，以提高老年人对医嘱的依从性。

3. 对于自理服药的老年人，老年照护师可以提前与老年人一起将药物放进药盒内，保证老年人服药剂量的准确，到服药时间，要注意观察老年人是否按时服药，必要时督促他们服药。

4. 需要老年照护师发药时，把药放在适宜的容器内，放到老年人手中，要看到老年人服药咽下再离开。

5. 对拒绝服药的老年人，要耐心解释，多沟通，解除思想顾虑，督促服药，必要时亲自喂药。

6. 必要时与家属沟通，取得家属的配合与支持，提高老年人服药的依从性。

思考题

1. 协助老年人服药有哪些照护措施？

2. 直接导致老年人错误用药的原因有哪些？

（中国人民解放军联勤保障部队第九八三医院　刘　红）

第四节　眼药、耳药、鼻药的使用

一、眼药的使用

（一）准备工作

1. 清洁环境，光线明亮。

2. 穿清洁工作衣，洗净双手。

3. 检查药液是否过期、变色，是否有沉淀、异味，若发现变质，则不可使用。

4. 另备清洁毛巾或纸巾。

（二）眼药使用方法

1. **解释**　用清洁毛巾洗净眼部，观察眼睛情况，询问老人感受，向老人解释眼药使用要求，征得老人同意后进行操作。

2. **取合适体位**　协助老人平卧或取坐位。取坐位时头向后仰，并背靠椅背或床头，颈肩部垫软枕。

3. **眼药使用方法**

（1）滴眼药水：老年照护师站在老人右侧，用左手拇指和食指轻轻分开上下眼睑，右手持眼药水距离眼睑 1 ～ 2cm，嘱老人眼睛向上看，将药液滴入下眼睑和眼球之间的间隙（下穹窿）1 ～ 2 滴，再将上眼睑轻轻提起后松开，轻轻闭眼 1 ～ 2min，同时按压内眦（内眼角稍下方）2 ～ 3min，防药液通过鼻泪管流入鼻腔（图 8-2、图 8-3）。用毛巾或纸巾擦干面部外溢的药水。

（2）涂眼药膏：涂眼药膏时，老年照护师用左手手指将下眼睑向下方牵拉，右手持眼药膏，将药膏点入下穹窿内 0.5 ～ 1cm 长，注意一边挤入一边平行移动眼膏，使挤入的眼膏呈条状涂在该间隙内，若不是软管包装，可采用玻璃棒点眼药法。点完药后轻轻闭眼并转动眼球，使眼膏分布均匀。

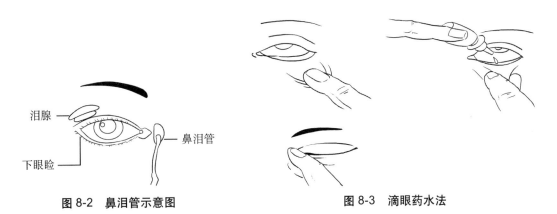

图 8-2　鼻泪管示意图　　　　　　　　　　　图 8-3　滴眼药水法

（三）注意事项

1. 点眼药前应仔细阅读药品说明书。

2. 点眼药前应仔细查对瓶签，检查药物是否过期、浑浊、变色；用完后妥善保管，切忌将眼药水与其他外用药水混放在一起，以免造成误用；眼药宜保存于 4℃ 的环境中；有些药物，如治疗青光眼的毒扁豆碱（依色林）应避光保存。

3. 点眼药前应用棉球拭去眼部分泌物。

4. 滴眼药水时滴管应距眼 1 ～ 2cm，以免触及睫毛污染滴管或碰伤眼球；注意勿将眼药直接滴到角膜（黑眼珠）上，以免刺激眼睛；点眼药膏前，注意软管口不可触及眼部，以免被污染。

5. 点完药后轻轻闭眼，再用手指稍加揉动。如是手术后及眼外伤患者，切忌用力压迫眼球。

6. 点完眼药水后应压迫内眦 2 ～ 3min，以免药液顺鼻泪管流入鼻腔导致药效降低，或通过鼻黏膜吸收造成中毒，这一点对于老人尤其重要。

7. 需滴两种以上药液时，两药间至少应相隔 3min；先滴眼药水，后涂眼药膏；先滴刺激性弱的药物，后滴刺激性强的药物，以减轻老人的不适。

8. 如果眼药是混悬液，点眼药前需先摇匀。

9. 眼膏能在眼内停留较久，可出现雾视，故应在睡前用药为宜，以保证夜间结膜囊的药物浓度。

10. 已打开的眼药久置不用，一般不能再用，如必须用，则一定要检查眼药的色泽、透明度、有无霉菌（棉絮状物）等。

11. 用药后出现明显的刺激症状，如红、痒、痛等，应立即停药，到医院复诊。

12. 不可使用已变色、过期的药水。

二、鼻药的使用

（一）准备工作

1. 清洁环境，光线明亮。

2. 穿清洁工作衣，洗净双手。

3. 检查药液是否过期、变色，是否有沉淀、异味，若发现变质，则不可使用。

4. 另备消毒棉签。

（二）鼻药使用方法

1. 解释　向老人解释用药的方法和要求，征得老人同意。

2. 取合适体位　头后伸位或头低侧向位滴药。

（1）头后伸位：老人仰卧床上时，颈肩下垫软枕，头尽量后仰使鼻孔朝上；坐位时，背靠椅背，颈部放一小枕，头尽量后仰。

（2）头低侧向位：老人侧仰，头偏向患侧并向肩部垂下，使头低于肩部。

3. 点鼻药　老年照护师一手扶老人头部，另一手持滴药管，距离鼻孔 1～2cm，将药液滴入鼻孔 3～5 滴，滴后轻捏鼻翼数次，使药液充分和鼻腔黏膜接触，过几分钟再起来。每日滴药 3～4 次。用毛巾或纸巾擦干面部外溢的药水，擦去鼻涕，必要时用消毒棉签清洁鼻腔，观察鼻腔情况，询问老人感受。

（三）注意事项

1. 向鼻内滴药时，滴管头不要碰到鼻部，以免污染药液。

2. 不能长期擅自依靠滴鼻液来改善鼻腔症状，当药液使用效果越来越差时，应停止继续使用，请专科医生诊治，以免丧失治疗时机。

3. 遵医嘱使用药物。

4. 不可使用已变色、过期的药水。

三、耳药的使用

（一）准备工作

1. 清洁环境，光线明亮。

2. 穿清洁工作衣，洗净双手。

3. 检查药液是否过期、变色，是否有沉淀、异味，若发现变质，则不可使用。

4. 另备消毒棉签、纸巾等。

（二）耳药使用方法

1. 解释　先用消毒棉签擦净外耳道分泌物，观察耳道情况，询问老人感受，向老人解释用药方法和要求，征得老人同意。

2. 取合适体位　一般取侧卧位，患耳向上；也可取坐位，头侧向一侧肩部，使患耳外耳道口朝上。

3. 滴耳药　老年照护师一手将老人的耳郭向后上方牵拉，使耳道变直，另一手持滴药管将药液顺外耳道壁滴入 3～5 滴，再用手指按压耳屏数次，休息片刻再改变体位。

（三）注意事项

1. 滴耳药的温度最好与体温相近，避免使用过冷的滴耳药，以免刺激耳膜引起不良反应，特别对于眩晕、年迈体弱者，更应注意药液温度，因为冷刺激能引起眩晕、恶心等反应。可将药瓶握在手中数分钟，使药水温度接近体温。

2. 滴耳药的管头不应触及耳郭及外耳道口，滴药时让药液沿外耳道壁流入耳道深部，再按压耳屏数次，最好保持在原体位 5min，切忌将药直接滴在鼓膜上。

3. 软化耵聍时，每次滴药量可适当增加，最好是在睡前滴药。

4. 几种药液同时使用时，应间隔 1～2h 后交替滴入。

5. 如有昆虫类异物入耳，可滴入 75% 乙醇（酒精）、2% 酚甘油或植物油等，使昆虫活动受限，窒息死亡，几分钟后再取出虫体。

6. 不可使用已变色、过期的药水。

思考题

1. 点眼药需滴两种以上药液时应注意什么？

2. 点鼻药有哪些注意事项？

3. 点耳药时应取什么体位？

（中国人民解放军联勤保障部队第九八三医院　刘　红）

第五节　老年人药物不良反应

药物不良反应指在正常用量的情况下，由于药物或药物相互作用而发生意外、与防治目的无关的不利或有害反应，包括药物副作用、毒性作用、变态反应、继发反应和特异性遗传素质等。

一、常见的药物不良反应

（一）精神症状

中枢神经系统，尤其是大脑最易受药物作用的影响。老年人中枢神经系统对某些药物的敏感性增高，可引起精神错乱、抑郁、痴呆等。如吩噻嗪类、洋地黄、降压药和吲哚美辛等可引起老年抑郁症；中枢抗胆碱药如盐酸苯海索，可致精神错乱；老年痴呆症老人使用中枢抗胆碱药，如左旋多巴或金刚烷胺，可加重痴呆症状。

（二）直立性低血压

直立性低血压又称体位性低血压。老年人血管运动中枢的调节功能没有年轻人灵敏，压力感受器发生功能障碍，即使没有药物的影响，也会因为体位的突然改变而发生头晕。使用降压药、三环类抗抑郁药、利尿药、血管扩张药时，尤其易发生直立性低血压，因此，在使用这些药物时应特别注意。

（三）耳毒性

老年人由于内耳毛细胞数目减少，听力有所下降，易受药物的影响，而发生前庭症状和听力下降。年老体弱者使用氨基糖苷类抗生素和多黏菌素可致第8对脑神经损害。前庭损害的主要症状有眩晕、头痛、恶心和共济失调；耳蜗损害的临床表现有耳鸣、耳聋。由于毛细胞损害后难以再生，故可产生永久性耳聋，所以老年人使用氨基糖苷类抗生素时应减量，最好避免使用此类抗生素和其他影响内耳功能的药物。

（四）尿潴留

三环类抗抑郁药和抗帕金森病药有副交感神经阻滞作用，老年人使用这类药物可引起尿潴留，伴有前列腺增生及膀胱颈纤维病变的老年人尤易发生，所以在使用三环类抗抑郁药时，开始应以小剂量分次服用，然后逐渐加量。患有前列腺增生的老年人，使用呋塞米、依他尼酸等强效利尿剂也可引起尿潴留，在使用时应加以注意。

（五）药物中毒

老年人各个重要器官的生理功能减退，60岁以上老年人的肾排泄毒物的功能比25岁时下降20%，70～80岁时下降40%～50%。60岁以上老年人的肝血流量比年轻时下降40%，解毒功能也相应降低。因此，老年人用药容易中毒。

二、高危险的常见药物

老年人由于各器官组织结构与生理功能均出现退行性改变，服用某些药物中毒的危险性增加，在服用某些药物时要注意观察。老年人服用属于高危险的常见药物有：

1. 镇痛药　吲哚美辛、保泰松、哌替啶、喷他佐辛等。
2. 镇静催眠药　苯二氮䓬类、巴比妥类、苯海拉明、甲丙氨酯等。
3. 抗抑郁药　阿米替林、多塞平、丙咪嗪等。
4. 心血管类药　地高辛、双嘧达莫、丙吡胺、甲基多巴、利血平等。
5. 胃肠解痉药　颠茄生物碱、东莨菪碱等。
6. 抗组胺药　溴苯那敏、氯苯那敏、曲吡那敏、苯海拉明、赛庚啶、溴马嗪、羟嗪、异丙嗪等。
7. 降血糖药　氯磺丙脲等。

思考题

1. 老年人用药后的不良反应有哪些？
2. 老年人服用高危险的常见药物有哪些？

（中国人民解放军联勤保障部队第九八三医院　方　源）

第六节　老年人日常用药的安全照护

随着年龄的增长，老年人记忆力减退，学习新事物的能力降低，对药物的治疗目的、服药时间、服药方法会出现不能正确理解的情况，影响用药安全和药物治疗效果。因此，指导老年人正确用药是老年照护师和老人家属的一项重要任务。

一、了解老年人用药情况

1. *服药史、过敏史、不良反应*　详细评估老年人的用药史，建立完整的用药记录，包括既往和现在的用药记录、药物的过敏史、引起副作用的药物，以及老年人对药物的了解情况。

2. *生理功能衰退情况*　仔细评估老年人各脏器的功能情况，如肝、肾功能的生化指标。

3. *服药能力和作息时间*　包括视力、听力、阅读能力、理解能力、记忆力、吞咽能力、获取药物的能力、发现不良反应的能力和作息时间。

4. *心理状态和社会关系状况*　了解老年人的文化程度、饮食习惯、家庭经济状况，对当前治疗方案和护理计划的了解程度、认识程度和满意度，家庭的支持情况，对药物有无依赖、期望、恐惧等心理。

5. *便于服用剂型*　了解适合照护对象的治疗药物剂型（片剂、粉剂、液体、胶囊等）协助老人服药，还要掌握正确用药的间隔时间、预防漏服和过量。

二、密切观察和预防药物不良反应

老年人由于组织器官和生理功能下降，机体对药物吸收、分布、排泄都发生改变，且同时患多种疾病，服用药物种类较多、复杂，易发生不良反应。由于老年人药物不良反应发生率高，老年照护师应掌握如何观察和预防药物不良反应，提高老年人的用药安全。

（一）观察药物副作用及矛盾反应

要注意观察老年人用药后可能出现的不良反应，及时处理。如对使用降压药的老年人，要注意提醒其直立、起床时动作要缓慢，避免直立性低血压。老年人在用药后容易出现药物矛盾反应，即用药后出现与用药治疗效果相反的特殊不良反应。如用硝苯地平治疗心绞痛反而加重心绞痛，甚至诱发心律失常，所以用药后要细心观察，一旦出现不良反应时宜及时停药、就诊，根据医嘱改服其他药物，保留剩药。

（二）选用便于老年人服用的药物剂型

对于存在吞咽困难的老年人不宜选用片剂、胶囊剂，最好选用液体剂型，如冲剂、口服液等，必要时也可选用注射给药。胃肠功能不稳定的老年人不宜服用缓释剂，因为胃肠功能的改变可影响缓释药物的吸收。

（三）用药从小剂量开始

用药一般从成年人剂量的 1/4 开始，逐渐增大至 1/3，再到 1/2，然后是 2/3，随后是 3/4，最后为全部剂量。在老年人服药的同时还应考虑到老年人的个体差异，治疗过程中要进行连续观察，一旦发现不良反应，应及时报告和协助医生处理。

（四）规定适宜的用药时间和间隔

根据老年人的服药能力、生活习惯，给药方式应尽可能简单，当口服药物与注射药物疗效相似时，则采用口服给药。但要注意许多食物和药物同时服用会导致彼此的相互作用而干扰药物的吸收。如含钠或碳酸钙的制酸剂不可与牛奶或其他富含维生素 D 的食物一起服用，以免刺激胃液过度分泌或造成血钙或血磷过高。此外，如果给药间隔过长会达不到治疗效果，而频繁给药又容易引起药物中毒。因此，在安排用药时间和间隔时，既要考虑老年人的作息时间，又应保证有效的血药浓度。

（五）其他预防药物不良反应的措施

由于老年人用药依从性较差，当药物未能取得预期疗效时，更要仔细询问老人是否按医嘱服药。长期服用某一种药物的老年人，要特别注意定期监测血药浓度。对老年人所用的药物要进行认真的记录并注意保存。

三、提高老年人服药依从性

有研究表明，老年慢性病患者治疗效果不满意，除与病因、发病机制不明，缺乏有效的治疗药物外，一个不容忽视的问题是老人服药的依从性差。造成老年人服药依从性差的原因有由于记忆力减退常常忘记服药或错服药，由于经济收入减少生活相对拮据舍不得吃，担心药物副作用，家庭社会支持不够等。提高老年人服药依从性的护理措施如下：

（一）加强服药照护

1. 老年照护师每天应按时将早晨空腹服、餐前服、与餐同服、餐后服、睡前服的药物分别送到老人面前，并照顾其服下。

2. 对于空巢家庭的老年人，老年照护师要通过口头或书面的形式向老年人解释药物名称、用量、作用、副作用和用药时间。用字体较大的标签注明用药的剂量和时间，以便老年人记忆。此外，老年照护师应定期清点老人家中其剩余药片的数目，这也有助于提高老年人的服药依从性。

3. 对于独居的老年人则需加强护理干预。可将老年人每天需要服用的药物放置在专用的药盒内，盒子有 4 个小格，每个小格标明服药的时间，并放置在醒目的位置，促使老年人养成按时服药的习惯。

4. 对于精神异常或不配合治疗的老年人，老年照护师应要求其家属协助和督促老人服药，并确定其是否将药物服下，确定老人的服药情况。

5. 对有吞咽障碍与神志不清的老年人，一般通过鼻饲管给药。对神志清楚但有吞咽障碍的老年人，可将药物加工制成糊状再给其服用。

6. 对于外用药物，老年照护师向老人和家属详细说明，并在盒子上外贴红色标签，注明外用药不可口服。

（二）做好行为治疗

1. 进行行为监测　要求老年人记录服药日记，做病情自我观察记录等。

2. 采取刺激与控制　将老年人的服药行为与日常生活习惯联系起来，如设置闹钟提醒服药时间。

3. 经常给予强化行为　当老年人服药依从性好时及时给予肯定，依从性差时当即给予批评。

四、加强药物治疗的健康宣教

（一）做好用药前的解释工作

老年照护师要以老年人能够接受的方式，向其解释药物的种类、名称、用药方式、药物剂量、药物作用、不良反应和期限等，必要时，以书面的方式，在药袋上用醒目的颜色标明用药的注意事项。此外，要反复强调正确服药的方法和意义。

（二）鼓励老年人首选非药物性措施

指导老年人如果能以其他方式缓解症状的，暂时不要用药，如失眠、便秘和疼痛等，应先采用非药物性的措施解决问题，将药物中毒的危险性降至最低。

（三）指导老年人不随意购买及服用药物

一般健康的老年人不需要服用滋补药、保健药、抗衰老药和维生素等。只要注意调节好日常饮食，注意营养，科学安排生活，保持平衡的心态，就可达到健康长寿的目的。对体弱多病的老年人，要在医生的指导下，辨证施治，适当服用滋补药物。

（四）严格给药操作规程、按时服药

每日 3 次，时间为早 7 点、午 3 点、晚 10 点各一次。一般晨起，饭前半小时或饭后半小时服药。拜糖平，随进第一口餐嚼碎服用。

五、老年人用药安全注意事项

老年人应慎用麻黄、甘草和大黄。麻黄有中枢交感兴奋作用，易致老人失眠、血压升高、心绞痛，且老年男性还易引起尿潴留；甘草易引起血压升高、浮肿、血清钾降低，而加剧高血压症状；高血压服用利尿药可使血清钾降低，与甘草方剂并用时要注意。要减少大黄的使用，一旦使用，应从小量开始，否则可引起腹泻、腹痛。

（一）口服药物的注意事项

口服药物是不能直接干吞的，也不能用牛奶、茶水、可乐和酒等各种饮料送服，如用这些饮料送药，可能会与药物发生相互作用，不仅影响疗效，甚至导致生命危险。

1. 牛奶　因牛奶中含有钙离子和铁离子，这些离子和某些药物作用后，能生成稳定的络合物或难溶性的盐，致使药物难以被胃肠道吸收；有些药物还可能被这些离子破坏，从而降低药物在血液中的浓度而影响疗效。所以，不能用牛奶送药。

2. 果汁或酸性饮料　因为果汁富含果酸，果酸或酸性饮料会使如复方阿司匹林等解热镇痛药和黄连素、乙酰螺旋霉素等糖衣抗生素加速溶解，损伤胃黏膜，重者可导致胃黏膜出血。所以，不能用果汁或酸性饮料送服这类药物。

3. 茶水　由于茶水中含有鞣酸，鞣酸能与黄连素中的生物碱、治疗贫血的铁剂发生化学作用，生成不溶性的沉淀物，而降低药效。所以，不能用茶水送服药物。

4. 酒　应当忌酒的药物有用于镇静和催眠的巴比妥类药物；用于降低血糖的药物，如胰岛素，优降糖等；三环类抗抑郁剂，如丙咪嗪、阿米替林等；洋地黄类药物；硝酸甘油和有降血压作用的帕吉林、利血平等。这些药物均会与酒中的乙醇起作用，而降低药效或产生毒副作用。此外，由于酒中的乙醇在体内先被氧化成乙醛，然后成为乙酸，而阿司匹林会妨碍乙醛氧化成乙酸，造成体内乙醛蓄积，加重发热和全身疼痛，还容易引起肝损伤。因此，不能用酒送服上列药物，更不能在服药 2h 内饮酒。

（二）不正确的服药方式

1. 每日 3 次服药，被简单地理解为随一日三餐服药。

2. 躺着服药。

3. 对着瓶口喝药。

4. 多种药物同时服用。

5. 服药时喝水过多或喝水过少。

6. 服药后马上运动。

（三）老年人服药的误区

误区一：副作用多的药不可用。

误区二：吃药跟着广告走。

误区三：无副作用就是安全。

误区四：身体稍有异常就服药。

误区五：就医前停止服药。

误区六：保健品也能治疗疾病。

误区七：同一时期多种药一起吃。

思考题

1. 老年照护师在日常照护中用药的安全护理包括哪些？

2. 提高老年人服药依从性的护理措施包括哪些方面？

（中国人民解放军联勤保障部队第九八三医院　张维立）

第七节　家庭常用药物管理及注意事项

老年照护师在日常工作中既要协助和帮助老年人服药，同时也要帮助他们管理药物。对于治疗慢性疾病的药物既要做到有充足的储备量又不浪费，并掌握药物的正确储存方法，保证药物疗效。

一、老年人常备药的种类及储备量

（一）老年人常备药的种类

根据老年人的特殊疾病，如家庭中有慢性病患者，应备有治疗该疾病的储备药物和紧急情况下的急救药品。老年人由于动脉硬化、身体功能老化，常患有高血压、冠心病、糖尿病等疾病，在天气变化、季节交替、情绪激动等时候易诱发心脑血管病变、哮喘急性发作，导致严重的后果。因此，应在医生指导下备家庭急救药。每次病愈后剩下的药，可按有效期储存。如果自备，非处方药是家庭"小药箱"的首选。

1. 心血管系统应急抢救药物　通常应备硝酸甘油含片、消心痛、速效救心丸、卡托普利。在心绞痛发作时，首先要休息，然后舌下含服硝酸甘油或消心痛，咬碎药片含服，起效更快，1～3min 便能缓解疼痛。另外，速效救心丸也可作为心绞痛急性发作的救急药物。高血压患者的血压可因情绪激动、剧烈活动等诱因而突然升高，从而出现视物不清、剧烈头痛、意识障碍、抽搐痉挛等高血压危象。此时，该病患者可立即舌下含化卡托普利 1 ～ 2 片，约 2min 后其血压便可逐渐下降，其他症状也可明显减轻。

2. **呼吸系统常备药**　上呼吸道感染是老年人易患疾病，可备祛痰药，如盐酸氨溴索片、鲜竹沥口服液。应对气道痉挛的药物，主要是局部用的激素类喷剂和氨茶碱等。防治哮喘突发的止喘急救药，如沙丁胺醇气雾剂（舒喘灵）、喘乐宁和特布他林气雾剂（喘康速）。百服宁、泰诺等解热镇痛药，患感冒、发烧时可用。

3. **消化系统常备药**　患急性肠炎，出现腹痛腹泻时，可服黄连素、氟哌酸。胃舒平、胃复安可用于胃溃疡、胃痛、呕吐、胃酸过多、胃胀，帮助消化，增进食欲等。另外，用于急救消化道出血的药物有口服凝血酶、云南白药等。

4. **抗过敏类药物**　息斯敏和扑尔敏适用于过敏性湿疹、过敏性鼻炎、药物或食物过敏，与解热镇痛药同服，可以控制感冒时的鼻塞、流涕、咳嗽等症状。

5. **镇痛类药物**　一般的头痛、关节痛可备卡马西平、颅痛定、盐酸曲马多、芬必得等。癌症晚期老年人可备麻醉性镇痛药品，如吗啡、杜冷丁（盐酸哌替啶）、芬太尼、美沙酮等。有肾结石、胆绞痛等症状的老年人可备抗胆碱类药品，如阿托品、山莨菪碱（654-2）等。

（二）老年人常备药的储备量

1. 储备量不宜过多，以免积压变质和过期失效，除常备药物和必要的急救药物外，其他最好现用现备。

2. 治疗慢性疾病的药物，医院通常开 1 个月的量，当剩下 2 ～ 3 天的量时应上医院开药或通知家属。

3. 非处方药物常备 3 ～ 5 天的量，服用 3 ～ 5 天后症状没有明显改善的，就应马上就诊。

二、定期检查药物是否过期

（一）查看有效期的方法

每 3 ～ 6 个月检查药箱内药品。过期药物应及时更换补充。按照有效期的先后顺序放置药品，先使用有效期短的，再使用有效期长的。有效期见原包装瓶、盒上的标签。

1. **标明有效日期**　如标注"有效期至 2014-10-31"，即该药可以使用到 2014 年 10 月 31 日。

2. **标明失效日期**　如标注"失效期 2012 年 10 月"，即该药可以使用到 2012 年 9 月 30 日。

3. **标明有效期**　如标注"生产日期 2010 年 10 月，有效期 3 年"，那么该药可以使用到 2013 年 9 月 30 日。

（二）各类过期药物处理方法

如果不能确定内装药物的有效期或确定已经失效的药品，应由老年照护师收回暂存，通知家属取回处理。少量常用药物过期可毁掉包装，破坏药物，按照医用垃圾回收处理，以免误服引发危险。

三、家庭药物的保管方法

药物是预防、诊断和治疗疾病的重要物质，为了保证老年人安全合理的用药，促进健康，老年照护师必须了解药物的保管方法，以便协助老人正确用药，充分发挥药效，避免不良反应的发生。应遵循以下几点原则。

1. 保持药柜清洁、干燥、避光、通风。

2. 明确标识，分类保管。口服药、外用药、消毒剂分开放置，以免拿错药。

3. 按药物说明书的贮藏条件保存，通常有以下要求：

（1）易氧化和遇光变质的药物，应用深色瓶盛装或放在黑纸遮光的纸盒内，置于阴凉处。如维生素 C、氨茶碱、盐酸肾上腺素、可的松。

（2）遇热易破坏的生物制品、抗生素等药物应低温保存，如抗毒血清、疫苗、胎盘球蛋白、易爆炸的香精、过氧化氢溶液。

（3）要求冷藏的药物应放在 2～10℃ 的冰箱内。

（4）易挥发、潮解、风化的药物均应装瓶密封保存，如阿司匹林、含碘片、糖衣片、各种维生素及胶囊等。

（5）易燃、易爆的药物如乙醚、乙醇、环氧乙烷应单独存放，放置在阴凉处，远离明火。

（6）易过期的药物如抗生素、胰岛素应按有效期的先后顺序放置。

（7）各类中药应放于阴凉处保存，芳香药物应密闭保存。

4. 尽量原包装保存，瓶装药服后拧紧瓶盖，以免药物潮解、氧化、变质。

5. 个人专用药，应单独存放并注明姓名。精神类药物、毒麻药、痴呆老年人的药要上锁，如艾司唑仑、吗啡类药物。

6. 定期查对药品有效期，按有效期的长短顺序放置，过期药及时处理。

四、老年人用药的健康指导

1. 加强老年人用药的解释工作，要以老年人能够接受的方式，向其解释药物的种类、名称、用药方式、药物剂量、不良反应和期限等。此外，要反复强调正确用药的方法和意义。

2. 指导老人如果能以其他方式缓解症状的，暂时不要用药。如失眠、便秘等，可先采用非药物性措施解决，将药物中毒的危险性降至最低。

3. 指导老年人不随意购买及服用药物，只要注意调节好日常饮食，注意营养，科学安排生活，保持平衡的心态，就可达到健康长寿的目的。

4. 加强家属的安全教育，对老年人进行健康指导的同时，还要重视对其家属进行有关安全教育、用药知识的教育，使他们学会正确协助和督促老年人用药，防止发生用药不当造成的意外。

5. 选择合理用药时间

（1）清晨空腹服用：如降压药等。

（2）餐前服用：降糖药、保护胃黏膜的药和健胃药，应在餐前 30min 服用。

（3）餐后服用：助消化药及对胃黏膜有刺激性药物，应在餐后 15～30min 服用。

（4）睡前服用：安眠药应在睡前老人上床后服用，以防摔倒，如安定。

（5）定点准时服用：为保持药物在血液中的有效浓度，每 4h 或 6h 服药 1 次，如抗生素。

（6）舌下给药：是快速有效地给药途径，如心绞痛发作，舌下含服硝酸甘油、速效救心丸等。可迅速缓解症状。

思考题

1. 老年人常备药的种类有哪些?

2. 心血管系统应急抢救药物有哪些?

3. 请举例易氧化和遇光变质的药物有哪些? 应该怎样保存?

4. 家庭药物的保管要遵循的原则?

5. 合理的用药时间有哪些?

(中国人民解放军联勤保障部队第九八三医院　方　源)

第 9 章

老年人常见病症的照护

第一节 发 热

体温升高至人体正常体温范围以上，临床上称体温过高，即发热。日常生活中，通常以测量口腔温度、腋下温度和直肠内温度来检查体温。

人体各部位体温受多种因素的影响，年龄、性别、情绪、运动、进食、时间、室内外环境气温变化、药物等均可引起人体体温升高或下降。如：随着年龄的增长，老年人体温略有下降；女性体温略高于男性；室内温度过高，人体体温可增高；等等。发热程度、人体温度范围与常见疾病的关系，见表 9-1。

表 9-1 发热程度、人体温度范围与常见疾病的关系

程度	人体温度	常见疾病
低热	38℃以下	结核病、甲状腺功能亢进、慢性胆囊炎、慢性扁桃体炎、慢性盆腔炎、慢性肝炎等
中等发热	38～39℃	结核病、感冒、急性阑尾炎、原发性肝癌等
高热	39～41℃	肺炎、化脓性胆囊炎、败血症、淋巴瘤等
超高热	超过41℃	中暑、病毒性脑炎、输液反应及老人临终前等

一、高热老人护理要点

1. 休息，减少活动，必要时卧床。

2. 固定测温时间，记录并注意一天内体温变化。

3. 局部使用冷毛巾、冰袋冷敷，如额头、腋下、腹股沟、肘窝、腘窝等部位。

4. 避免被褥潮湿，如有潮湿应及时更换衣服，保持床单干燥、清洁、无渣屑。

5. 适当增加饮水量，每日不少于 2 000mL。

6. 增加高蛋白饮食的食入量。

7. 对于长期卧床的老年人，应注意其口腔清洁。如果食物残渣残留在口腔内，容易造成口腔有异味，甚至感染。每日早晚必须刷牙、漱口，不能自理者，应由老年照护师实施特殊口腔护理，每日 1～2 次。

8. 必要时，实施温水或乙醇（酒精）擦浴。

二、冰袋（冰囊）使用方法

1. 将冰块放入帆布袋（或木箱）内，用木槌敲成核桃大小，放入盆中用冷水冲去棱角。

2. 用勺将冰块装入冰袋（冰囊）至半满（1/2 满），将冰袋（冰囊）放于桌面上，将冰袋（冰囊）内气体驱尽。

3. 排气后扎紧冰袋（冰囊）口端，擦干冰袋（冰囊）外壁水迹。

4. 倒提冰袋（冰囊），检查无漏水后装入布套内。

5. 将冰袋（冰囊）带外布套放至所需部位，或在冷敷部位垫薄毛巾或纱布垫后再放置冰袋（冰囊）。

6. 冰袋（冰囊）冷敷常用部位是额头、腋下、腹股沟、肘窝、腘窝等。上述部位皮肤薄，血管丰富，降温效果好。

7. 冰袋（冰囊）冷敷禁忌部位是胸前区、腹部、后颈、足心等。因上述部位容易引起老人反射性心率减慢、腹部疼痛等症状，所以禁忌使用。

思考题

1. 高热老人的护理要点是什么？

2. 冰袋（冰囊）降温的使用方法是什么？

（中国人民解放军联勤保障部队第九八三医院　赵向阳）

第二节　便　　秘

粪便在肠腔内滞留时间超过 3 天称为便秘。由于粪便在大肠中停留时间过长，大量水分被肠壁吸收，导致粪便干燥、坚硬，排便不畅，甚至困难。便秘表现为粪便干硬、呈栗子样，排便困难，腹胀、腹痛，可触及腹部包块，并可伴随出现头痛、乏力、食欲不佳、舌苔变厚等。便秘的治疗原则是促进肠蠕动及增强肠道功能。

一、发生便秘的原因

老年人容易发生便秘，其原因主要有以下几个方面。

（一）生理功能改变

随着年龄增长，老年人发生生理性改变，如唾液、胃液等各种消化液分泌逐渐减少，腹肌和骨盆肌等肌张力减弱，胃肠蠕动减慢。

（二）不良生活习惯

饮食结构不合理，饮食中缺少纤维素；饮水量不足；活动量减少或长期卧床；排便习惯不良，排便无规律，排便时间过久；等等。

（三）与疾病有关

老年人如患有糖尿病、脑血管疾病、结肠肿瘤等慢性病，痴呆等精神性疾病，偏瘫等神经系统疾病，痔疮等可导致便秘。另外，不合理使用和滥用药物也会导致便秘。

（四）与精神、情绪状态有关

过度紧张、焦虑、恐惧等情绪变化都会引发便秘。

二、便秘的护理要点

（一）了解排便相关知识

老年人应了解影响排便的因素和有关排便的知识。

（二）养成良好的排便习惯

排便有规律，定时排便，最佳时间是饭后；排便时不阅读报刊或听广播，集中精力，避免排便时间过久；排便时最好采取蹲姿，增加腹肌张力，促进肠蠕动。长期卧床老人应按时给予便器，刺激排便；提供隐蔽的排便环境；最好采取坐姿或适当抬高床头，以增加腹内压，利于排便。

（三）合理安排饮食

应多吃富含纤维素的食物，如蔬菜、水果、粗粮等。增加饮水量，每天饮水量为1 500～2 000mL，每天清晨喝一杯温开水或淡盐开水，每餐前饮用温开水、柠檬汁等饮料，促进肠蠕动。可常饮用蜂蜜水，利于排便。少食辛辣等刺激性食物。

（四）适当增加活动量

根据个人身体情况从事适宜老年人的活动，如散步、慢跑、做操、打太极拳等。卧床老人可进行床上活动或在他人协助下进行被动活动。

（五）保持良好精神状态

培养积极乐观的人生态度，养成健康生活方式，消除紧张因素，克服不良情绪。

（六）注意观察大便变化

正常情况下，一般成年人每天排便1～3次或每2～3天排便1次，粪便为黄褐色的成形软便，排便通畅无痛苦。

（七）腹部环形按摩

先排空尿液，可于起床前、睡觉前及排便时，用手自右顺结肠方向向左环形按摩数十次，以促进肠蠕动，增加腹内压力，利于排便。还可用手指轻压肛门后端，这也可促进排便。

（八）肛门用药

肛门用药可软化粪便，解除便秘，适用于老年人便秘、体弱久病、长期卧床便秘者。

1. 开塞露法　使用前先将开塞露塑料瓶的头部封口剪去，注意头端光滑，以免损伤黏膜，先挤出少许液体润滑开口处，然后取左侧卧位，放松肛门并做深呼吸，将开塞露头端轻轻插入肛门后，将药液挤入直肠，忍耐5～10min后排便。

2. 甘油栓法　甘油栓是用甘油和明胶制成的栓剂。用手捏住甘油栓的粗端，将尖端轻轻插入肛门，然后用手抵住肛门轻轻按摩，忍耐5～10min后排便。

3. 肥皂栓法　将肥皂削成圆锥体（长3～4cm，底部直径约1cm），将肥皂栓蘸取热水后轻轻放入肛门。对于有肛门黏膜破裂、损伤、肛门剧烈疼痛者，不宜使用此法通便。

（九）人工取便（手抠法）

当老人持续便秘，粪便干硬，无法自行排出或使用以上方法无效时，可采取手抠法。先用少许肥皂液润滑手指和肛门周围，后将手指轻插入肛门抠出干硬粪便。粪便取出后，用温水清洗肛门周围，以利于肛门括约肌收缩。

（十）灌肠

在医生指导下给予灌肠。

三、便秘的药物治疗

在医生指导下使用口服缓泻药物。缓泻药可减少粪便水分的吸收，刺激肠蠕动。缓泻药虽然可以暂时解除便秘，但长期使用或滥用会引起药物依赖性而出现慢性便秘。老年人应在医生指导下使用温和的缓泻药。

（一）番泻叶

番泻叶含蒽醌，性苦寒。取 3 ～ 5g 泡茶饮用，服用后 8 ～ 10h 时引起排便，可伴有轻微腹部疼痛。

（二）果导片（酚酞）

每日 1 次，睡前服用，每次 2 片，服用后 4 ～ 8h 可引发排便。

（三）便乃通

此药较温和。每日 2 ～ 3 次，每次 1 包，用开水泡茶服用。

（四）蜂蜜

蜂蜜营养丰富，滋肺润肠，性温和。取 20 ～ 30mL 用温水化开饮用，每日清晨饮用最佳。

思考题

1. 引起老年便秘的原因有哪些？
2. 便秘老人的护理要点是什么？

（深圳市宝安区人民医院　邹伟清）

第三节　粪便嵌塞

粪便嵌塞指粪便长期滞留于直肠内，水分被肠壁吸收，致使粪便干硬，不能自行排出体外。病因主要是由于便秘未及时解除，水分被持续大量吸收，同时新生成的粪便不断增加，使粪便变得又硬又大而不易排出，导致粪便嵌塞。因此，老年人要及时解除便秘，防止出现粪便嵌塞。粪便嵌塞表现为粪便坚硬、虽有排便欲望但不能自行排便，伴有腹胀、腹痛、直肠肛门痛，可触及腹部包块，有时可见肛门有少量粪便液体渗出。对于粪便嵌塞，治疗原则是解除便秘及增强肠道功能。

一、粪便嵌塞的照护

1. 使老年人了解产生粪便嵌塞的原因和预防措施。
2. 注意观察排便情况。正常情况下，一般成年人每天排便 1 ～ 3 次或每 2 ～ 3 天排便 1 次，粪便为黄褐色的成形软便，排便通畅无痛苦。
3. 指导老年人口服缓泻药。
4. 肛门用药，如开塞露、栓剂等。肛门用药可软化粪便，解除便秘。
5. 上述方法均无效时，老年照护师可遵医嘱进行灌肠。

6.人工取便。当灌肠无效时，可由老年照护师采取人工取便方法解除粪便嵌塞。在对患有心脏病、脊椎损伤老人进行人工取便时，要注意观察，防止出现意外；操作中若老人出现心悸、头昏的情况应立即停止。

二、粪便嵌塞的药物治疗常识

在医生指导下使用口服轻泻药物，减少粪便水分的吸收，刺激肠道蠕动。对于老年人，应在医生指导下使用温和的轻泻剂。

思考题

粪便嵌塞老人的护理要点是什么？

（深圳市宝安区人民医院 邹伟清）

第四节 腹 泻

腹泻是指排便次数增加，粪便松散稀薄甚至呈稀水样。一般成人每天排便 1～3 次、粪便为成形软便属于正常。而当某种原因引起肠蠕动加快，食物快速通过胃肠道而未被完全吸收，水分吸收障碍时，肠液分泌量增加，致使粪便稀薄，造成腹泻。

一、造成腹泻的原因

（一）饮食不当

饮食不洁或食物过敏、中毒，均会引起腹泻；老年人饮食过于油腻会增加胃肠道负担，从而诱发腹泻。

（二）与疾病有关

胃肠道疾病或某些内分泌疾病（如甲状腺功能亢进等），可使肠蠕动增加，引发腹泻。

（三）药物滥用

尤其是泻药的不合理使用会刺激肠道，造成腹泻。

（四）与精神因素有关

过度紧张、焦虑等情绪变化会引起肠蠕动增加，诱发腹泻。

二、腹泻的表现

排便次数增加，粪便松散、稀薄或呈水样；伴有腹痛、乏力、恶心呕吐、肠鸣及排便难以控制的感觉。持续加重者还会出现水、电解质紊乱，营养不良，以及休克现象。

三、腹泻的照护

（一）了解腹泻知识

使老年人了解有关腹泻和饮食卫生的知识。

（二）合理安排饮食

注意饮食卫生，调整饮食结构。腹泻期间，进食清淡的流质或半流质食物，如面汤、米汤、稀粥、果汁等；持续严重腹泻时，酌情暂时停止进食，通过肠道外给予营养；腹泻停止后短期内，进食软食，如软米饭、鸡蛋羹、菜泥等，避免辛辣、油腻、高纤维素食物，如西瓜、桃、梨等。同时，鼓励腹泻老人多饮水，补充机体流失的水分。

（三）卧床休息

卧床休息可以减少机体热量消耗。还要注意腹部保暖，用 55 ～ 65℃的热水袋热敷，减少肠蠕动，缓解腹泻、腹痛。对于不能自理的老人，应及时使用便盆，减轻不安情绪。

（四）密切注意病情的发展

1. 血压和皮肤弹性　如果出现血压下降或皮肤弹性降低等症状，提示机体出现乏力、脱水现象，严重者可出现休克症状。

2. 粪便　观察粪便的颜色、性质、气味和量。留取粪便标本，协助医院诊断和治疗。

（五）保持良好精神状态

消除紧张因素，克服不良情绪。由于粪便污物和异味会使老人感到不适，因此要注意保持环境和衣服的整洁，为老人提供良好的休养环境。

（六）保护臀部皮肤

排便后，用软纸轻擦肛门，及时用温水清洗并擦干，还可在肛门周围涂凡士林或护肤油加以保护。

四、腹泻的药物治疗

如果腹泻是由肠道感染引起的，要在医生指导下使用抗生素治疗。在医生指导下，使用止泻剂来缓解腹泻；口服补盐液或静脉补液，以防止水、电解质紊乱。

思考题

1. 腹泻的表现有哪些？
2. 引起腹泻的原因有哪些？
3. 老年腹泻的护理要点是什么？

（深圳市宝安区人民医院　邹伟清）

第五节　排便失禁

排便失禁是由于肛门括约肌不受意识控制而粪便自行从肛门排出的状态，主要是由疾病和损伤造成的，如神经系统疾病、胃肠道疾病、精神障碍等。排便失禁的表现是老人不能控制排便，其治疗原则是重建排便控制能力。排便失禁的照护主要有以下六个方面。

一、保持衣服、被褥和环境的清洁

及时清洁被粪便污染的衣服和被褥；保持室内空气的清新，消除异味，定时开窗通风，为老人创造一个良好的休养环境。

二、注意保护局部皮肤

在老人的臀部下方铺橡胶单或一次性尿布并及时更换，减少皮肤刺激。排便后及时用温水清洗肛门周围和臀部的皮肤并轻轻擦干，保持局部皮肤的干燥；可于肛门周围涂凡士林或润肤油剂加以保护。

三、观察局部皮肤变化和排便情况

注意观察肛门周围和骶尾部皮肤有无红肿、破损或溃疡等变化；按摩骶尾部皮肤，预防褥疮的产生。

四、进行排便训练，重建排便控制能力

老年照护师帮助老人进行肛门和盆骶部肌肉的舒张训练，具体方法是：取站位、坐位或卧位，先慢慢收缩肛门肌肉，再慢慢放松，每次收缩时间为10s，连续练习10次后可稍作休息，再重复以上练习，每次练习时间为20～30min，每天数次，以不感到疲劳为宜。在了解排便时间和规律的基础上，定时使用便器，试行排便，刺激定时排便。

五、心理照护

排便失禁的老人会感到自卑、忧郁，家属应充分理解和尊重老人，并给予老人心理安慰，消除其不良情绪，使他们能够树立信心，战胜疾病。

六、合理安排饮食

应多吃富含纤维素的食物，如蔬菜、水果、粗粮等，少食辛辣和油腻食物。适当增加饮水量，每天饮水量1 500～2 000mL。

思考题

老年排便失禁的护理要点是什么？

（深圳市宝安区人民医院　邹伟清）

第六节　肠　胀　气

肠胀气是指过量气体积存在胃肠道内，不能自行排出。通常情况下，胃肠道内可有大约150mL气体存在。这些气体可通过口腔、肛门排出，也可被胃肠道吸收，不会引起不适。肠胀气的主要临床表现为腹胀、腹部痉挛性疼痛、腹部膨隆、叩诊可闻及鼓音，以及呃逆、肛门排气过多。严重时，可出现气急或呼吸困难等症状。肠胀气的治疗原则是排除气体和促进肠蠕动。

一、导致肠胀气的因素

（一）肠道疾患
肠道梗阻、肠道手术后等使气体无法排出。

（二）肠蠕动减慢
由于年龄增长和活动量减少，如长期卧床老人，其相对肠蠕动减少，不利于排出体内

多余气体，从而引发肠胀气。

（三）进食过多产气食物或吞入过多空气

产气食物在消化过程中产生大量气体，积存于肠道内，可诱发肠胀气。

二、肠胀气的照护

（一）了解肠胀气知识

使老年人了解引发肠胀气的因素和预防方法。

（二）轻度肠胀气

对于轻度肠胀气者，可采取腹部热敷、按摩等方法，促进肠蠕动，缓解肠胀气。严重者，可在医生指导下进行药物治疗或进行肛管排气。

（三）观察肠胀气症状和体征变化

在治疗过程中注意观察腹胀、腹痛症状有无好转，腹部膨隆有无减轻，以判断治疗效果和肠胀气程度。

（四）养成良好的饮食习惯

进食时，细嚼慢咽，勿说话，防止吞入大量气体。勿食过多产气食物或碳酸饮料，以免产生过多气体，引发肠胀气。

（五）适当增加活动量

对于老年人来说，由于胃肠道功能随年龄增长逐渐减弱，肠蠕动减慢，故易发生肠胀气。因此，应适当增加活动，如步行、骑自行车、打太极拳或从事家务劳动等，以刺激肠蠕动，减少肠胀气的发生。对于长期卧床或不能自理的老人，进行床上的被动活动或翻身也可达到刺激肠蠕动的目的。

思考题

1. 引起肠胀气的因素有哪些？
2. 老年肠胀气的护理要点是什么？

（深圳市宝安区人民医院　邹伟清）

第七节　尿　失　禁

尿失禁指老年人排尿不受意识控制，尿液不自主流出。尿失禁主要表现为不能控制的排尿，易诱发尿路感染等疾病。尿失禁的治疗原则是缓解症状和重建排尿功能。

一、尿失禁发生的原因

依据发生尿失禁的原因可将尿失禁分为三种类型。

（一）真性尿失禁

尿液一旦生成便不自主地流出，膀胱为空虚状态。此类尿失禁主要是由于支配排尿的神经或肌肉损伤，多见于昏迷、脑瘤、瘫痪或手术后老人。

（二）假性尿失禁

膀胱内尿液积存达到一定压力后，才会不自主流出少量尿液。尿液排出后，膀胱内压力减低，排尿即停止，此时膀胱仍为胀满状态。

（三）压力性尿失禁

当打喷嚏、咳嗽或运动等使腹肌收缩，腹内压增高时，有少量尿液不自主流出。主要由于老年人肌肉和韧带松弛或过度肥胖引起，多见于老年女性。

二、尿失禁的照护

（一）了解尿失禁知识

使老年人了解发生尿失禁的原因和相应的治疗、护理方法。

（二）观察臀部皮肤情况

有无红肿、破溃和感染征象。尿失禁的老年人应经常用温水清洁外阴和肛周皮肤，勤换洗内衣裤，保持局部皮肤清洁干燥，避免感染。长期卧床或不能自理的老年人，可铺尿垫或橡胶单，注意及时更换，排尿后用温水清洗；同时密切观察臀部皮肤，防止褥疮发生。对于意识不清的老年人，可使用外部接尿装置。老年男性可用阴茎袋连接集尿袋接取尿液。集尿袋定时倾倒，每日取下阴茎袋和集尿袋，清洗晾干后备用，每2～3天更换1次。每天用温水清洗会阴部和阴茎，防止尿路感染。老年女性可用女式尿壶贴于会阴部接取尿液。

（三）适当摄入水分

一般老人每天白天饮水量为2 000～3 000mL，以刺激膀胱促进排尿功能的恢复，也利于预防感染发生。入睡前要适当控制饮水量，减少夜尿次数，保证睡眠质量。

（四）排尿功能恢复训练

1. 肌肉功能训练　取立位、坐位或卧位，结合深呼吸，做排便动作。先深吸气时收腹提肛，再配合深呼气，放松腹部和肛门肌肉，如此反复，每次10s，连续做10次左右，每天练习数次，以不感到疲劳为宜。若个人情况允许，可酌情安排下床活动或抬腿动作，锻炼腹肌功能。

2. 膀胱训练　定时使用尿壶或便器，开始时白天每隔1～2h使用尿壶1次，夜间每隔3～4h使用尿壶1次，以后逐渐增加间隔时间，至白天排尿3～5次、夜间排尿0～1次为佳，建立正常排尿规律，恢复排尿功能。晨起后和入睡前，老年人应如厕排尿；有尿意时，应立即如厕或使用便器排尿，不可憋尿。在使用便器时，双手轻轻按压下腹部，协助尿液排出。

（五）留置尿管的照护

对于长期严重尿失禁的老人，要做好留置尿管的照护。

1. 预防发生感染

（1）保持环境整洁。定期更换衣裤、床单等；每日清晨开窗通风，保持室内空气清新。

（2）消毒尿道口。每天早晚用消毒液棉球擦拭男性的尿道口、龟头和包皮或女性的外阴和尿道口各1次，保持尿道口清洁，防止感染。

（3）注意观察老人反应和尿液变化。如尿道口有无红肿、疼痛和破溃，老人有无发热等感染征象，尿液有无浑浊、沉淀或结晶等情况。出现以上情况时，应立即查找原因并给予相应治疗。

（4）适当增加饮水量。一般情况下，每天饮水量应大于2 500mL。多饮水排尿可达到冲刷尿路的作用，避免发生感染。

（5）保持导管引流通畅。注意不要将导管压扁和折断，应使集尿袋位置低于膀胱水平位置），以免发生尿液逆流，诱发感染。

（6）定时倾倒集尿袋内尿液。避免集尿袋内尿液接触连接管末端，并记录尿量，每天更换集尿袋 1 次。

（7）一次性超滑导尿管每月更换 1 次。

2. 促进膀胱功能恢复

采用间歇开放方式进行训练。夹闭导尿管，开始时每 1 ～ 2h 开放 1 次，之后酌情延长开放间隔时间，锻炼膀胱储尿功能，促进膀胱功能恢复。

思考题

1. 产生尿失禁的原因是什么？

2. 老年尿失禁的护理要点是什么？

（中国人民解放军联勤保障部队第九八三医院　赵向阳）

第八节　尿　潴　留

尿潴留是大量尿液储存于膀胱内，膀胱过度充盈，但不能自行排尿。尿潴留的临床表现为膀胱过度膨胀，可至脐部，腹部可扪及囊状包块，并有压痛；老人有急迫尿意但排尿困难，并伴有下腹胀痛。尿潴留的照护原则是诱导排尿，缓解症状。

一、引发尿潴留的原因

（一）机械性梗阻

机械性梗阻指老人尿道内或尿道周围有机械性压迫阻塞，如尿道狭窄、尿路结石、肿瘤或前列腺肥大等。

（二）中枢神经系统受损

中枢神经系统受损，支配排尿的神经或中枢损坏，如脑髓炎、外伤或手术后的神经系统损伤等，使老人不能形成正常的排尿反射，丧失自主排尿功能。

（三）其他

心理因素（如过度紧张、焦虑等），排尿习惯改变（如不习惯床上排尿或不具备隐蔽的环境等），腹部疼痛、手术或身体过度衰弱的老人不能自行用力排尿，也可造成尿潴留。

二、尿潴留的照护

1. 查找尿潴留的原因，根据病因给予相应治疗。积极治疗原发病，安慰老人，消除紧张、焦虑等不良情绪反应，使其树立战胜疾病的信心。

2. 创造良好的排尿环境。在排尿时酌情播放轻松音乐，可达到放松情绪和遮盖排尿声音的目的。卧床老人可将便器放在便于取放的位置，消除顾虑。

3. 采用适当的排尿体位。尽可能以习惯体位排尿，如站位、坐位或蹲位。对于卧床老人或不能自理者，可协助其抬高上身取半坐位或坐位，利于尿液排出。

4. 诱导排尿方法。打开水龙头或反复倒水，听流水声，用温水淋洗会阴部，按摩大腿内侧，轻敲耻骨上区或轻拉阴毛等，均可达到引导排尿的目的。

5. 热敷和按摩。用热水袋或热毛巾热敷下腹部或轻压膀胱部，以协助排尿。

6. 必要时遵医嘱用药或导尿。

思考题

1. 引发尿潴留的原因是什么？
2. 老年尿潴留的护理要点是什么？

（中国人民解放军联勤保障部队第九八三医院　赵向阳）

第九节　心　绞　痛

心绞痛是在弥漫性冠状动脉病变的基础上由于一过性冠状动脉供血不足，使心肌缺血、缺氧所引起的发作性胸骨后疼痛。劳累、情绪激动、饱餐、受寒等常为其发病诱因。

一、心绞痛的分型

1. **稳定型心绞痛**　导致胸部疼痛或者不适最直接的原因就是体力活动、情绪压力、处于极热或极冷的环境中、过多地摄入油腻食物等。

2. **不稳定型心绞痛**　由于血液凝块部分或全部阻塞了冠状动脉，可造成严重的循环阻塞。一些较大的血液凝块可完全阻塞冠状动脉，从而导致心脏病发作。

3. **变异型心绞痛**　冠状动脉痉挛导致冠状动脉收缩，使冠状动脉内腔缩窄，引起心脏供血减缓甚至停止。冠状动脉痉挛的诱因有受凉、情绪压力、吸烟、服用有收缩血管作用的药物等。

二、心绞痛的特点

1. **疼痛性质**　突然发作的胸痛，常呈压榨性、闷胀性或窒息性，也有烧灼感，偶伴濒死感，常迫使发作者停止原有动作。

2. **疼痛部位**　主要位于胸骨后部的中段或上段，其次为心前区，可放射到颈部、咽部、左肩与左臂内侧，直至环指和小指。

3. **发作特点**　疼痛出现后常逐步加重，在 3～5min 内经休息或含服硝酸甘油片剂后逐渐消失，很少超过 15min，但自发性心绞痛疼痛持续时间较长。心绞痛发作时常见心率增快、血压升高、表情焦虑、皮肤发冷或出汗，可有暂时性心尖部收缩期杂音。

4. **诱发因素**　常由劳累、体力劳动、情绪激动、饱食、受寒、阴雨天气、吸烟等诱发。

三、心绞痛发作时的救治

1. **休息**　发作时立刻休息。如在室外发病，可立即蹲下或坐下休息，在室内可卧床休息，最好垫高上身，轻症照护对象经安静休息数分钟后症状可缓解。

2. 止痛、扩冠药物应用　较重的发作，可使用作用较快的硝酸酯类制剂，这类药物除可扩张冠状动脉、降低阻力，增加冠状循环的血流量外，还可通过对周围血管的扩张作用，减少静脉回流心脏的血量，降低心室容量、心腔内压、心排血量和血压，减低心脏前后负荷和心肌的需氧量，从而缓解心绞痛。如硝酸甘油，可用 0.3～0.6mg，舌下含化，使其迅速为唾液所溶解而吸收，1～2min 即开始起作用，有降低血压作用，用药时注意不要过量。

3. 吸氧　吸氧可有效地改善心肌缺血，控制心绞痛。心绞痛频发者，应在家中准备氧气瓶，每次给氧时间一般为 30min。

4. 降低心肌耗氧药物　遵医嘱协助照护对象用药，如美托洛尔（倍他乐克）、呋塞米（速尿）等药物的应用，通过降低心率、心肌收缩力，减少血容量以降低心肌耗氧量。

5. 保持镇定　若发病时，照护对象情绪紧张，恐惧不安，遵医嘱可服用地西泮（安定）2.5mg，并告知照护对象避免精神紧张和情绪激动对疾病恢复有好处。

四、心绞痛的预防措施

1. 饮食指导　老年人在日常饮食中，应严格控制热量的摄入，避免高胆固醇的饮食，少食多餐，不宜过饱，以低盐、低脂饮食为主。大便干结，用力排便，常可致患冠心病的照护对象猝死。照护对象应摄取高膳食纤维食物，如新鲜蔬菜、水果，此类食物既可预防便秘，又可减少心绞痛发作。吸烟可增加心肌耗氧量，诱发心绞痛发作，故应戒烟。饮酒可促进肝合成胆固醇，应加以控制。

2. 合理运动　运动锻炼对面临着患冠状动脉粥样硬化的老年人来说是非常重要的。通过锻炼，人体的肌肉、内脏器官和神经系统的活动加强，血液循环量加大。在锻炼时应注意每次运动时间不应少于 30min，每周不少于 3 次。对于已患冠心病的老年人，在锻炼时根据情况选择适宜的运动形式，如散步、游泳、骑自行车、打门球、跑步等，避免运动过量或劳累过度诱发心绞痛。

3. 减少精神压力　保持情绪稳定，减少精神压力。对焦虑或神经质的老人，应给予精神上的关怀和生活上的照顾，必要时，可建议请临床医生开保健处方或咨询心理医生，以减少老年人的心理压力。

4. 防治诱发病及其他诱发因素　高脂血症、高血压、糖尿病、肥胖症、肾病综合征等与冠心病有着密切关系，因此要预防冠心病的发生和发展，就要积极治疗这些相关疾病。有冠心病的老人必须随身携带急救药物，与老人同住的家属或健康照护师必须知道急救药放置的位置，以便发病时及时救护。同时，在从事一些能够促使老人发生心绞痛的活动，如激烈运动、会餐、情绪激动的场合之前，应指导老人先在舌下含服一片硝酸甘油片以预防心绞痛的发作。

五、保健与照护

（一）生活照护

1. 平时给予低热量、低脂肪、低胆固醇和高纤维的食物，避免饱食，禁烟酒。

2. 要保持情绪稳定，及时解除心理压力。

3. 保持排便通畅，切忌用力排便，以免再次诱发心绞痛。

（二）日常照护

1. 观察药物的不良反应

（1）硝酸酯类药物：不良反应有头晕、头胀痛、头部跳动感、面红、心悸等，偶有血压下降。注意第一次用药时照护对象宜平卧片刻，必要时吸氧。

（2）β受体阻滞剂：应从小剂量开始，停药时逐渐减量。支气管哮喘、心力衰竭、心动过缓者禁用或慎用。

2. 做好心理疏导

患心绞痛的照护对象常有焦虑不安，在发作时更会感到无助与彷徨。对易焦虑、紧张的照护对象，给予或协助其获得心理支持，减轻心理负担，减少心绞痛发作次数，必要时可给予镇静剂。

3. 健康教育

（1）疾病相关知识教育：向照护对象及家属介绍本病的发病诱因、临床类型、发病特点、并发症。指导照护对象保持良好的心态，平时生活要有规律，合理安排工作和休息时间，注意劳逸结合，积极配合治疗。

（2）预防疾病相关知识教育：改变生活方式，协助照护对象合理膳食，控制体重，适当运动，合理安排生活起居，戒烟限酒，改善不良生活习惯，减轻精神压力，积极控制危险因素，调整日常生活与工作。同时避免诱发因素，如过劳、情绪激动、饱餐、寒冷刺激等。指导照护对象遵医嘱服药，不要擅自增减药量，协助其掌握自我监测药物的不良反应的方法，外出时随身携带硝酸甘油以备急需。

（3）指导照护对象进行自我病情监测：教会照护对象及家属在心绞痛发作时的缓解方法，如立即停止当下活动或舌下含服硝酸甘油。如服用硝酸甘油不缓解或心绞痛发作比以往频繁、程度加重、疼痛时间延长，应立即到医院就诊，警惕心肌梗死的发生。不典型心绞痛发作时可能表现为压痛、上腹痛等，为防止误诊，可先按心绞痛发作及时处理。告知照护对象应定期复查心电图、血糖、血脂等。

思考题

1. 心绞痛的特点是什么？
2. 心绞痛发作时应如何救治？
3. 心绞痛老年人的照护要点是什么？

（中国人民解放军联勤保障部队第九八三医院　赵向阳）

第十节　高　血　压

高血压是以体循环动脉压增高为主要表现的临床综合征，一般收缩压≥140mmHg和（或）舒张压≥90mmHg。一般可分为原发性高血压和继发性高血压。绝大多数高血压病因不明，称原发性高血压，亦称高血压病。约5%的高血压是某种疾病的表现，本身有明确而独立的病因，称继发性高血压。

一、发病因素

目前高血压发病原因未完全明确，但有研究表明与下列因素有关。

（一）遗传因素

许多研究表明，高血压有家族遗传倾向。父母有高血压者，其子女患高血压的概率为 45%；而父母血压正常者，其子女患高血压的概率为 39%。特别是原发性高血压有明显的遗传倾向。

（二）年龄、性别

随着年龄的增长，高血压患病率升高。由于年龄增长，动脉血管壁硬化，弹性减弱，导致血压升高。女性绝经期前患病率低于男性，但绝经后患病率增高，高于男性。

（三）高脂血症

由于血液中血脂升高，沉积于动脉内膜上，易引起动脉粥样硬化，从而导致血管壁弹性减弱，血压升高。

（四）高钠盐膳食

人群平均每人每天摄入食盐增加 2g，则收缩压和舒张压分别升高 2.0mmHg 及 1.2mmHg。

（五）精神紧张、疲劳

长期精神刺激、紧张、疲劳、不能得到休息及社会竞争激烈，使人的精神压力增大，或具有争强好胜的性格，使大脑皮质的兴奋性与抑制过程失调，全身小动脉痉挛，外周血管阻力升高，导致血压升高。所以脑力劳动者患病率高于体力劳动者。

（六）体重超重和肥胖

经常吃得过饱、肥胖、嗜酒、大量吸烟，均可使动脉血压升高。

（七）某些疾病

如肾脏疾病等。

二、诊断标准

1. 在安静、清醒的条件下，连续 3 次非同一天测血压。
2. 固定在同一时间、同一手臂测定血压，并做好记录。
3. 收缩压 ≥ 140mmHg 和（或）舒张压 ≥ 90mmHg，为高血压。
4. 既往有高血压史，目前正在用抗高血压药，虽然收缩压和舒张压分别低于 140mmHg、90mmHg，亦应诊断为高血压。
5. 高血压可分为原发性高血压和继发性高血压。

三、临床表现

1. 分级目前采用《1999 年世界卫生组织（WHO）/ 国际高血压学会（ISH）高血压治疗指南》的分类标准，将 18 岁以上成人的血压，按不同水平分类，见表 9-2。
2. 临床表现高血压病程缓慢，一般初患高血压，只有血压超出正常范围，多无明显自觉症状，有些可在精神紧张、情绪波动后出现血压暂时性升高，去除诱因后常恢复正常。平时仅有头晕、四肢无力、神形倦怠、失眠心悸等。随着病情的发展可见神情烦躁、头晕眼花、头痛耳鸣、心悸、面色苍白。严重时，表现为面红耳赤、肢体麻木、头部胀痛剧烈、疲乏无力、恶心呕吐、焦虑烦躁、记忆力减退、注意力不能集中等。随着病程的进展，血压持久升高，会损害心、脑、肾等重要器官，出现相应的并发症。

表 9-2　血压水平的定义和分类（WHO/ISH）

类别	收缩压 /mmHg	舒张压 /mmHg
正常血压	< 120	< 80
正常高值	120 ～ 139	80 ～ 90
高血压	> 139	> 90
1 级高血压（"轻度"）	140 ～ 159	90 ～ 99
2 级高血压（"中度"）	160 ～ 179	100 ～ 109
3 级高血压（"重度"）	≥ 180	≥ 110
单纯收缩期高血压	≥ 140	< 90

四、治疗原则

1. 治疗目的　高血压的治疗不是以降低血压为唯一目标，还要考虑心脏、肾与血管保护等问题。老年人高血压治疗的目的是降低外周血管阻力，提高心排血量，保护肾功能，同时避免晕倒等压力反射和肾上腺素能反应低下的危险。

2. 治疗原则　治疗时提倡个体化，因人而异：要缓慢降压，严密观察疗效与不良反应；重视靶器官保护；重视生活质量；强调非药物治疗；用药时提倡联合用药，力求用最小剂量，可以增强药物疗效，减轻不良反应。有效的治疗必须使血压降至正常范围，目前主张高血压照护对象的收缩压和舒张压应分别降至 140mmHg、90mmHg 以下，对于高血压合并糖尿病或慢性肾病的照护对象，收缩压和舒张压应分别降至 130mmHg、80mmHg 以下。老年收缩期高血压应使收缩压降到 140 ～ 150mmHg，舒张压 < 90mmHg 但不低于 65mmHg。

3. 非药物治疗与药物治疗

（1）非药物治疗：目前已成为轻度高血压治疗的首选方法和高血压治疗的基础方法。主要措施有控制饮食、减肥、控制体重、戒烟限酒、适当运动、保持平和的心态，气功、瑜伽等也有一定的疗效。

（2）药物治疗：重度高血压和原发性高血压照护对象应遵循长期服药的原则。药物治疗应从小剂量开始，逐步递增剂量，达到满意血压水平所需药物的种类和剂量后进行长期降压治疗。应用长效制剂可以减少血压的波动，降低主要心血管事件的发生危险和防止靶器官损害，并提高用药的依从性。联合用药治疗可以增强药物疗效，减少不良反应。目前比较理想的两种降压药物联合治疗方案有利尿药与 β 受体阻滞剂、利尿药与血管紧张素转换酶抑制剂（ACEI）或血管紧张素 II 受体拮抗剂（ARB）、钙通道阻滞剂与 ACEI 或 ARB、二氢吡啶类钙通道阻滞剂与 β 受体阻滞剂。3 种降压药物合理的联合治疗方案除有禁忌证外必须包含利尿药。降压药物和治疗方案选择应个体化。

五、照护保健

（一）保健与照护

1. 坚持长期、系统、合理治疗　发现高血压时不能自己滥用降压药，也不要随意听信偏方乱服药，应与医生密切配合，制订切实可行的治疗方案，并在医生指导下长期服药，不能间断，以免造成血压不稳定。照护对象家中应备有血压表或血压计，坚持每天监测血压 1～2 次，以观察血压变化，并在医生指导下科学调整服药次数和剂量。

2.**体位性低血压预防和处理** 服药的照护对象容易出现体位性低血压，应指导照护对象避免长时间站立，尤其在服药后最初几小时。服药后卧床休息一段时间再下床活动。照护对象起床或改变体位、姿势时动作要缓慢，尤其从卧位变为坐位或站立位时，应使身体逐渐适应变换体位的要求，避免动作过快引起体位性低血压，导致头晕、缺氧等现象。例如：可指导照护对象从平卧位转到坐位并保持 1～2min，再由坐位到站位且保持 1～2min，然后再行走。有的专家建议高血压照护对象做到 3 个 30min（早饭后、晚饭后散步 30min，中午午睡 30min）和 3 个 30s（即夜间起来做到醒后 30s 坐起，坐起 30s 后再将双脚移到床下，双足踏地后停 30s 方可行走），这很值得老年朋友借鉴。一旦发生体位性低血压，应平卧，头低脚高位，以促进下肢血液回流。

3.**病情观察** 注意观察病情变化。若照护对象出现心悸、气短、夜间阵咳、不能平卧等，提示心力衰竭；出现血压急剧升高、剧烈头痛、头晕、恶心、呕吐、烦躁不安、视物模糊、肢体麻木、意识障碍、肢体瘫痪、失语、感觉障碍、抽搐、瞳孔改变等情况，说明出现高血压急症或脑血管意外。出现以上情况时，应立即送入医院抢救。

4.**用药照护** 遵医嘱应用降压药物治疗，测量血压的变化以判断疗效，观察药物不良反应。如：钙拮抗药（钙通道阻滞剂）硝苯地平有头痛、面色潮红、下肢浮肿等不良反应；地尔硫䓬可致负性肌力作用和心动过缓；β 受体阻滞剂可致心动过缓；患冠心病的照护对象不可突然停药，以免诱发心绞痛和心肌梗死；ACEI 可引起刺激性干咳；利尿药可导致离子紊乱。服用相应药物应注意其不良反应。同时强调长期药物治疗的重要性，用降压药物使血压降至理想水平后，应继续服用维持量，以保证血压相对稳定，对无症状者更应强调。不能擅自突然停药，经治疗血压得到满意控制后，可以逐渐减少剂量，不可突然停药，否则可导致血压突然升高。

5.**服药的注意事项**

（1）血压在一天 24h 中不是恒定的，存在着自发性波动。上午 8：00—10：00、下午 3：00—5：00，血压值最高，服用降压药物需要做到时间与血压波动的高峰同步，从而产生最好的降压效果。

（2）一般药物的作用是在服药后半小时出现，2～3h 达到高峰。因此，早上 7：00 和下午 2：00 服降压药效果最佳。可将服药时间进一步简化，起床后即服药，若中午不休息，则在午餐后 1h 左右服药。

（3）夜间睡眠时，血压可大幅下降。高血压照护对象若白天经常忘了服药，而晚上临睡前服用降压药，可能导致血压在夜间降得太低，特别是老年人，容易诱发缺血性脑卒中。对于长效（缓释、控释）制剂，则在上午一次给药即可。

（二）生活照护

1.**合理饮食** 高血压照护对象应选择低脂肪、低胆固醇、低盐、高维生素、高钙、高钾饮食。合理的膳食原则是在限制总热量的前提下保持营养均衡，即糖类（碳水化合物）占总能量的 60%～70%，蛋白质占 10%～15%，脂肪占 20%～25%。多食用蔬菜和水果，补充适量的蛋白质，避免过饱，少食多餐，戒烟限酒及少喝刺激性饮料。

2. 适当运动　运动可以调节心血管的适应调节能力，稳定血压水平。较好的运动方式是低或中等强度的有氧运动，可根据年龄及身体状况选择慢跑、游泳或步行，每周 3～5 次，每次 30～40min。

3. 保持大便通畅　避免大便干燥。因排便用力可使血压升高，所以高血压照护对象应培养每日定时大便的良好习惯。

4. 冬季要保暖　冬季外出注意保暖，防止寒冷诱发血压升高，避免在嘈杂环境中久留。

5. 注意安全　照护对象活动范围内应无障碍物，地面保持干燥，厕所安装扶手；洗澡时，水温不宜过高，以免血压升高，要注意浴室通风；意识不清的照护对象要加床挡，防止坠床；照护对象抽搐时用牙垫置于上、下磨牙之间，防止唇舌咬伤；同时加强皮肤和口腔照护，避免口腔溃疡和压疮的发生。

（三）心理疏导

高血压照护对象有着病程长、见效慢、反复发作的特点，由于长期受疾病的折磨，情绪波动大，身心疲惫，血压恒定性增高，多数照护对象潜藏着焦虑、紧张、恐惧和抑郁心理。因此照护人员要做好心理疏导，安慰鼓励，帮助照护对象调节情绪，变换心境，使之不断振奋精神，与疾病顽强斗争，同时要取得家庭和社会的配合，这样对治疗可取得一定的"正效应"作用。老年照护师对待照护对象应亲切和蔼、耐心周到，避免言行举止生硬而对照护对象产生不良影响。应深入了解照护对象存在的各种思想顾虑，注意他们的思想情绪、精神状态，有针对性地进行心理疏导。向照护对象说明精神因素与本病形成的关系，鼓励他们要心胸开朗、乐观。根据不同的性格特点，提出改变不良性格和习惯的生活方法，指导照护对象训练自我控制的能力，保持良好的心理状态，提高战胜疾病的信心，鼓励照护对象多参加文娱活动，听听音乐，陶冶情操。

（四）健康教育

1. 宣传、普及高血压相关知识　向照护对象和家属宣传高血压的相关知识和危害性，解释引起高血压的生物、心理、社会因素，使他们了解控制血压的重要性和终身治疗的必要性。教会照护对象和家属测量血压的正确方法，每天定时监测血压，作为调整药量和选择用药的依据。指导照护对象调整心态，学会自我心理调节，避免情绪波动，以免诱发血压增高。家属应对照护对象充分理解、宽容和安慰。

2. 保持生活规律　养成有规律的生活方式，有利于血压稳定，因此照护人员应该帮助照护对象制订切实可行的一天生活表，督促他们自觉执行，并能做到以下几点。

（1）作息要定时：早睡早起，生活规律，有利于血压平稳。

（2）活动要规律：活动要定时，活动方式及活动量要适度并相对固定。

（3）睡眠要充足：保持充足的睡眠，有利于高血压的恢复。对失眠的高血压者，可以坚持睡前做气功或打太极拳，使精神松弛，这样有利于入睡。

（4）三餐要节制：做到"食欲有节"。

（5）服药要按时：要按医嘱服药，做到定时规律，长期坚持。

（6）劳逸结合：高血压照护对象应避免过于劳累，体力劳动后应注意充分休息，脑力劳动过多后应注意精神松弛。

（7）测血压时间要固定：按时测量血压，做好记录，观察血压的动态变化。

（8）出差、访友时也需坚持生活规律，及时观察血压变化。

3. 指导照护对象进行自我监测血压　一旦发现血压急剧升高、剧烈头痛、呕吐、大汗、视物模糊、面色及神志改变、肢体运动障碍等症状，立即就医。

思考题

1. 高血压的定义是什么？

2. 血压的分类是什么？

3. 体位性低血压的预防和处理方法是什么？

4. 高血压服药的注意事项是什么？

5. 高血压老年人的照护要点是什么？

（中国人民解放军联勤保障部队第九八三医院　赵向阳）

第十一节　脑　卒　中

脑卒中是一种突然发病的脑血液循环障碍性疾病，又称脑血管意外、中风。各种诱发因素引起脑内动脉狭窄、闭塞或破裂，造成急性脑血液循环障碍，临床上表现为一过性或永久性脑功能障碍的症状和体征，脑卒中以脑部缺血及脑部出血性损伤为主要临床表现。临床可分为两种：

出血性脑卒中——脑出血、蛛网膜下腔出血。由于动脉破裂出血而损伤脑组织的某一部分。

缺血性脑卒中——脑梗死、脑血栓形成。脑血管阻塞导致脑组织缺血性坏死。

一、脑卒中的因素

1. 高脂血症：血液黏度过高、动脉粥样硬化。

2. 高血压、脑动脉的损害、感染动脉炎性病变、脑血管畸形、动脉瘤、外伤性脑血管病变。

3. 心脏病：心内膜炎、风湿性心脏病、二尖瓣狭窄、心房纤颤等。

4. 糖尿病。

5. 肥胖体型。

6. 饮食不节、暴饮暴食、饮酒不当、吸烟等不良的生活方式。

7. 生气、激动、劳累过度、运动过量、天气寒冷。

8. 大便干结、用力屏气。

9. 看电视时间过久、体位的突然改变、用脑不当。

10. 降压药服用不当，血压控制不理想。

11. 抗凝药用量过大。

二、临床表现

（一）脑栓塞

1. 各种栓子随血流进入颅内动脉，使血管腔急性闭塞，引起相应供血区域和脑组织缺血、坏死及脑功能障碍。

2. 常见的栓子来源有风湿性心脏病、感染性心内膜炎、赘生物脱落及二尖瓣狭窄伴心房纤维性颤动时附壁血栓脱落等。另一来源是颈部动脉系统的血栓脱落。

3. 脑栓塞起病突然，常在数秒内神经功能缺失，一侧的面肌、舌肌和上肢瘫痪，常伴有运动性失语症或混合性失语症。

（二）脑出血

1. 出血性脑卒中常见于 50～79 岁的中老年人群，男性的患病率高于女性。

2. 多数有高血压病史。

3. 多在清醒和活动时发病，以情绪波动、使劲用力为诱发因素。

4. 突然起病，几分钟至数小时达高峰，个别病程在 24～48h 内缓慢发展。

5. 轻者头痛、头晕、肢体无力，逐渐出现意识障碍；出血严重者发生头痛、喷射性呕吐，在短时间内进入昏迷状态。

6. 典型的症状为"三偏"，即病灶对侧偏瘫、偏身感觉障碍和偏盲。

7. 言语障碍，出现构音困难。不能够理解，即出现接受困难；不能够说话，即出现表达困难。

8. 意识改变。混淆不清，判断能力差；混沌不解，几乎没有判断能力；昏迷不醒，丧失判断能力。

三、后遗症表现

1. 偏瘫。

2. 一侧肢体肌力减退、活动困难或完全不能活动。

3. 失语或言语含糊不清。

4. 吞咽障碍。

5. 自我照顾能力降低。

四、日常照护

1. 安排健康合理的生活方式，摄入充足水分、营养，低糖、低脂、低盐饮食，禁烟酒，摄入足够的多纤维果蔬，以防便秘。

2. 及时掌握老年人的心理状况和情绪变化，针对早期发现的问题，及时给予心理疏导。

3. 留有后遗症的老年人生活不能自理，易产生焦虑、恐惧情绪，表现为急躁、易怒、悲伤，甚至拒绝治疗，要多沟通、多交流，让老年人树立战胜疾病的信心。

4. 有规律地协助老年人翻身和移动，鼓励老年人自理，协助老年人如厕。

5. 在进食时要注意观察老年人是否有流涎，食物咀嚼、吞咽有无障碍，等等。

6. 坚持按时服用降压药，控制血压的波动，避免出现后遗症并预防复发。

7. 在突发残疾之后 1～2 个月尽快进行康复训练，目的是使肢体功能在康复期间能够尽快恢复。

8. 在医生的指导下协助照护对象循序渐进地进行康复治疗、康复训练，防止肌肉萎缩、关节挛缩和变形、足下垂等继发性障碍的出现。在进行康复训练的同时，采用针灸、中成药配合等综合治疗。

五、康复训练

脑血管病致残率约为 86.5%。脑卒中致残后严重影响照护对象的日常生活和工作,同时也给家庭和社会带来了沉重的负担,故积极地早期诊断、早期治疗、早期护理干预,特别是急性期及时对症处理,可大大降低死亡率和致残率。多数研究显示,康复训练对本病的治疗有明显疗效,可提高各种后遗症的恢复率和 10 年存活率。

(一)急性期的康复训练

发病后数日内应以临床抢救为主,提倡要早期介入康复措施,采取的主要方法是体位治疗和被动运动,即定时变换体位,保持良肢位(抗痉挛体位)和维持关节活动范围。这是防止肌肉痉挛和关节挛缩的重要措施,并且早期正确的肢体摆放可抑制偏瘫的异常运动模式,防止后遗症的出现,为进一步的功能训练做准备。

(二)恢复期的康复训练

一般在脑卒中发病后 1 ~ 3 周(脑出血为 2 ~ 3 周,脑血栓为 1 周左右),照护对象生命体征平稳后可进行功能训练。

1.运动障碍的康复训练　运动训练须按运动发育规律从头学起,按翻身→坐→坐位平衡→站立→站立平衡→步行的顺序进行训练。

(1)床上训练:早期训练照护对象在床上翻身、左右移动、伸髋练习等。并应用各种方法恢复或提高肌张力,诱发肢体的主动运动,如刺激瘫肢关节、肌肉、采取位相性牵张反射来引发主动运动。同时嘱照护对象注视受训肢体,体会运动觉,并随老年照护师手法和指令做瘫肢"意念运动"。

(2)肢体被动运动:遵循先健侧后患侧、从肢体近侧到远侧的原则,动作缓慢柔和,患侧活动范围参照健侧,不能只运动患侧、不运动健侧。同时应鼓励照护对象充分利用健侧肢体做力所能及的事,如梳头、洗脸、进食等,以维持健肢功能,促进患肢康复。在脑卒中肢体运动功能障碍恢复中,早期主要依靠被动运动,老年照护师对照护对象施加合适的关节活动度,可以直接改变韧带轴向应力与应变关系,达到抗挛缩的目的。

(3)坐位及坐位平衡训练:病情平稳后应尽早进行坐位训练,为顺利过渡到直立位打好基础。先从半坐位开始,逐渐加大角度,延长时间和增加次数。能达到平稳端坐后,训练照护对象从健侧卧位床边自主坐起,双小腿垂于床沿,双足踏地或踏于小凳上,随后进行坐位平衡训练。训练过程中动作变换要缓慢,防止引发直立性低血压。床上坐位时,患侧上肢要经常采取肩关节外展,肘、腕、指伸展的抗痉挛模式。床上最佳坐位是髋关节屈曲近于直角,脊柱伸展。背后放枕头支持,以达到直立坐位。

(4)站立训练:老年照护师与照护对象面对面站立,护理人员双足固定照护对象的足部,用膝关节顶住照护对象的膝关节,双手放在照护对象的肩部,肘部将照护对象的上肢抵在自己的腰部,协助照护对象前移重心,当双肩前移超过双足时伸膝,从而完成起立动作。起立时尽量让患侧负重,站位时不能有膝过伸。

(5)步行训练:如先在原地做患腿前后摆动、踏步、屈膝、伸髋练习,然后扶持步行或平行杠内步行,再快速步行到徒手步行。在步行训练时注意纠正画圈步态。

(6)辅助步行训练:使用矫形支具辅助步行时要注意支具松紧度,观察皮肤有无红肿、破溃等。

（7）训练次数：视病情和照护对象的耐受力而定，一般每天 1～2 次，每次 30～45min（自主活动不计在内）。运动疗法对脑卒中的康复效果明显，医护人员及家属应充分调动照护对象的运动意念，促使遭到损害的运动传导通路重新建立起来。

2. **感知觉障碍的训练** 对于脑卒中康复，现代康复理念是康复训练不仅针对运动控制，还须包括感知觉训练。作业训练可以训练与作业相关的体感及视觉空间感觉，扩大感知范围，引起注意及反应能力，控制肌力，使运动协调。

（1）浅感觉训练。给照护对象不同质地、不同形状的物品，让照护对象闭眼触摸鉴别。

（2）深感觉训练。早期进行良肢位训练，患肢负重，手法挤压以及本体感觉神经肌肉促通技术训练，使中枢神经系统和外周肌腱、关节感受器收到输入信号；视觉生物反馈训练，站于镜前训练，使关节位置感觉通过视觉的监督得到补充；平衡觉训练，如坐摇椅，然后直立，练习直立反应及保护性反应；放置练习，将患肢放在一定的位置，反复训练，直到照护对象自己能完成这一动作。

3. **语言功能障碍的训练** 加强日常言语的训练，鼓励照护对象开口讲话。失语者可先从单音节开始，逐渐过渡到多音节发音的训练，先练习单词的语音，再读复杂词组，最后到简单句子的练习，由此循序渐进，直到发音准确，可进行简单对话。与失语严重并伴有认识障碍的照护对象交谈时，要配合手势、实物或图片，以促进照护对象理解。

（三）后遗症期的康复训练

康复训练主要有：继续进行维持性康复训练；根据照护对象的功能情况，进行必要的辅助器具（如手杖、轮椅等）的使用训练；当照护对象恢复很差或不可恢复时，训练健手功能代偿作用；对家庭及环境做必要的改造，以使照护对象适应家庭生活。

六、脑血管疾病的三级预防

脑血管疾病的死亡率和致残率很高，又缺乏特别有效的治疗方法，所以关键在于预防。

1. **一级预防** 指发病前的预防。对于脑血管疾病危险因素的人群，进行早期干预是最关键的预防。

（1）积极治疗相关疾病：如高血压、冠心病、糖尿病、高脂血症等。

（2）利用各种途径宣传防治脑血管疾病的常识：改变不良的生活方式，去除可能的危险因素，如肥胖、情绪过度激动、暴饮暴食、高脂高盐饮食、吸烟、酗酒、活动减少等。

2. **二级预防** 在一级预防的基础上，对短暂性脑缺血发作早期诊断、早期治疗，合理使用抗血小板聚集药等药物，防止发展成脑卒中。

3. **三级预防** 对已出现脑卒中的患者实施早期干预，积极进行治疗、康复训练。防止并发症，减轻残疾程度，提高患者的生活自理能力。

思考题

1. 脑卒中恢复期的康复训练的最佳时机是什么？

2. 脑血管疾病的三级预防内容有哪些？

（中国人民解放军联勤保障部队第九八三医院　赵向阳）

第十二节　心 力 衰 竭

心力衰竭是指由不同原因引起的心肌机械收缩力减弱、心室舒张功能不全、心脏各部舒缩活动失调、心脏前后负荷过重或异常，引起心功能失代偿，即使在有足够静脉回流的情况下，由于心脏泵血功能减退，其排血量不足以满足机体组织代谢需要，同时伴有运动耐量减低所产生的临床病理生理综合征。较新观念认为心功能不全可以分为无症状与有症状两个阶段。

心力衰竭的分类方法有几种：按其发生的急缓可分为急性心力衰竭和慢性心力衰竭，以慢性心力衰竭较为多见；按其发生的部位可分为左心衰竭、右心衰竭和全心衰竭；按其性质又可分为收缩性心力衰竭和舒张性心力衰竭。

一、发病原因

各种原因导致心肌收缩力降低或心脏负荷过重均可引起心力衰竭。

老年人常见的心力衰竭诱因：

1. 感染性疾病，其中以呼吸道感染占首位，而老年女性照护对象泌尿道感染也为常见诱因。

2. 过度体力劳动或情绪波动。

3. 心律失常，尤其是快速心律失常，如室上性心动过速、心房颤动、心房扑动等，缓慢性心律失常也不少见，如病态窦房结综合征、高度房室传导阻滞等。

4. 血容量增加，输液、输血及钠盐摄入过多。

5. 原有心脏病变加重，冠状动脉供血不足，冠状动脉狭窄和血栓形成，引起心肌缺血。

6. 并发其他疾病，如严重的出血、贫血和甲状腺功能亢进。

7. 电解质紊乱和酸碱平衡失调。

8. 洋地黄类药物应用不当，洋地黄治疗中断、用量不足或过量。

9. 抑制心肌收缩力药物的影响，如 β 受体阻滞剂、某些抗心律失常药。

10. 乳头肌功能失调、腱索断裂。

二、临床表现

心力衰竭的主要表现为劳力性呼吸困难，即在做较重的体力活动时发生，休息后缓解。随着疾病的发展，照护对象在做轻微体力活动时也可出现呼吸困难，病情严重时还可出现夜间阵发性呼吸困难，不能平卧，咳白色泡沫痰或咳粉红色泡沫痰。慢性心衰者还可表现为食欲缺乏、恶心、呕吐、腹痛、腹胀等，还可出现下肢水肿，常为午后或夜间出现，休息后可消失。严重心衰者卧床时水肿可发生在腰骶部和臀部。

（1）左心衰竭为肺循环淤血。临床表现为急性肺水肿，呈端坐呼吸、咳嗽、咳粉红色泡沫痰、口唇及指甲床明显发绀。

（2）右心衰竭为体循环淤血。临床表现为肝大，颈静脉怒张，双下肢有凹陷性水肿，严重时可出现胸腔积液、腹水及全身水肿。

（3）临床上为了评价心力衰竭的程度与疗效，纽约心脏病协会（NYHA）将心功能分为四级。

　　Ⅰ级：体力活动不受限制，日常活动不引起过度乏力、呼吸困难和心悸。

　　Ⅱ级：体力活动轻度受限，休息时无症状，日常活动即引起乏力、呼吸困难和心悸。

　　Ⅲ级：体力活动明显受限，休息时无症状，轻于日常的活动即可引起上述症状。

　　Ⅳ级：体力活动完全受限，不能从事任何体力活动，休息时也有症状，稍有体力活动即加重。

三、治疗原则

　　心力衰竭的治疗原则是控制和治疗原发疾病，预防和消除心衰的诱发因素，减轻症状，提高活动耐力，延缓病情的发展。如控制高血压、治疗冠心病和糖尿病等，预防呼吸道感染及运用强心利尿药物进行治疗。

四、日常照护与护理

（一）自我监护

　　老年心力衰竭的照护对象要学会自我监护，要了解自己的心功能情况，如有无心慌、咳嗽，是否存在劳累后的呼吸困难（特别要注意夜间发生的呼吸困难），是否在睡觉中突然憋醒。要注意体重的变化，注意下肢（尤其是足踝部）有无水肿，体重增加而没有出现水肿也可能是心力衰竭的早期表现。

（二）日常照护

　　心力衰竭的照护对象应从合理安排休息与活动、饮食及药物配合方面加强日常照护。

　　1.要根据自己的心功能情况安排休息与活动，可做一些轻体力劳动，如扫地、择菜等，以不出现心慌、气喘为原则。病情较重者，除日常生活要有专人照料外，还应注意长期卧床带来的不良后果，如肺炎、静脉血栓、体位性低血压。卧床还可引起食欲缺乏、大便干燥等。所以在心功能逐渐改善的过程中，应早期下床活动并根据自己的体力恢复情况增加活动量，以不加重心力衰竭症状为原则。

　　2.饮食应以清淡、易消化、富含纤维素的食物为主，避免饱餐，特别注意晚饭不要吃得过饱。要限制含盐高的食物，如咸菜、腌鱼、腌肉及苏打饼干等，可用糖、醋、胡椒、葱、姜等调味品来改善食欲。

　　3.治疗心力衰竭的药物主要是洋地黄和利尿药，服用洋地黄类药物时，必须按医师要求服用，不可随意增加和减少药量或者停药。服用前要数脉搏，如脉搏不少于 60 次 /min 或出现恶心、呕吐、厌食，看东西为黄绿色时应立即停药。

　　4.当服用利尿药后尿量增多时，可多吃红枣、橘子、香蕉、韭菜等含钾高的食物。如出现困倦、四肢肌肉无力及腹胀、恶心等低钾的表现时，应提醒被照护对象及时找医师给予补钾的药物。

（三）生活调整

　　要建立有规律的生活习惯，保证充足的睡眠时间，每天做一些轻体力活动和体育锻炼，这样可增强体质，提高抗病能力。平时要保持情绪稳定，避免焦虑和紧张，防止脾气急躁和发怒，避免一切过度劳累的体力活动。要戒烟酒，防治便秘。

（四）家庭用药

家庭用药原则是要严格遵循医嘱用药。在临床上治疗心力衰竭，主要用地高辛和呋塞米（速尿）。地高辛的药理作用是通过增强心肌的收缩力，减慢心率而治疗心力衰竭。呋塞米的作用是通过抑制肾小管对钠的重吸收作用，增加水和人体内电解质的排泄而产生强效的利尿作用，从而减轻淤血，减少静脉血液回流。具体用法为地高辛口服，每次 0.125～0.25mg，每日 1 次。呋塞米口服，每次 20mg，每日 3 次。地高辛的副作用有胃肠道反应，如食欲缺乏、恶心、呕吐，还有心律不齐及头痛、失眠、看东西出现黄绿色等。呋塞米的副作用主要是大剂量使用时利尿作用增强，可发生低钾血症。

（五）健康指导

慢性心力衰竭通常不能治愈，患者可能要一生服药。重要的是患者要知道症状会随着时间的推移变得越来越严重，因此不能太疲劳，必须按照医嘱服药，改变生活方式。

1. 疾病知识指导　指导照护对象积极治疗原发病，防止心力衰竭反复发生。避免心力衰竭的诱因，注意防寒保暖，避免去人多的公共场所；避免过度劳累、情绪激动，防治便秘；避免钠盐摄取过多，不暴饮暴食。

2. 日常活动指导　指导照护对象合理安排活动与休息，避免重体力劳动和剧烈运动，活动量以不出现心悸、气急为原则。在心功能恢复后可从事轻体力劳动或工作，并循序渐进地进行运动锻炼，如打太极拳、散步等，以提高活动耐力。避免耗氧量大的活动，如擦地、蹬梯、快走等。

3. 饮食指导　饮食要富有营养，高蛋白、高维生素、低热量、清淡易消化，少量多餐，避免食用刺激性食物，特别要限制盐的摄入和戒烟酒。

4. 自我检测的指导　告知照护对象本病的常见症状和病情变化的表现，教会照护对象及家属观察呼吸、水肿及尿量的变化，一旦发现有呼吸困难、水肿、尿少、厌食、饱胀、心慌、乏力等应及时就诊。

5. 用药指导　指导照护对象严格遵医嘱用药，教会照护对象自我监测疗效及毒性作用，尤其服用洋地黄类药物时应教会照护对象自我监测脉搏，使用排钾利尿药者要告知多食富含钾的食品、水果。

6. 随访　定期门诊随访。

思考题

1. 左心衰竭的临床表现有哪些？
2. 右心衰竭的临床表现有哪些？
3. 请阐述心功能的分级。
4. 请简述心力衰竭患者的健康指导。

（中国人民解放军联勤保障部队第九八三医院　赵向阳）

第十三节　慢性肾衰竭

各种慢性肾疾病的晚期常常表现为慢性肾衰竭，慢性肾衰竭是各种慢性肾疾病持续发展的结果。如慢性肾炎经过若干年的发展，由于肾功能缓慢进行性减退，最终就会发展为慢性肾衰竭。此时，各种毒素留存于体内，不能排出体外，机体出现水、电解质紊乱，酸碱平衡失调以及全身各系统症状。

慢性肾衰竭的发病原因有很多，老年人最常见的有两类：一类是原发性肾疾病没有治愈，慢慢迁延发展，经过很长时间后，肾被破坏，肾功能出现衰竭；另一类是由其他老年常见病引起，如高血压、糖尿病，这些疾病在发病初期在人体不会有太大的病变表现，但肾是最主要的一个受侵犯的靶器官，经过长时间病变的破坏，肾组织出现问题，最终导致肾衰竭。

一、发病原因

1. 原发性肾疾病　如慢性肾小球肾炎、急进性肾小球肾炎、慢性肾盂肾炎、慢性肾小管间质性肾炎、多囊肾、遗传性肾炎等。其中慢性肾小球肾炎是最为常见的病因，其次是慢性肾盂肾炎。

2. 继发性肾疾病　如糖尿病肾病、高血压肾小球动脉硬化、系统性红斑狼疮、各种药物和重金属所致的肾病。

3. 尿路梗阻性肾病　如尿路结石、前列腺肥大等。

二、临床表现

无论是哪种原因引起的肾衰竭，发展到最后都会出现尿毒症的表现，临床检查肌酐和尿素氮大幅度增高，到晚期照护对象出现显著的各系统临床表现。

（一）消化系统表现

食欲缺乏是常见的最早期表现。常表现为恶心、呕吐、腹胀、腹泻、舌和口腔黏膜溃疡，口气难闻，常有尿臭味。由于胃肠黏膜存在溃疡，照护对象也可能发生消化道出血，表现为呕血或大便颜色变黑。

（二）心血管系统表现

1. 高血压　大多数患者都存在不同程度的高血压，主要是由于水肿，水分潴留在体内，循环血量增加所致。高血压可能会引起其他器官的病变，如左心室扩大、心力衰竭、动脉硬化等，这些又会加重肾脏的损伤。

2. 心力衰竭　常与高血压有关，是常见的死亡原因之一。临床表现为尿量减少、水肿、心率加快、呼吸困难、颈静脉怒张、肝大等。

3. 动脉粥样硬化　慢性肾衰竭照护对象常有血脂增高，这会加速动脉粥样硬化发展。

（三）血液系统表现

1. 贫血　尿毒症患者常有贫血，主要原因是肾生成的 EPO（促红细胞生成素）减少，这种激素可以刺激红细胞的生成，所以它的减少会造成人体贫血。

2. 出血倾向　常表现为皮下出血，如瘀点、瘀斑，还会有鼻出血，患者常常只受轻微碰撞甚至无外力作用就会鼻腔出血，而且会出血不止，凝血时间延长。

3. 白细胞异常　部分患者有白细胞减少的症状，容易发生感染。

（四）呼吸系统表现

可出现支气管炎、肺炎等，酸中毒时呼吸加深加长。

（五）皮肤症状

皮肤瘙痒，且有时难以忍受。面部肤色常较深并萎黄，有轻度水肿感。

（六）肾性骨营养不良症

会出现纤维性骨炎、骨质疏松症，老年人患骨质疏松后，常常并发骨折，不易康复，从而导致长期卧床不起，这也是比较常见的情况。

（七）内分泌失调

由于肾功能减退甚至衰竭，使胰岛素的作用时间延长，影响胰岛素在肾的降解和代谢，导致老年人出现低血糖，表现为眩晕、恶心、心悸、饥饿感等。

（八）代谢失调

由于基础代谢率常下降，导致患者体温常过低，有些老年人可低至 35.5℃。这时，如果患者的体温为 37.5℃，对于其本人来说可能就不是正常的体温而是较严重的感染，这点是必须注意的。

（九）并发感染

慢性肾衰竭的患者，其机体免疫功能下降、抵抗力降低，常常会发生感染，最常见的是肺部感染和尿路感染，常会引发败血症，这是肾衰竭照护对象的主要死因之一。

三、治疗原则

1. 治疗原发疾病（如高血压、糖尿病等），同时要纠正加重肾衰竭的因素（如水、电解质紊乱，感染，尿路梗阻，等等），以防止肾功能进一步恶化，促使肾功能有不同程度的恢复。

2. 饮食治疗对于慢性肾衰竭的患者来说是非常重要的。

3. 对症治疗，如降血压，调节水钠平衡，对症处理各系统症状。

4. 慢性肾衰竭发展到最后，患者都要接受透析治疗，包括血液透析和腹膜透析。

四、日常照护

（一）饮食护理

在慢性肾衰竭照护对象使用药物治疗前，改变一些不利于肾功能的生活习惯是极其重要的。饮食疗法很重要，其重要性不仅与药物疗效相当，有时甚至超过药物的功效。

1. 限制蛋白质的摄入　是慢性肾衰竭最关键的治疗方法。蛋白质作为人体生命活动的三大营养物质之一，其作用非常重要，但体内的蛋白质如果超过肾的排泄量就会损伤肾功能。即使是正常肾，如果摄入过量的蛋白质也会损伤肾功能。而在肾功能衰竭的情况下，摄入正常数量的蛋白质也会造成肾的沉重负担。

为了尽可能避免肾功能的损伤，应该遵守限制蛋白质的饮食疗法。根据患者的肾功能，也就是肾小球滤过率（GFR）来调整蛋白质的摄入量。当 GFR < 50mL/min 时，就应该开始限制蛋白质的摄入，并且要求饮食中 60% 以上的蛋白质是富含必需氨基酸的蛋白质（即高生物价优质蛋白质），如鸡蛋、牛奶、瘦肉等。根据 GFR 的值来调整蛋白质摄入，一般浮动在每天每千克体重 0.3 ～ 1g。尽量减少摄入植物蛋白，如花生、豆类及其制品，因其含较多的非必需氨基酸。米、面中所含的植物蛋白也要设法去除，如部分采用麦淀粉做主食。另外要注意的是，因伤感而食欲下降，或者因情绪紧张而不愿吃饭，机体所需热量不足时，

如果不以蛋白质作为热量来源，就会出现营养失调。所以，要严格限制蛋白质摄入，应该在医师的指导和观察下进行，并不是蛋白质摄入得越少越好。

2. 热量的供给　供给充足的热量，以减少体内蛋白质的消耗。每日供给热量 125.5kJ（30 kcal/kg），主要由糖类和脂肪供给。为摄入足够的热量，可食用植物油和食糖，如感到饥饿，可吃芋头、马铃薯、苹果、马蹄粉等。在日常饮食方面，照护对象还应多吃一些富含维生素 C、维生素 B 和叶酸的食物。

3. 限盐饮食　限制食盐是控制血压的有效办法之一，特别是对于慢性肾衰竭并发高血压的人而言。要根据每位照护对象的具体情况来决定如何限制食盐摄入量，一般情况下每天的食盐摄入量应控制在 3 ～ 5g。

4. 电解质紊乱的观察　密切观察高钾血症的征象，观察是否存在脉搏不规律、肌无力、心电图改变等。患者有高钾血症时，应限制含钾高的食物的摄入，如白菜、萝卜、梨、桃、葡萄、西瓜等。预防高血钾还应积极预防感染，及时纠正代谢性酸中毒。

5. 增进食欲　适当增加活动量，尽量使食物色、香、味俱全，有良好的感官性状，进食前最好能休息片刻，提供整洁、舒适的进食环境，少量多餐。

（二）水肿的照护

每日测量体重，准确记录出入量，包括服药时的饮水量。密切观察照护对象是否存在液体量过多的临床表现和体征，如短期内体重迅速增加、出现水肿或水肿加重、血压升高、意识改变、心率加快等，必要时可进行透析治疗。

（三）活动与休息

首先应该观察照护对象对活动的耐受情况，如活动时有无疲劳感、呼吸困难、头晕，并注意活动后心率、血压改变的情况。慢性肾衰晚期的照护对象，应卧床休息，避免过度劳累，家属及老年照护师应尽量为其提供安静的休息环境。

（四）对透析患者的照护

慢性肾衰竭患者到了晚期，为了维持生命，一般都接受透析治疗。透析治疗可以分为血液透析和腹膜透析两种。

1. 血液透析　简称血透、人工肾，是最常见的血液净化方法之一，主要利用弥散对流作用来清除血液中的毒性物质。老年照护师要特别注意血管瘘的照护。瘘管是为了进行血透而在患者一侧肢体上人工形成的一条血液通路，每次透析都要应用，所以它是血液透析护理的重点。

（1）老年照护师要知道不在造口侧肢体测血压。

（2）指导照护对象预防血栓形成，如睡眠时不要压迫术侧肢体，术侧肢体不穿过紧衣服，不用术侧上肢提重物等。

（3）协助照护对象观察有无感染，如有感染的临床表现和体征时立即就医，其感染征象为在通路部位有触痛、发热、红肿、渗出液等。

（4）指导照护对象任何时候都要保持通路敷料清洁和干燥，洗澡时不要弄湿敷料，只能盆浴或擦澡，不要淋浴及游泳。

2. 腹膜透析　简称腹透，是透析疗法中最早使用的方法。是向患者的腹腔内输入透析液，利用腹膜作为透析膜，使体内潴留的水、电解质与代谢废物经超滤和渗透作用进入腹腔，而透析液中的某些物质经毛细血管进入血液循环，以补充体内的需要，如此反复更换透析液，以达到清除体内代谢产物和多余水分的目的。

腹膜透析具有设备简单、安全易行、经济方便、对机体的内环境影响较小等特点，患有糖尿病、高血压、心脏病等疾病的老年患者特别适合进行腹膜透析。

进行腹膜透析时，照护的重点是仔细观察有无并发症的出现，其中最常见的就是腹膜炎。发生腹膜炎后，首先会出现持续性腹痛，同时伴有透析液浑浊，少数人伴有恶心、呕吐，多数人有发热、寒战。

为了预防和减少腹膜透析时腹膜炎的发生，应注意以下几个方面：

（1）由于腹膜透析可以由照护对象自己在家中进行，难免会出现不按规程做的情况，因此必须向照护对象解释清楚操作规程的重要性，在更换液体时要严格按照操作规程，不可有任何疏忽，以减少并发症的出现。

（2）尽量避免在透析液袋里加入药物，如果必须加药，要在严格的无菌条件下进行。

（3）注意导管出口处的清洁护理。导管是直接连接腹腔的管道，如果清洁做得不好，细菌可以从导管口直接进入腹腔，导致感染的发生。

（4）注意个人卫生，经常洗澡，更换衣裤；洗澡时要注意防止导管口进水，应洗淋浴，绝不能洗盆浴。

（5）一旦发现出口处皮肤发红、疼痛和有分泌物，要马上积极处理，如：立即将腹腔液体引流出来，将引流液袋送医院化验及培养；更换外接管，先行服用口服抗生素，如先锋霉素等进行治疗。

（6）经常锻炼身体，增强机体的抵抗力，预防感冒。

（7）防止便秘，不吃生冷及不洁饮食，预防肠道感染。

（五）健康指导

1. 生活上应注意劳逸结合，避免劳累和重体力活动。严格遵从饮食治疗的原则，注意水钠限制和蛋白质的合理摄入。

2. 注意个人卫生，保持口腔、皮肤及会阴部的清洁，皮肤瘙痒时避免用力搔抓。

3. 注意保暖，避免受凉，出现上呼吸道感染时及时就诊。

4. 严格遵医嘱用药，避免使用肾毒性较大的药物，如氨基糖苷类抗生素等。

5. 慢性肾衰竭的照护对象应注意保护血管，尽量保留前臂、肘等部位的大静脉，以备血液透析治疗。已进行血液透析者应注意保护好动 - 静脉瘘管，腹膜透析者要保护好腹膜透析管道。

6. 做好病情观察，准确记录每天的尿量、血压、体重。定期复查肾功能、血清电解质等。

7. 注重心理调适，保持良好的心态，培养积极的应对能力。

（六）慢性肾衰竭患者的饮食误区

1. "不吃盐，少饮水"。慢性肾衰竭患者是否严格控制水、盐的摄入，应视情况由医生确定。过度恐盐、恐水是没有必要的。

2. "素食可减轻肾负担"。大多数植物也含有蛋白质，素食并不能减轻肾负担。

3. "饥饿疗法可保护肾"。由于主食和动物蛋白受到过分限制，慢性肾衰竭患者往往营养不良，容易合并感染，导致肾功能恶化。

4. "多喝骨头汤能补钙强身"。慢性肾衰竭患者常表现为低钙高磷。骨头汤中含有较多的磷，喝骨头汤不但不能改善钙缺乏，而且会由于血磷升高而加速肾功能损害。

思考题

1. 慢性肾衰竭的发病原因是什么？
2. 慢性肾衰竭患者的健康指导有哪些？

（中国人民解放军联勤保障部队第九八三医院　赵向阳）

第十四节　糖　尿　病

糖尿病是由遗传和环境因素共同作用而引起的一组以糖代谢紊乱为主要表现的临床综合征。老年人糖尿病是指 60 岁以后发病或青年、中年发病而延续到老年的糖尿病。临床表现以慢性高血糖为特征。最严重的急性并发症是糖尿病酮症酸中毒、糖尿病非酮症高渗性昏迷或乳酸性酸中毒。长期糖尿病可引起多个系统器官的损害，引起功能缺陷甚至衰竭，成为致残或致死的主要原因。因此，糖尿病及其并发症的康复治疗与照护是非常重要的。

一、发病原因

糖尿病的病因和发病机制复杂，至今尚未完全阐明。目前公认糖尿病不是唯一病因所致的单一疾病，而是符合病因的综合征，是遗传、自身免疫及环境因素共同参与的结果。与以下因素有关。

1. **遗传因素**　资料显示对 6 351 例患糖尿病的照护对象进行调查，其中 24.5% 有阳性家族史，还有调查发现，单卵双生子常可同时或先后发病，提示遗传因素在糖尿病的病因中占重要地位。

2. **饮食习惯**　饮食习惯与糖尿病的发病也有一定的关系。摄入能量超标、少动、肥胖与之关系密切。

3. **环境因素**　流行病学研究表明，肥胖、高热量饮食、体力活动不足及增龄是 2 型糖尿病最主要的环境因素。高血压、高血脂、糖耐量减低、空腹血糖受损也将增加糖尿病的患病风险。

4. **应激因素**　皮肤化脓性感染、泌尿系感染、肺结核、心肌梗死、脑卒中、创伤、麻醉、外科手术甚至精神创伤或长期精神紧张等应激因素，在糖尿病遗传因素存在的条件下，都是糖尿病常见的诱发因素。

二、糖尿病的分型（表 9-3）

表 9-3　糖尿病的分型

鉴别要点	1 型糖尿病	2 型糖尿病
发病年龄	• 儿童 • 青少年 • 也可发生在任何年龄阶段	• 中、老年人
发病比例	10%	95%

续表

鉴别要点	1 型糖尿病	2 型糖尿病
病因	• 胰岛素依赖型 • 胰腺内胰岛素分泌缺乏或衰竭 • 自身免疫力缺陷 • 自身不能合成和分泌胰岛素 • 血清中存在多种自身抗体 • 遗传缺陷	• 非胰岛素依赖型 • 基因遗传性疾病 • 胰岛素不够敏感，即胰岛素抵抗 • 体重超重或肥胖 • 家族遗传史
症状	• 起病急 • "三多一少"表现明显 • 易患各种感染病 • 晚期微血管病变 • 视网膜病变及肾功能损害 • 中断胰岛素治疗可诱发酮症酸中毒	• 起病缓慢、隐匿 • 部分在健康检查或检查其他疾病时发现 • 进展性疾病
治疗	• 必须依赖胰岛素	• 不需要依赖胰岛素 • 多数可以通过饮食控制 • 适量的体育运动 • 使用口服降糖药物控制血糖

三、糖尿病的临床表现

糖尿病由于胰岛素绝对或相对不足，摄入的葡萄糖不能完全利用，出现以高血糖为主的一系列代谢紊乱。典型临床表现为多尿、多饮、多食、消瘦，称之为"三多一少"表现。常伴有乏力、女性外阴瘙痒等症状。

1. 多尿　因血糖经肾小球滤出而不能完全被肾小管再吸收，形成渗透性利尿。排糖越多，尿量越多。每天尿量可达 3 000 ～ 6 000mL。

2. 多饮　由于多尿，水分丢失过多，发生体内（主要是细胞内）脱水，因而产生口腔干燥，甚至舌红而痛。排尿越多越口渴，饮水也越多。

3. 多食　由于葡萄糖不能完全被机体利用而从尿中排出，致使机体常处于"半饥饿"状态，能量缺乏而引起食欲亢进。

4. 乏力　人体不能正常利用葡萄糖和有效地释放出能量，同时组织失水，电解质代谢失衡，因而感到全身乏力，精神萎靡。

5. 消瘦　机体不能充分利用葡萄糖，使脂肪、蛋白质合成减少，分解增加，消耗过多，人体逐渐消瘦、体重减轻。

70% 老年糖尿病照护对象的典型症状不明显，甚至毫无表现，主要是因为：老年人肾糖阈升高，多尿不明显；渴感随年龄增长而受损，多饮也不明显。更多照护对象的典型症状可能被其他疾病掩盖，只在常规体检或因其他疾病检查时发现有糖尿病。有的老人可因并发症突出而就诊。因此，老年人每年做 1 次健康体检是很有必要的。

四、糖尿病的并发症

1. 急性并发症

（1）糖尿病非酮症高渗性昏迷。

（2）药物性低血糖。

（3）由于不当治疗、肾功能下降导致的糖尿病乳酸性酸中毒及昏迷。

（4）糖尿病酮症酸中毒。

2. 慢性并发症

（1）大血管病变。包括心血管疾病病变。糖尿病性心脏病的特点为典型的心绞痛，心肌梗死多为无痛性和顽固性心力衰竭、缺血性或出血性脑血管病。肢体外周动脉硬化，常以下肢动脉病变为主，表现为下肢疼痛、感觉异常和间歇性跛行，严重供血不足时可致肢体坏疽。

（2）微血管病变。主要表现在视网膜、肾、神经、心肌组织，其中尤以糖尿病肾和视网膜病变为代表。

（3）肾病变。出现间断性蛋白尿，表现为持续性蛋白尿、低蛋白血症、水肿、氮质血症和肾衰竭。如果血糖经常超过 28mmol/L（504mg/dL），则提示有永久性或暂时性肾损害。

（4）糖尿病视网膜病变：主要表现为进行性的视力下降。除视网膜病变外，糖尿病还可引起白内障、青光眼、屈光改变、虹膜睫状体病变等。

（5）神经病变：病变部位以周围神经最为常见，通常为对称性，下肢较上肢严重，病情进展缓慢。

（6）皮肤及其他部位的病变：皮肤小动脉病变所致供血不足可引起局部皮肤发绀或缺血性溃疡，溃疡表浅、疼痛，多见于足部。

糖尿病的慢性并发症一般在患糖尿病 5 年之后开始出现，其发生的早晚和严重程度与血糖、血脂、血压等控制好坏有直接关系。

五、糖尿病的治疗与康复照护

目前，糖尿病治疗包括饮食疗法、运动疗法、药物疗法、糖尿病监测及糖尿病宣教等综合疗法。治疗康复目标：

（1）缓解高血糖、高血脂等代谢紊乱所引起的各种病症，血糖、血脂降至正常或接近正常水平，体重恢复或接近正常水平并保持稳定。

（2）不发生感染，发生时能被及时发现及处理。

（3）尽可能不发生慢性并发症，发生时能及时发现并处理。

（4）让照护对象掌握糖尿病的防治知识、必要的自我监测技能和自我保健能力，积极配合治疗，减少致残率和病死率。

（5）改善糖尿病照护对象的生活质量，让他们享受并保持健康的心理状态。

（一）饮食疗法

1. 严格限制总热量　根据照护对象的标准体重、生理条件、劳动强度估计每天所需的总热量。对正常体重的照护对象，热量应维持或低于理想体重；肥胖者应限制总热量

（＜ 5 020kJ/ 天）以减肥，使体重逐渐下降至正常标准 ±5% 的范围。孕妇、乳母及消瘦者，应适当提高热量摄入，热量可增加 10% ～ 20%。

2. **合理搭配三大营养素** 糖类（碳水化合物）应占总热量的 50% ～ 60%，主张食用粗制米、面和一定量杂粮，忌食葡萄糖、蔗糖等食品；蛋白质含量约占总热量的 15% ～ 20%，以肉、蛋、乳、豆等优质蛋白质为主；脂肪应占 25% ～ 30%，宜用不饱和脂肪酸，限制饱和脂肪酸的摄入。

3. **选择合适的食物种类** 饮食包括谷类、肉蛋类、奶类及蔬菜类四类基本食物；重视对食物纤维的摄入，如玉米、南瓜、米糠、麸皮等，以降低餐后血糖；注意适量的维生素及微量元素供给，如锌、铬、锰等能调节机体生理功能，改善胰岛素的抵抗；适量进食水果，减少酒和盐的摄入。

4. **合理分配三餐** 一般早、中、晚三餐热量的分配以 1/5、2/5、2/5 为宜，并可根据生活习惯、用药情况及病情控制情况做必要的调整。

（二）运动疗法

运动可增加呼吸，改善心血管功能和体内新陈代谢，纠正血糖、血脂代谢紊乱，预防和减少糖尿病的慢性并发症，减少糖尿病的致残率。

1. **适应证** 2 型糖尿病的肥胖和超重者，糖尿病早期轻度糖耐量异常者和有微量蛋白尿，无眼底出血的照护对象，无酮症酸中毒的 1 型糖尿病照护对象。

2. **禁忌证** 有严重器质性并发症而导致功能损害，空腹血糖＞ 13.9mmol/L、酮症酸中毒，合并急性感染的照护对象。

（三）药物治疗糖尿病

药物治疗有口服降血糖药物、中药和胰岛素三类，由健康照护师遵医嘱协助照护对象完成。

（四）并发症的照护

1. **眼睛的照护** 在确诊糖尿病后应全面检查眼底，以后每年复查 1 次，已有视网膜病变者，应每 3 ～ 6 个月检查 1 次；视力低下、行动不便者，应于生活上照顾，外出时应有人带领，以免发生意外，鼓励照护对象积极配合治疗。

2. **心功能的照护** 控制钠盐的摄入；监测心率、血压、心电图，并做好记录；保持情绪稳定，避免诱发高血压；避免迅速改变体位，以免直立性低血压的发生。

3. **肾功能的照护** 根据肾功能的评估结果，制订肾功能的康复运动方式，对透析治疗的照护对象，应正确指导其运动及日常生活活动，以提高其生存质量；在医生指导下系统地进行降压治疗；限制饮食中蛋白质的摄入量，应给予优质的低蛋白饮食；预防皮肤感染。

4. **神经病变的照护**

（1）周围神经病变。可进行局部按摩，以改善血液循环，防止软组织粘连，延缓肌肉萎缩；采用热敷疗法，以消除炎症，改善局部血液循环，缓解疼痛。对糖尿病足照护对象应做好足部照护：①每天检查足部，及早发现足部的异常，若发现水疱、皲裂、鸡眼等，应及时处理。②每天用 37 ～ 38℃的温水浸泡，浸泡时间不应多于 5min，之后用柔软、吸水性强的毛巾将脚擦干。③注意不要赤脚走路，鞋要宽松、大小合适，并注意鞋的密闭性及透气性，最好是软皮面、厚胶底的防滑鞋，袜子应选择柔软、平整的棉质袜。④定时修剪趾甲，趾甲不宜过短，以免损伤甲沟而引起感染。⑤经常观察足部皮肤的色泽及温度，以及足背动脉，及时发现足部缺血情况。⑥戒烟酒，以免引起血管收缩，减少足部血供。⑦禁用碘酒、石炭酸等刺激性药物。

（2）自主神经病变。对便秘者可采取：①遵医嘱用盐水灌肠，清除粪块，解除梗阻。②调节饮食，使用含纤维素较多的食物，以利于保持大便通畅。③在照护对象身体允许的条件下适量运动，以利于肠蠕动加快。④遵医嘱应用低、中频电疗法和刺激穴位，帮助肠蠕动恢复。

5. 糖尿病的监测　监测是糖尿病康复的保证，通过对糖尿病照护对象的血糖、尿糖、糖化血红蛋白、血压、体重等指标的监测，可以及时把握病情变化，并及早采取措施，调整治疗方案，保持理想的控制状态，防治急性并发症。糖尿病控制目标如表9-4所示。

表 9-4　糖尿病控制目标

项目	理想值	良好值	较差值
空腹血糖 / (mmol·L^{-1})	4.4～6.1	≤7.0	>7.0
餐后 2h 血糖 / (mmol·L^{-1})	4.4～8.0	≤10.0	>10.0
糖化血红蛋白 /%	<6.2	6.2～8.0	>8.0
空腹血总胆固醇 / (mmol·L^{-1})	<4.5	4.5～5.0	≥6.0
空腹血三酰甘油 / (mmol·L^{-1})	<1.5	1.5～2.2	≥2.2
高密度脂蛋白胆固醇 / (mmol·L^{-1})	>1.1	0.9～1.1	<0.9
低密度脂蛋白胆固醇 / (mmol·L^{-1})	<2.5	2.5～4.4	≥4.5

六、康复训练方法

运动疗法：

1. 原则　运动处方必须体现个体化，应循序渐进，从轻度运动开始，逐渐增加强度；要持之以恒，不可中断；开始尽量在医生的监护下实施，然后逐渐过渡到在自我监护下完成；要定期评估，调整运动方案，并与饮食治疗、药物治疗相配合。

2. 种类　常用的动态运动有快步走、慢跑、骑车、游泳、爬山、健身操、太极拳等。此外也可选择静态运动，如用训练器训练肌力、肌肉耐力等，日常生活中上楼不坐电梯、近距离不坐车等。

3. 强度　适应糖尿病照护对象的运动靶强度相当于 70%～80% 的最大心率。最大心率可以通过运动心电图试验获得，如果无条件做运动心电图试验，可选用以下公式计算：运动靶心率 = 安静心率 + 安静心率 ×（50%～70%）。不同年龄的照护对象靶心率不同。运动后休息 5min 再测量心率，以此测量运动强度。若心率大于靶心率，表明运动强度稍大；若心率小于靶心率，表明运动强度不够。

4. 时间　通常开始运动时以 10min 为宜，以后可逐步延长至 30～40min，其中可穿插必要的间隙时间。

5. 注意事项　运动前应做一次全面的体格检查，以便制订合理的方案；运动实施前后进行必要的准备活动和放松运动，以免发生心脑血管意外或肌肉、骨关节损伤；运动量要适中，不能过于疲劳，以免加重病情；运动应在餐后进行，并避开胰岛素的高峰时间；运动时随身带一些糖果、饼干等，一旦有低血糖感觉，应立即进食；如运动过程中感到头昏、胸闷、心慌，应停止运动，并及时测量血压、血糖或尿糖。

七、健康指导

目的是通过教育把防治知识教给照护对象，充分发挥其主观能动性，积极配合治疗，长期自觉执行康复治疗方案。这对有效预防和控制并发症的发生及发展，获得较好的生活质量具有重要意义。健康教育包括以下内容。

（1）宣教糖尿病的基础知识。

（2）饮食疗法的指导。包括饮食治疗的重要性、具体措施及适宜吃的和不适宜吃的食物。

（3）运动疗法的指导。包括运动治疗的意义、方法、注意事项。

（4）口服降糖药物介绍，如种类、适应证、作用、服用方法、不良反应。

（5）胰岛素的种类、使用方法、不良反应及相应处理措施、自我注射技术指导。

（6）血糖监测仪使用方法及尿糖监测方法的指导。

（7）自我监测及记录。包括每天饮食、体力活动、精神状态、胰岛素注射，以及血糖、尿糖、尿酮的检查结果。

（8）介绍如何进行皮肤照护、足部照护以及应激情况的处理。

（9）心理照护。指导照护对象正确认识疾病，树立战胜疾病的信心。

八、糖尿病的相关知识链接

（一）11 月 14 日是世界糖尿病日

（二）糖尿病的家族遗传性

双胞胎中一个患了 1 型糖尿病，另一个有 40% 的机会患上此病；但如果是患了 2 型糖尿病，则另一个就有 70% 的机会患上 2 型糖尿病。

（三）水果含糖量知多少

（1）含糖量在 4% ～ 7% 的水果：西瓜、草莓、樱桃等。

（2）含糖量在 8% ～ 13% 的水果：梨、橙子、柚子、猕猴桃、苹果、桃、柠檬、杏、李子、菠萝、鲜柿子、鲜葡萄等。

（3）含糖量在 14% ～ 19% 的水果：荔枝、桂圆、香蕉、杨梅、石榴、火龙果等。

（4）含糖量在 20% ～ 30% 的水果：甘蔗、鲜山楂、鲜枣、海棠等。

（5）含糖量在 70% ～ 80% 的水果：蜜枣、葡萄干等。

（四）糖尿病照护对象吃水果的注意事项

（1）血糖稳定、空腹血糖在 7.8mmol/L 以下、餐后 2h 血糖在 10mmol/L 以下以及糖化血红蛋白在 7.5% 以下者，可以在医师指导下选用含糖量低的水果。

（2）糖尿病照护对象每天只能吃 1 次水果，时间最好是选择在两顿正餐之间。

（3）如果血糖忽高忽低，则不宜吃水果。

（4）吃水果后，尽量减少主食的摄入。

思考题

1. 糖尿病的临床表现是什么？
2. 糖尿病的健康指导是什么？
3. 糖尿病照护对象吃水果的注意事项。

（中国人民解放军联勤保障部队第九八三医院　田丽颖）

第十五节　肝　硬　化

肝硬化是一种常见的由不同病因引起的肝脏慢性、进行性、弥漫性病变，是在肝细胞广泛变性和坏死基础上产生肝纤维组织弥漫性增生，并形成再生结节和假小叶，导致正常肝小叶结构和血管解剖的破坏。病变逐渐进展，晚期出现肝衰竭、门静脉高压和多种并发症。

一、按病因分类

引起肝硬化的原因很多，在国内以乙型病毒性肝炎所致的肝硬化最为常见。在国外，特别是北美、西欧则以酒精中毒所致最多见。

（1）病毒性肝炎。乙型与丙型、丁型病毒性肝炎可以发展成肝硬化。急性或亚急性肝炎如有大量肝细胞坏死和纤维化可以直接演变为肝硬化，但更重要的演变方式是经过慢性肝炎的阶段。病毒的持续存在是演变为肝硬化的主要原因。从病毒性肝炎发展至肝硬化的病程，可短至数月，也可长达 20～30 年。乙型和丙型肝炎的重叠感染常可加速肝硬化的发展。

（2）慢性酒精中毒。在欧美国家，酒精性肝硬化约占全部肝硬化的 50%～90%，我国近年来有上升趋势，占同期住院肝硬化总数的 10% 左右。其发病机制主要是酒精中间代谢产物乙醛对肝脏的直接损害，形成脂肪肝、酒精性肝炎，严重时发展为酒精性肝硬化。一般而言，每天摄入乙醇 50g，持续 10 年以上者 8%～15% 可导致肝硬化。

（3）非酒精性脂肪性肝炎也是较为常见的肝硬化前期病变。病因有代谢异常综合征、空回肠分流术、药物、全胃肠外营养、营养不良等。

（4）化学毒物或药物。长期服用某些药物（如双醋酚酊、甲基多巴、四环素等），或长期反复接触某些化学毒物（如磷、砷、四氯化碳等），均可引起中毒性肝炎，最后演变为肝硬化。

（5）长期的胆汁淤积，包括原发性和继发性。

（6）遗传和代谢疾病由遗传性和代谢性疾病的肝病变逐渐发展而成的肝硬化，称为代谢性肝硬化。

（7）肝脏淤血。慢性充血性心力衰竭、慢性缩窄性心包炎、各种病因引起的肝静脉阻塞综合征和肝小静脉闭塞病，均可使肝内长期淤血、缺氧而导致肝小叶中心区肝细胞坏死。由心脏病引起的肝硬化称为心源性肝硬化。

（8）免疫紊乱。自身免疫性慢性肝炎最终可发展为肝硬化。根据照护对象体内循环抗体的不同，可分为Ⅰ型（狼疮样）、Ⅱa 型和Ⅱb 型。

（9）隐源性。所谓隐源性肝硬化不是一种特殊的类型，而是由于病史不详，组织病理辨认困难，缺乏特异性的诊断标准等原因所致，未能查出病因的肝硬化占 5% ～ 10%。其他可能的病因包括营养不良、血吸虫病、肉芽肿性肝损、感染等。

二、临床表现

在我国，本病的照护对象以 20 ～ 50 岁男性多见，青壮年的发病多与病毒性肝炎有关。肝硬化的起病和病程一般缓慢，可能隐伏数年至十数年之久（平均 3 ～ 5 年）。起病时无症状，病情逐渐发展，到后期出现两大类主要症状，即肝功能衰退和门静脉高压症。此时可出现黄疸、腹水、消化道出血和肝性脑病等并发症。临床分类也以是否出现上述表现将肝硬化划分为代偿期肝硬化和失代偿期肝硬化。

（一）代偿期肝硬化

无上述临床表现。无症状者占 30% ～ 40%，常在体格检查或因其他疾病行剖腹术时，甚至尸体解剖时才被发现。其他一部分照护对象症状无特异性，如低热、乏力、恶心、体重减轻、白细胞及血小板低下，部分慢性肝炎患者行肝活检时诊断出此病。

（二）失代偿期肝硬化

1. 一般症状　包括食欲减退、乏力和体重减轻。其中食欲减退常伴恶心呕吐，多由于胃肠淤阻性充血、胃肠道分泌与吸收功能紊乱所致。腹水形成、消化道出血和肝衰竭更会加重此症。进食、吸收消化功能障碍会引起体重减轻。有时由于腹水和水肿，体重减轻并不明显，但可见照护对象有明显的肌肉萎缩。

2. 腹水　照护对象主诉腹胀，少量腹水常由超声或 CT 诊断，中等以上腹水在临床检查时可发现，后者常伴下肢水肿。5% ～ 10% 的腹水者可出现肝性胸腔积液，见于右侧，但也有双侧甚至为左侧胸腔积液者。这与胸腔负压导致腹水经过膈肌缺损处进入胸腔有关。偶尔当腹水形成率等于其进入胸腔的速率时，照护对象可仅有胸腔积液而无腹水。

3. 黄疸　巩膜皮肤黄染、尿色深、胆红素尿，常由于肝细胞排泌胆红素功能衰竭，是严重肝功能不全的表现。引起黄疸的其他因素还有以下几点。

（1）溶血：以非结合胆红素升高为主。

（2）肝肾综合征：胆红素在肾排出受阻，以结合胆红素升高为主。

（3）细菌感染（自发性腹膜炎、尿路感染）：导致胆汁淤积，以结合胆红素升高为主。如短期内出现深度黄疸，酒精性肝硬化者要考虑合并酒精性肝炎；其他照护对象应排除合并急性病毒性肝炎、胆总管结石和肿瘤引起的胆管梗阻。

4. 发热　常为持续性低热，体温 38 ～ 38.5℃，除在酒精性肝硬化照护对象中要考虑酒精性肝炎外，其余均应鉴别发热是由于肝硬化本身，还是由细菌感染引起。

5. 贫血与出血倾向　由于上述原因，照护对象可有不同程度的贫血，黏膜、指甲苍白或指甲呈匙状，并有头昏、乏力等表现。凝血功能障碍可导致照护对象有出血倾向，常出现牙龈、鼻腔出血，皮肤和黏膜有瘀点、瘀斑和新鲜出血点。

6. 女性化和性功能减退　前者表现为男性乳房发育、蜘蛛痣、肝掌和体毛分布改变。这是由于外周组织雄激素转化为雌激素加快所致。性功能减退表现为阳痿（男性）、闭经（女性）和不育。

7. 腹部检查　除腹水外尚可见腹壁静脉和胸壁静脉显露及怒张。脾一般为中度增大，有时为巨脾。肝早期增大、晚期缩小，坚硬，表面呈结节状，一般无压痛。胆汁淤积和静脉回流障碍引起的肝硬化仍有肝增大。

三、并发症

1. **消化道出血**　这是最常见的并发症，起病急，通常突然出现呕血、黑粪。出血原因多为食道 - 胃底静脉曲张破裂，少数可为并发急性胃黏膜糜烂或消化性溃疡引起。可导致出血性休克或诱发肝性脑病，病死率高。

2. **肝性脑病**　是本病最严重的并发症，也是最常见的死亡原因。

3. **感染**　因肝硬化照护对象抵抗力低下、门静脉侧支循环开放等原因，常易并发细菌性感染，如肺炎、胆道感染、败血症和自发性腹膜炎等，严重时可导致死亡。

4. **肝肾综合征**　失代偿期肝硬化出现大量腹水时，由于有效循环血量不足及肾内血液重新分布等原因，可发生功能性肾衰竭，其特征为自发性少尿或无尿、氮质血症、稀释性低钠血症和低尿钠，但肾脏却无重要病理改变。

5. **原发性肝癌**　如照护对象短期内出现肝迅速增大、持续性肝区疼痛、肝表面发现肿块或腹水增加且呈血性等情况，应考虑并发原发性肝癌。

6. **电解质和酸碱平衡紊乱**　低钠、低钾、低氯血症和代谢性碱中毒等都是肝硬化照护对象常见的问题。与长期低钠饮食、大量利尿和大量放腹水等有关。

四、治疗原则

肝硬化的治疗应该是综合性的。首先针对病因进行治疗，如酒精性肝硬化者必须戒酒，代偿期乙型及丙型肝炎肝硬化者可抗病毒治疗。晚期则主要针对并发症进行治疗。

五、肝硬化的照护

1. **观察病情**

（1）生命体征的观察。

（2）全身营养状况，皮肤和黏膜有无黄染等。

（3）有无大量腹水所致的症状，如腹部膨隆、呼吸困难、心悸。

（4）有无上消化道出血、肝性脑病、肝肾综合征等并发症的发生。

（5）心理状况。

2. **照护措施**

（1）病情较轻者，应适当减少活动，注意劳逸结合。病情较重者，应以卧床休息为主。大量腹水者，应取半坐卧位，做好基础照护。

（2）对有腹水的照护对象，应遵医嘱记录 24h 出入液量，定时测量腹围与体重。

（3）对有水肿的照护对象，应加强皮肤照护，防止发生破损、感染和褥疮。

（4）发生突然的大量呕血和黑便，是上消化道出血的表现，应使照护对象保持安静，积极协助医生急救处理，并按上消化道出血照护对象的照护要点执行。

（5）对于并发肝性脑病者，按肝性脑病照护对象的照护要点执行。

（6）对于并发肝肾综合征者，应密切观察病情变化，记录尿量。

（7）按医嘱给予高热量、高蛋白、高维生素、易消化的软食。忌食坚硬、粗糙、含有骨刺等的食物。血氨偏高者，应限制或禁食蛋白质。有腹水和水肿者，应进低盐或无盐饮食并限制饮水量。

（8）健康照护师必要时协助医生行腹腔穿刺放液，术毕应缚紧腹带并记录腹水的量、性质与颜色。

（9）给予照护对象精神上的安慰和支持，鼓励他们保持愉快心情，积极配合治疗与照护，安心休养。

六、健康指导

（1）有病毒性肝炎者应及时进行治疗。

（2）向照护对象及家属介绍饮食治疗的食物和进食的注意事项，并叮嘱照护对象戒除饮酒嗜好。

（3）根据病情合理安排休息和活动，保证充足睡眠，避免劳累等。

（4）注意保暖，避免受凉，防止感染，如肺炎、胆道感染等。

（5）及时复诊、就诊。告知照护对象定期复查的意义，熟知各种并发症的诱因及表现，遵医嘱用药，发现有精神异常症状或呕血、黑便的相关症状时应及时就诊。

思考题

1. 肝硬化的临床表现有哪些？

2. 肝硬化有哪些并发症？

3. 肝硬化老年人的照护要点是什么？

（深圳市宝安区人民医院　邹伟清）

第十六节　老年痴呆

老年痴呆是由病程缓慢的进行性大脑疾病所致的综合征。其特征是多种高级皮质功能紊乱，涉及记忆、思维、定向、理解、计算、判断、言语和学习能力等多个方面。记忆损害（尤其是近期记忆损害）是老年痴呆最常见的初期症状。老年痴呆严重时可影响老人的生活自理能力，给老人和家庭带来沉重负担。由于很多患老年痴呆的照护对象认知功能受损，因此对他们的照护工作存在一定的难度。

一、老年痴呆的分类

老年痴呆根据其病因主要分为脑变性疾病引起的痴呆（阿尔茨海默病）、脑血管病引起的血管性痴呆、混合性痴呆三大类。

（一）阿尔茨海默病

阿尔茨海默病，是一种进行性发展的致死性神经退行性疾病，临床表现为认知和记忆功能不断恶化，日常生活能力进行性减退，并有各种神经精神症状和行为障碍。阿尔茨海默病是威胁老人健康的"四大杀手"之一。我国 65 岁以上的老人患病率高达 6.6%，年龄每增加 5 岁，患病率增长 1 倍，3 位 85 岁以上的老人中就有一位患有阿尔茨海默病。

（二）血管性痴呆

血管性痴呆是指由于脑血管病变引起，以痴呆为主要临床表现的疾病，既往称为多发脑梗死性痴呆，包括高血压性脑血管病。痴呆可发生于多次短暂性脑缺血发作或连续的急性脑血管意外之后，个别人也可发生在一次严重脑卒中后。梗死灶一般较小，但效应可累加，一般在晚年起病。

（三）混合性痴呆

混合性痴呆是指同时患有阿尔茨海默病和血管性痴呆，照护对象同时具备上述两种痴呆的特点。脑 CT 或磁共振检查显示，患者既有大脑弥漫性萎缩，也有多发性脑梗死病灶。

二、临床表现

1. 记忆障碍　记忆力下降是老年痴呆最早的表现，开始受影响的是近期记忆，特别是数字、物品名、人名，或忘记自己刚讲过的话，同样的话反复说几遍，物品离手即忘。随着疾病的加重，远期记忆也发生障碍，对自己亲身经历的事情不能回忆或胡言乱语，用虚构弥补自己记忆中的空白。记忆障碍最严重时，不知道自己的年龄、姓名，不认识自己的亲人，甚至连镜子和照片中的自己也不认识。

2. 计算能力障碍　心算和手算都发生困难。早期时计算速度变慢，复杂计算不能完成。逐渐出现计算错误，甚至连简单的加减计算也无法进行，最后完全丧失数的概念。

3. 定向能力障碍　对时间、地点、人物的识别发生障碍。不知道今天是何年何月何日，不能识别物品放置的位置，外出迷路，在家中找不到自己的房间和床，不会使用常用的物品和工具等。

4. 性格和行为的改变　逐渐出现孤僻、固执、抑郁、冷漠、焦虑、多疑、急躁易怒、脾气古怪等，与以前判若两人，甚至出现妄想、错觉、幻觉等。有时突然狂躁、哭闹、毁坏物品、伤人等。行为幼稚笨拙，常进行无效劳动，不讲卫生，在别人面前不忌讳做异常动作，如随地大小便、玩弄粪便等。有的表现为动作行为少，终日发愣，动作迟缓，步态不稳，最后甚至卧床不起、大小便失禁、生活不能自理。

5. 语言交流障碍　早期词汇量减少，讲话时因找不到合适的词语而突然中断，难以进行正常的语言交流。语言重复，词不达意，自言自语，答非所问，对语言的听、读、写均发生障碍，最终缄默失语。

6. 理解力和判断力下降　对事物不能正确理解，分不清主次，对琐事纠缠不休，而大事则被忽略，工作能力下降，无法完成原来熟悉的工作。日常生活中，对新情况的理解和反应能力下降，导致判断力下降，参与意识下降。

三、并发症

（1）饮食过度或不足，引起胃肠道不适、出血，甚至穿孔。

（2）水、电解质紊乱。

（3）因吞咽困难，易并发吸入性肺炎或窒息。

（4）长期卧床者易发生褥疮、便秘或血栓、栓塞性疾病。

（5）外伤或骨折。

（6）大小便失控，易导致泌尿系感染。

四、治疗

目前对老年痴呆的治疗仍缺乏特效药物，主要是在发病后针对不同病情及早选用溶栓、抗凝、改善脑循环、促进脑代谢、抗自由基等的药物和其他综合措施，使脑缺血、缺氧性损害减少到最低限度，减少痴呆的发生和减轻痴呆的严重度。

1. **药物治疗**

（1）银杏制剂：能调节血管张力，改善血液循环，抑制脂质过氧化反应，改善认知功能障碍，减轻神经症状。

（2）喜德镇：即双氢麦角碱或氢化麦角碱。它是美国食品药品监督管理局（FDA）确认的唯一有效的用于治疗老年性认知功能障碍的脑代谢增强药物。

（3）都可喜：其主要作用为提高动脉的血氧含量，增加大脑的有氧代谢，改善脑代谢、脑循环和减轻组织水肿。

（4）脑通：即麦角溴烟酯，对原发性痴呆和血管性痴呆有一定的疗效。

（5）脑复康：主要成分为吡拉西坦。主要作用是促进大脑对氨基酸和磷脂的吸收及大脑蛋白质的合成，具有保护、修复、激活脑细胞的功能，能促进思维，并提高大脑对葡萄糖的利用和对能量的储存，降低脑血管阻力，增加脑血流量，延迟因缺氧而引起的脑电位改变，达到保护和恢复大脑功能的作用。

（6）三乐喜：又名茴拉西坦，能增加去甲肾上腺素、5-羟色胺等神经递质的更新，延缓大脑活力衰退，增强学习和记忆过程。

（7）双益平：主要成分是石杉碱甲，易透过血脑屏障。对脑内的乙酰胆碱酶具有强效的抑制作用，能明显提高脑内的乙酰胆碱水平，作用可持续 6h 以上，因而有明显促进学习记忆的作用，能提高照护对象的记忆功能。

（8）甲氯芬酯（氯酯醒）：其主要作用有清除细胞中的脂褐素，抗衰老；激活脑干网状结构功能，促进苏醒；增加脑血流量，促进脑代谢；等等。

（9）派可致（盐酸他克林）：可延缓乙酰胆碱的降解，从而提高脑内乙酰胆碱水平，改善老年痴呆脑功能障碍症状，延缓病程的进展。

2. **心理治疗** 健康照护师必须拥有加倍的耐心和热情，用通俗易懂的语言反复指导，用一片赤诚之心去开启痴呆者迟钝麻木的心灵。争取照护对象的合作和理解，避免情绪激动、波动或忧郁，鼓励照护对象振奋精神，树立信心，心情愉快，安度晚年。

五、照护

（一）基本原则

1. **循序渐进** 应尽量保持照护对象生活环境中的各种事物恒定不变，必须改变时要采取缓慢渐进的方式。痴呆照护对象学习新事物的能力很差，生活环境的改变会使其不知所措，加速自理能力的下降。但现实生活中难免会有变化，健康照护师可使这种变化变慢变小，并反复教导和训练照护对象适应新环境。

2. **简单划一** 训练痴呆照护对象做事应简单明了，使程序和步骤尽量减少。不要试图训练照护对象去完成复杂的工作，如做饭、使用洗衣机等，这样会加重其挫败感，引起不必要的情绪反应。

3.适度帮助　照护痴呆照护对象并不等于替他办一切事情，那将会使其生活能力迅速下降。应鼓励照护对象做力所能及的所有事情，同时给予必要的帮助和指导。痴呆照护对象在做自己最熟悉的事情时，也可能遇到困难而产生挫折感，进而退缩回避，并最终丧失做事的能力，所以给予适度而恰当的帮助是非常必要的。

4.耐心指导　由于痴呆照护对象的理解力、记忆力减退，在接受指导时大多反应较慢，或因遗忘照护者的要求而停滞不动。健康照护师要不急不躁，多给照护对象一些时间，心平气和地反复指导方能取得更好的效果。

5.个体化　对痴呆照护对象的照护应根据个人病情特点和轻重程度，制定相应的计划和措施，并随着病情的变化而变化。此外，照护对象的家属应参与照护计划和措施的制定，并积极提供有关照护对象的个人信息和对计划的修改意见。

（二）照护措施

1.自我照顾能力缺乏的照护对象

（1）建立固定的生活日程：日常生活应稳定、简单、明了，如墙上悬挂醒目的时钟、日历、作息时间表和活动日程表。

（2）提供熟悉的生活环境：让照护对象使用自己熟悉的日常用品（如毛巾、洗漱用具、茶杯等），不要经常更换；照护对象的居室、病室都应有明显的标志物，且标志物应选用照护对象最熟悉的东西；尽可能由同一位健康照护师照顾照护对象，让照护对象感觉周围有熟悉和可以亲近的人。

（3）建立安全的环境及设施：尽可能除去所有的门槛，防止照护对象绊倒；在走廊两侧加设扶手；门把附近的墙上设扶手，增加照护对象开、关门的安全性；活动时用拐杖或轮椅等，避免跌倒摔伤；厕所、浴室设扶手，使用坐式马桶，适当升高马桶高度，使照护对象能安全如厕。

（4）加强漫游走失照护对象的看护：痴呆照护对象由于智力障碍、环境不熟悉、疲倦、紧张、意识障碍等原因，常会出现迷路走失、夜间漫游的行为，而后者主要与照护对象在黑暗环境下丧失空间定位能力有关。应给照护对象带上身份地址牌，并注意门窗安全，防止照护对象外出走失或发生意外。要及时了解照护对象的情绪需求，而不应强制和约束照护对象。

（5）加强日常生活的照顾：痴呆照护对象有拒食、贪食、随手乱抓东西吃的情况。由于照护对象的进食直接影响照护对象的身体健康，所以应照顾照护对象定时进餐，选择有营养、易消化的食物，而且要根据照护对象的喜好安排食谱，以免引起拒食。喂饭时速度要慢，以便照护对象能够充分咀嚼食物。若照护对象有大小便失禁，往往易引起继发感染和皮肤病等并发症，健康照护师应定时提醒照护对象如厕，重新训练大小便习惯，并及时清理被污染的衣物和被褥。

（6）加强肢体功能的锻炼：有些痴呆照护对象表现为肢体运动障碍，健康照护师应尽量帮助其积极锻炼并恢复肢体功能。包括指导照护对象掌握各种活动技能，增强其执行随意动作的能力，如为了减少手部震颤，训练照护对象用手逐一将硬币投入储蓄罐中；指导照护对象做关节运动，如温水浴、按摩等，可以缓解肌肉僵硬和关节挛缩；让照护对象保持正确的姿势，预防肢体畸形等。

2.人际沟通障碍的照护对象

（1）与照护对象谈话时，首先应让其思想集中，减少外来干扰因素，如关闭电视、收音机，重复呼唤照护对象的名字，轻拍其肩膀，走进照护对象的视线内等。

（2）当照护对象听不懂时，应冷静、温柔，讲述语言要尽量简单、缓慢，不要一次给予太多的指示，可多次重复，或给予一些简单易懂的手势动作等肢体语言加以说明。

（3）对不能精神识别者，即照护对象不能凭感觉辨识物体，可让照护对象练习将物品名称与影像结合起来，如指着某一种物品或图画，清晰地说出其名称"手""杯子"，并要求照护对象复述。

（4）指导家属与照护对象沟通时，应提醒家属注意与照护对象的视线接触、倾听的姿势，并主动猜测和询问照护对象的需要。照护对象试图主动参与沟通时，应给予鼓励和支持，并给照护对象表达的机会，同时应仔细倾听，尽力理解，留给照护对象充分的时间回答问题，以减少其挫败感。

（5）当照护对象有严重语言障碍时，应给予有意义的语言刺激。

（6）增加人际交往的机会：不能认为照护对象智能发生障碍而忽略他的存在，应更加主动地关心其身心健康。和谐温暖的人际氛围有助于痴呆照护对象的康复。教会家属及时了解照护对象的需要和情绪变化，对怀有无助感甚至敌意的照护对象应给予更多的关怀和支持。积极帮助照护对象寻找其感兴趣的活动，如听音乐、看书读报等。病情轻者应增加与外界接触的机会，可与亲友一起外出旅游，这样可使照护对象精神振奋，有效减少和疏导不良情绪，提高照护对象的自信与自尊。

3. 情感和行为异常的照护对象

（1）针对焦虑、抑郁、淡漠的痴呆照护对象：应保证居室安静，增加照明度；室内摆放照护对象喜欢的物品，放一些轻松的音乐；向照护对象说一些关爱的语言，建立信赖的护患关系；耐心倾听照护对象的叙述，不强迫照护对象做不情愿的事情；安排有趣的活动并鼓励照护对象参加。

（2）针对妄想的痴呆照护对象：不管他们能接受多少，都应做正面的抚慰保证，而不能与之争辩；还可转移其注意力，因照护对象有记忆障碍，一旦注意力转移，就不会再纠缠于原有的妄想之中；照护对象若有自杀或攻击行为，应予以特殊管制和采取隔离措施，以保障照护对象及他人的生命安全。

（3）针对性行为异常的照护对象：应注意保护照护对象的隐私。

六、康复训练

由于多数老年痴呆照护对象的病情进展属于不可逆改变，所以康复训练的原则是在照护对象的能力范围内达到最大程度的恢复。可根据其症状的轻重采取有针对性的指导和训练。

（1）对于严重痴呆的照护对象，由于他们生活不能自理，应协助照护对象维持正常的生活，或对其家属及社区照护人员进行指导，帮助他们学会最基本的生活照护和基础照护知识，以防止并发症的发生，保证照护对象的基本生活质量。

（2）对于程度较轻的痴呆照护对象，应对照护对象及其家属进行有关疾病知识的宣传和指导，尤其是使家属具有正确认识和长期照护照护对象的心理准备，避免厌烦等不良情绪产生，协助照护对象维持正常的生活状态。

健康照护师应与家属共同制订康复训练计划，反复培训照护对象的思维智能、沟通交流、自我照顾等各种能力，防止其精神进一步衰退及痴呆症状继续恶化。

（3）对于高危人群，如家族中有痴呆照护对象、年龄在 60 岁以上、文化程度不高、有近事遗忘表现者，尤其是有脑卒中史等痴呆危险因素和前驱症状的老年人，应予以高度重视。加强健康教育和预防指导工作。

（4）对于痴呆照护对象的家属及照顾人员，应进行必要的宣传教育，使其了解痴呆照护对象的认知障碍、行为障碍的表现形式以及正确的处理措施，避免对照护对象采取强制粗暴的手段，以充分保障照护对象的基本人权，创造良好的康复照护环境。同时，指导和帮助家属填写照护对象的行为日志，日志内容包括特殊行为症状发生的时间、持续长短及发生当时的情境。这种日志有助于医护人员及家属掌握照护对象的病情和及时处理紧急情况。

七、老年痴呆的预防

1. **防止精神衰退、大脑萎缩**　老年人应勤用脑，多用脑，加强对脑细胞的支持和保护。加强肢体的精细活动，应积极参加力所能及的社会活动，培养广泛的兴趣爱好，克服依赖心理，摆脱年老意识。老年人应主动真诚地与他人建立联系，进行交流沟通，排除孤独与隔绝。

2. **保持健康的心态，避免精神刺激**　老年人要时刻保持稳定的情绪，保持心情舒畅、乐观豁达，遇怒而不躁，无论是顺境还是逆境都要保持平静的心境，不要有情绪波动，尤其不要忧郁过度，这是预防精神性疾病的关键。

3. **养成良好的生活规律**　老年人应养成良好的、规律的生活习惯，不要随意改变，如早睡早起、定时饮食与排便、合理安排劳与逸。

4. **注意饮食营养**　少吃含铝食品，最好不用铝制品厨具烧煮饭菜，可多食鲜鱼、煮黄豆、酸奶、胡萝卜、水果等对大脑有营养作用的食物。但要注意做到"三高、三低、三定、两戒"。三高是高蛋白、高不饱和脂肪酸、高维生素，三低是低脂肪、低热量、低盐，三定是定时、定质、定量，两戒是戒烟、戒酒。

思考题

1. 老年痴呆分为哪几类？
2. 老年痴呆的临床表现是什么？
3. 老年痴呆者的照护原则是什么？
4. 如何预防老年痴呆？

（中国人民解放军联勤保障部队第九八三医院　田新颖）

第十七节　肿瘤疾病放疗、化疗

恶性肿瘤是机体细胞在致癌因素的长期作用下发生过度增生及异常分化所形成的新生物，新生物一旦形成，不会因致癌因素的消除而停止生长，其生物学特征为过度增殖、浸润、复发与转移。

一、肿瘤的临床表现

1. **肿块** 恶性肿瘤生长较快，质地硬，活动度小，肿块表面皮肤浅表静脉曲张、温度升高。浅部肿瘤，常以局部无痛性肿块为第一表现；深部肿瘤表面症状不明显，可以出现周围组织、器官及空腔脏器的压迫和梗阻现象。

2. **疼痛** 恶性肿瘤早期一般不痛，易被忽视。肿瘤肿块增大时，可使脏器包膜张力增加而产生胀痛；肿瘤压迫或侵犯周围神经干时可产生剧烈疼痛。

3. **溃疡** 恶性肿瘤可因生长过快、血供不足等，使肿瘤表面组织坏死，形成溃疡，并产生病理性分泌物或排泄物。

4. **出血** 体表或与体外相通的肿瘤破溃或侵及血管时可有出血。

5. **转移症状** 恶性肿瘤经淋巴转移可出现区域淋巴结肿大、变硬，晚期可粘连、固定；经血行转移可出现远处转移灶的相应表现。

6. **全身症状** 恶性肿瘤晚期可出现贫血、低热、消瘦、乏力等恶病质表现。

二、肿瘤的治疗方法

主要有手术、化疗、放疗、中医及各种支持治疗。而其中的同期放疗、化疗是临床治疗恶性肿瘤照护对象的主要方式之一，可在短期内使照护对象接受两种完全不同的治疗措施，从而增加治疗强度，达到更为有效的治疗效果。但由于化疗具有一定的毒性作用，而放疗则具有增敏作用，因此两种方法联合使用可使照护对象在提高疗效的同时，增加其体内毒性反应，出现临床相关不良表现，影响照护对象生活质量，甚至威胁其生命安全。

三、肿瘤的照护

（一）心理照护

由于患晚期恶性肿瘤的照护对象并不了解自身疾病，或过度担心放疗、化疗效果，因此易出现紧张、恐惧等情绪。健康照护师应耐心为照护对象讲解疾病相关知识，并给予其适当的自信心，指导照护对象家属对其进行帮助治疗，使照护对象以最佳心态接受治疗，积极主动治疗疾病，达到更为有效的临床效果。

（二）饮食照护

放疗、化疗中者饮食应为清淡、易消化并富含营养物质的食物，遵循少食多餐原则，尽量少食用油腻食物。若照护对象进行放疗、化疗治疗，则应在治疗 2h 前进食，从而降低照护对象治疗过程中出现的胃肠道反应情况。忌酒、辛辣刺激性食物，从而避免照护对象出现口腔黏膜刺激等相关并发症。

（三）放疗照护

1. 进食高蛋白、高维生素、高热量、易消化饮食，多吃蔬菜、水果，有消化道反应者予无渣、半流质饮食，忌饮浓茶，忌烟酒，忌食过热、过冷、油煎及过硬食物。消化道反应严重者，可静脉补充营养，鼓励照护对象多饮水。

2. 放疗前 1h 避免进食，放疗前后静卧 30min，减轻消化道反应。

3. 体温 38℃ 以上者，暂停放疗，观察血象的变化，结合全身情况，配合医师做好抗感染治疗。

4. 照射前做好照射野皮肤清洁，保持照射野标记清晰，局部干燥。

5. 穿棉质的柔软衣服，局部避免摩擦刺激。

6. 禁涂刺激性或含重金属的药物，如碘酊、跌打万花油等，禁贴胶布，防止日光直接曝晒。

7. 头颈部照射者，治疗前应清洁牙齿、治疗牙齿疾病，并禁烟酒。注意口腔卫生，饭前、饭后、睡前漱口，口腔疼痛者可予0.9%生理盐水250mL加2%利多卡因10～15mL含漱。放疗后1年内禁止拔牙。注意观察因肿瘤压迫或喉头水肿引起的呼吸困难或窒息，及时发现，及时报告。

8. 对食管照射后出现黏膜反应者，指导照护对象进食柔软无渣食物，餐后饮用温开水冲洗食管。

9. 镭疗、腹盆腔放疗期间，注意直肠、膀胱反应，如腹痛、腹泻、血便、尿频、尿急、尿痛、血尿等症状。照射前排空膀胱，保持大小便通畅。

10. 注意观察照护对象有无四肢无力、麻木，弯腰有无触电感等放射性脊髓炎的早期征象。

11. 嘱照护对象切勿搔抓皮肤，皮肤脱屑忌用手撕剥。

12. 放疗后1个月内仍应保护照射野皮肤。

13. 女性照护对象使用消毒卫生纸对会阴分泌物进行擦拭，每天使用高锰酸钾溶液对照护对象会阴部进行冲洗消毒可有效避免照护对象会阴部出现感染现象，过程应尽量轻柔，水温合适，若照护对象处于月经期则不宜进行冲洗。

14. 指导照护对象科学饮食，规律生活，稳定情绪，合理锻炼，注意保暖，防止感冒，定期复查，若有不适及时随诊。

（四）化疗照护

1. 化疗前设法加强照护对象的饮食营养，给予高蛋白、高热量、高维生素、易消化食物，勿食用甜、腻、油炸食品，多食蔬菜、水果、瘦肉，提高机体抵抗力。必要时候输血浆，提高耐受性，保证化疗顺利进行。每天饮水量在3 000mL可减少肾毒性，预防膀胱炎。

2. 照护对象进行化疗穿刺后24h内，不应于前次穿刺部位下方再次进行穿刺，以免发生渗漏现象，损伤照护对象皮肤，穿刺部位应左右手交替进行，必要时可对照护对象使用留置针。若照护对象皮肤穿刺部位出现静脉炎，可对其采取局部热敷或理疗等治疗措施。

3. 严密观察照护对象用药后的反应，如恶心、呕吐、腹痛、腹泻、血尿、便血及发热等，及时报告医师处理。化疗期间注意观察照护对象的生命体征，可及早发现心肌损害。注意观察尿量，鼓励照护对象多饮水，24h尿量应＞3 000mL。照护对象发生呕吐、恶心、腹泻等胃肠道反应时，应及时补充水分、电解质，维持照护对象体内酸碱度平衡，必要时可给予药物缓解症状。若照护对象连续2天未排便，可采取相应措施促进排便。指导照护对象尽量多饮水，从而使体内水分排泄速度加快，促进化疗毒物尽快排出体外，减少化疗对肾脏所造成的毒性。

4. 注意口腔清洁，饭前、饭后、睡前漱口，注意口腔黏膜反应。每天进行3次漱口可有效防止或减轻口腔溃疡，并在日常生活中保持口腔清洁。若照护对象发生咽喉部或食管黏膜肿胀、疼痛等现象，应鼓励照护对象多说话及多喝水，促进咽部运动，这样可有效减少照护对象咽部溃疡引起的水肿或充血情况，改善咽喉部或食管黏膜肿胀、疼痛感。

5. 告知照护对象脱发原因，讲解毛囊上皮生长速度，停药后会长出新头发，这样可以减轻照护对象的精神压力。给照护对象多吃瘦肉、鸡蛋、鱼、新鲜水果有助于保护皮肤。

6. 骨髓抑制的照护，定期复查血象，当白细胞 < $3×10^9$/L、血小板 < $80×10^9$/L 时应停止化疗。白细胞 < $1×10^9$/L 时行保护性隔离。血小板严重抑制者应观察有无牙龈出血、鼻出血、瘀斑、血尿及便血等症状，嘱照护对象使用软毛牙刷并防止外伤。

7. 进行健康教育。

（1）科学饮食，规律生活，保持稳定的情绪。

（2）合理锻炼，注意保暖，防止感冒。

（3）定期复查，若有不适及时就诊。

四、肿瘤的预防与保健

（一）建立良好的生活方式

1. 膳食合理。限盐，低脂，少吃腌制、泡制、熏制、油炸食物，不吃霉变食物，增加绿叶及深色蔬菜、鱼类、豆制品、水果及坚果的摄入，常吃杂粮。

2. 坚持体育锻炼或加强体力活动，增强自身的抗病能力，保持合适的体重。

3. 不吸烟，少饮酒，不暴饮暴食。

4. 注意卫生，减少日光照射与人工紫外线照射。

5. 预防接种相关疫苗（如乙肝疫苗），防止相关病原体的感染。

6. 慎用激素类药物。

（二）环境治理

人类癌症中 80% 是由环境因素引起的，故首先应从保护人类生存环境、减少环境污染着手。在全社会树立环保意识、减轻环境污染对实施癌症的一级预防十分重要。

（三）保持健康的心态

紧张的心理情绪和不良的心理刺激可以直接影响机体的免疫功能，长期的精神紧张、抑郁、焦虑、绝望等可使机体胸腺退化，淋巴细胞的生长和成熟受抑制，巨细胞活动能力降低，白细胞活动受干扰，抗体活性降低，等等。因此，提高心理应对能力，保持乐观的心态，维持健康的心理，能提高机体免疫力，是防治癌症的重要措施。

（四）定期体检

老年人的定期检查很重要，定期体检可以发现肿瘤，及时就诊。

（五）重视肿瘤的早期征兆

1. 久治不愈的溃疡或持续性消化不良。

2. 原因不明的大便带血或黏液血便，无痛型血尿。

3. 身体任何部位触及的硬结或不小的肿块。

4. 吞咽困难。有梗咽感、胸骨后不适、灼痛或食管有异物感。

5. 疣或痣有颜色加深、迅速增大、瘙痒、脱毛、溃疡或出血等改变。

6. 耳鸣、重听、外耳道出血或鼻塞、头痛、回缩涕带血。

7. 持续性声音嘶哑，刺激性干咳或痰中带血。

8. 颈部肿块。

9. 原因不明的体重减轻或持续低热。

10. 绝经后不规则阴道出血。

如出现以上现象，应及时就诊，做进一步检查，并积极处理。

思考题

1. 肿瘤的临床表现是什么？
2. 肿瘤老年人的照护要点是什么？
3. 如何建立良好的生活方式？
4. 肿瘤的早期征兆有哪些？

（中国人民解放军联勤保障部队第九八三医院　赵向阳）

第 10 章

老年人常见并发症的预防措施

并发症预防的护理主要目的是通过有效的护理预防措施，可以维持并促进身体、精神、心灵和社会的健康，并避免和阻止多种继发性疾病及伴随疾病的发生。护理预防措施如下。

1. 对老人定期进行检查，确定其是否需要实施护理预防措施。

2. 所有需要的护理预防措施应及时实施并持续采用。

3. 护理预防措施应列入个体护理计划中，并尽可能与日常工作相结合。

4. 老年照护师应鼓励老人积极参与到护理预防措施的实施中。

5. 通过老年照护师的帮助，使老人达到能够进行自我护理的目的，增强老人的自理能力。

6. 实施护理预防措施时，应有计划性，并准确记录，做到有据可查。

第一节　预防肺炎

肺炎是指终末气道、肺泡和肺间质的炎症。临床表现主要有发热、畏寒、咳嗽、胸痛等，重者喘息气促、呼吸困难，可危及生命。肺炎预防的所有措施对老人都是必需的，当老人的呼吸活动受限时，分泌物将在气体交换不畅的肺底部聚集，为细菌的生长提供条件。

一、预防目标

1. 通过护理预防措施，有效地预防肺炎的发生。

2. 保持良好的肺部气体交换，从根本上阻止细菌的产生及生长。

3. 促进分泌物的排除，促进有效的咳嗽、咳痰。

二、危险因素

1. 卧床、行动受限的老人，如长期卧床的老人经常会发生坠积性肺炎。

2. 各种情况导致的浅表性呼吸，如抑郁症、恐惧、服用镇痛药时。

3. 各种情况导致的肺通气障碍，如胸廓外伤、偏瘫老人由于胸腔扩张不足导致的通气障碍。

4. 分泌物排出不畅，如痰多、咳痰障碍或者不能进行有效咳嗽等。

5. 呼吸道干燥，分泌物难以咳出。

6. 吞咽障碍，如患脑卒中的老人吞咽困难，进食时容易发生误吸，导致吸入性肺炎。

7. 患有肺部或心血管疾病的老人。

8. 免疫力低下的老人。

9. 口腔护理不到位，或者错误的口腔护理（如使用强效的消毒剂，破坏了正常口腔菌群的免疫功能）也可增加感染机会。

10. 高龄老人。

三、预防措施

首先对老人所有的危险因素进行评估，然后按照老人个体的情况和潜在的危险因素设定护理措施。

1. 通过行走活动、定时变换体位等促进肺部气体交换。有利于呼吸的体位按预定的计划进行变换，根据老人的耐受性，每次持续 10 ～ 20min。常见的体位有：半月形体位，如图 10-1 所示；上身抬高、伸展体位，如图 10-2 所示；V 体位；T 体位；A 体位；等等。

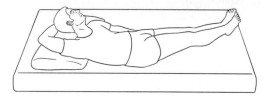

图 10-1 半月形体位

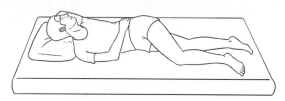

图 10-2 上身抬高、伸展体位

2. 锻炼呼吸肌。如呼吸体操：深吸气、呼气，腹部深呼吸，手臂向上伸展，气体通过鼻子吸入并通过嘴唇控制呼出（将双手分别放在锁骨、肋骨缘和腹部）。适当地进行运动，锻炼呼吸肌，如吹蜡烛、吹羽毛、吹棉花球、用吸管在水中吹泡、吹气球、唱歌、大声喊叫等。练习时应坚持每天进行多次训练。呼吸锻炼及训练肺功能使用的工具，如图 10-3 所示。

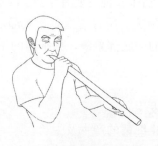 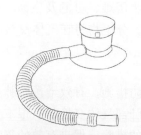

（a）呼吸锻炼　　　　（b）训练肺功能使用的工具

图 10-3 呼吸锻炼及训练肺功能使用的工具

3. 稀释痰液，以有利于分泌物的排出，如按医嘱进行雾化吸入、多饮水等。

4. 胸腔按摩或轻轻叩拍胸腔，以利于分泌物的排出，胸腔按摩手法如图 10-4 所示。在老人咳痰时给予帮助，准备好面巾纸、卫生纸、一次性弯盘。必要时按医嘱进行吸痰（由护士执行），每天至少 2 次。

5. 观察液体出入量，并做好记录。

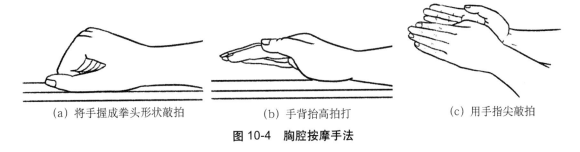

(a) 将手握成拳头形状敲拍　　(b) 手背抬高拍打　　(c) 用手指尖敲拍

图 10-4　胸腔按摩手法

6.预防误吸。进食时上身抬高，液态物质（如水）应一口一口地喂给老人（必要时加入稠化剂）。在进食时给予老人充足的时间，在出现呕吐和误吸时及时给予帮助。

7.体位引流。如果分泌物聚集、滞留，长期无法排出，或者老年人咳嗽无力，无法将分泌物咳出，可以进行体位引流。引流应在饭前进行，一般选择早晚时间。

引流时应指导老人进行适度的咳嗽，以促进痰液的排出。常用的引流体位如图 10-5 所示。

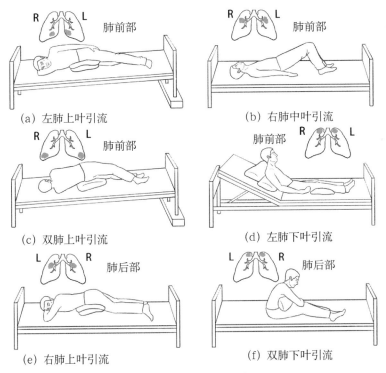

(a) 左肺上叶引流　　　　　　(b) 右肺中叶引流

(c) 双肺上叶引流　　　　　　(d) 左肺下叶引流

(e) 右肺上叶引流　　　　　　(f) 双肺下叶引流

图 10-5　常用的引流体位

思考题

预防老年肺炎的护理措施是什么？

（中国人民解放军联勤保障部队第九八三医院　赵向阳）

第二节 预防静脉血栓

在机体心血管系统内，血液发生凝固或血液中某些有形成分析出、凝集形成固体质块的过程，称为血栓形成。所形成的固体质块称为血栓，由不溶性纤维蛋白、沉积的血小板、积聚的白细胞和网罗在纤维蛋白网中的红细胞组成。

一、产生因素

1. 血管内膜损伤，内皮细胞变性、坏死脱落，内皮下的胶原纤维裸露，激活内源性凝血系统；损伤的内膜可以释放组织凝血因子，激活外源性凝血系统；损伤的内膜变粗糙，使血小板易于聚集，主要黏附于裸露的胶原纤维上。

2. 血流改变，如血流变慢和血流产生旋涡等。

3. 血液性质改变，主要指血液凝固性增高，见于血小板和凝血因子增多，如在严重创伤、产后及大手术后。

二、预防目标

1. 促进静脉血液回流。

2. 减少血液在血管中的凝结倾向。

3. 避免静脉血管壁的损害。

血栓预防的目标主要是为了阻止血栓在静脉的形成。

三、危险因素

1. 长期卧床、行动受限、缺乏运动的老人，血流速度缓慢，易引起血栓。

2. 某些疾病，如慢性静脉瓣闭锁不全、心脏疾病、肾病综合征、严重肥胖症等，由于自身或者药物作用，使血流变慢、血液黏稠度增高，使血液处于高凝状态。

3. 服用某些药物，如雌激素、皮质类药物、固醇类药物可以改变老人的凝血功能。

4. 特殊状态的老人，如手术、受伤时，会激发体内凝血系统，使血液处于高凝状态，易诱发血栓形成。

5. 吸烟及年龄因素也会增加老年人血栓形成的危险。

四、预防措施

人体在正常生理状态下，形成的血栓会被自然分解，但年龄增长、久坐、运动减少、生活压力增加、某些疾病的发生等因素，会加速血栓的形成。血栓积存在血管壁上，可以导致血管堵塞，发生心肌梗死、脑卒中、动脉炎等疾病。

预防血栓形成的措施有以下几点。

1. 可通过做操、步行等运动加速血液的流动，预防血栓的形成。

2. 卧床老人在身体允许的情况下应及早下床运动，以免血流缓慢，形成血栓。

3. 可以用专业的弹力袜，促进静脉的血液回流，防止淤血。

4. 指导老人进行下肢运动练习（主动、被动运动，必要时在老年照护师的协助下运动），如活动脚趾、屈伸脚、踝关节环形运动、足底部向下登压床垫，如图 10-6 所示。活动应尽早开始，可以配合腹部深呼吸，以促使血液反流至静脉；如有必要，可以使用专业的弹力袜。

5. 取合适的体位，如单腿或双腿抬高体位，以促进静脉回流，如图 10-7 所示。其方法包括：

（1）将老人双腿放在静脉枕头或滑轨夹板上。

（2）将拍松的长枕放在腿下（从大腿到小腿），另一个枕头放在脚底。

（3）抬高腿部 15°～20°，使其高于心脏位置。

（4）双腿不要交叉放置，腹股沟部位不要弯曲（影响血液回流），膝关节不要过度伸展。

6. 弹力袜的应用：

（1）适应证：弹力袜常用于术前、术中及术后的血栓预防，在术前和术后至少应使用7 天；此外，卧床老人也可以酌情使用。如图 10-8 所示。

（2）禁忌证：某些疾病，如动脉功能不全后期、皮肤病、重症糖尿病及对弹力袜过敏者禁止使用。

（3）使用方法及注意事项：注意由于血液循环障碍引起的并发症，如坏疽的形成；尤

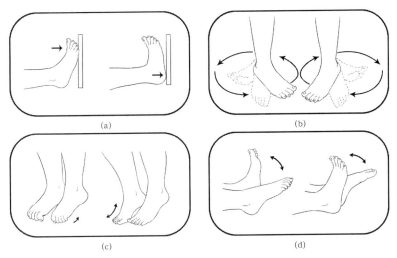

图 10-6　活动脚部关节

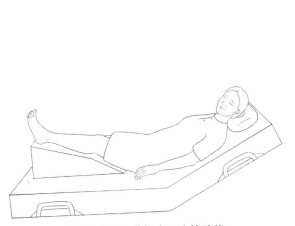

图 10-7　促进静脉回流的卧位

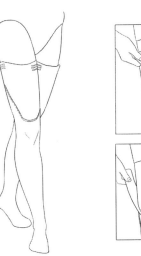

图 10-8　医用血栓预防弹力袜

其对伴有感受能力障碍、生活不能自理的老人或患有神经系统疾病者应进行密切检查；选择合适的弹力袜；弹力袜不能下滑，否则在弹力袜形成皱褶时会压迫这一部位，产生缢痕，形成水肿和皮肤组织损害；为使弹力袜易穿和保护穿着者，穿弹力袜时应使用辅助袜套，修剪好指甲、趾甲，防止刮伤；应24h穿着；弹力袜每天更换、清洗；选择合适的皮肤护理用品，因为弹力袜的材质常常引起皮肤瘙痒、干燥和皮屑，如使用含尿素的护理产品。

（4）弹力绷带缠绕法，如图10-9所示。其方法是：将弹力绷带向内绕过脚背到脚中部，露出足趾关节；脚背和整个踝关节用弹力绷带8字形均匀地缠绕结实；跟腱部垫以泡沫材料的小垫子；弹力绷带再次经过脚中部向心性围绕小腿部位缠绕；在小腿上面以螺旋形缠绕至膝关节下面；绷带末端用特殊的挂钩固定，绷带边缘不要划伤腿部。

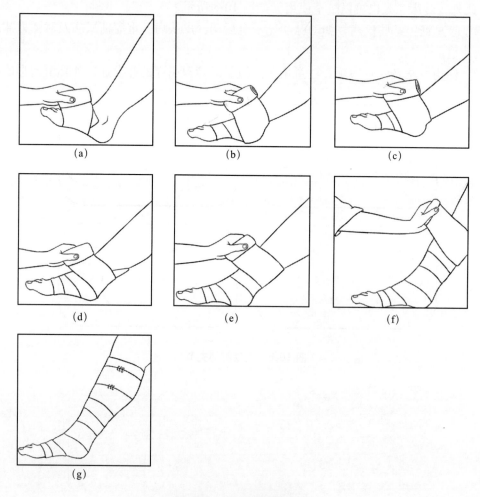

图 10-9　弹力绷带缠绕法

思考题

1. 引起静脉血栓的危险因素有哪些？
2. 预防老年静脉血栓的护理措施是什么？

（中国人民解放军联勤保障部队第九八三医院　赵向阳）

第三节　预防关节挛缩

关节挛缩是指通过关节囊和肌肉的缩小而产生的不可逆转的关节功能和运动受限，直至关节僵直。主要是由于运动受限引起的，如弯曲、伸展、内旋、外旋挛缩。常见症状为强迫体位、疼痛、活动受限、运动不协调、受限的被动运动等。马蹄足是在照护卧床老年人中常见的挛缩。

一、预防目标

1. 保持和促进关节的运动功能。
2. 预防肢体活动受限。
3. 防止肢体发生僵直。

二、危险因素

1. 缺乏活动，如老人长期卧床或肢体活动受限者。
2. 关节附近形成大面积的瘢痕。
3. 神经系统疾病，可引起痉挛性瘫痪。
4. 对卧床老人执行的持续数天至数周的错误卧位。
5. 关节的错误性和保护性行为，如疼痛时或外伤后长时间肢体不活动，关节处于长时间静止位。

三、预防措施

1. 卧床的老人每 2h 变换一次体位，关节可变换为伸展、半伸展、弯曲的体位。如果病情不允许变换体位，应取生理状态下的中间位，如图 10-10 所示，以使在关节僵直的情况下最大限度地保持活动范围。

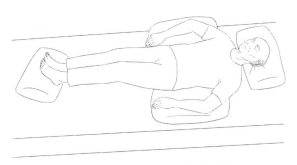

图 10-10　生理状态下的中间位

2. 协助老人在日常生活中进行关节的正常生理活动。
3. 在医护人员的指导下指导老人尽早地进行活动。
4. 每天至少进行两次主动、被动或协助下的关节活动。
5. 肢体的活动练习也可与其他照护措施相结合，如在进行身体护理时也可给予肢体的活动。
6. 注意事项。

（1）对弯曲痉挛的肢体，在伸展时要小心地抚摩。

（2）疼痛的老人按医嘱给予有效的止痛药（由老年照护师执行），禁止在疼痛时和对抗肢体的阻力下活动肢体。

（3）在身体护理时应仔细观察关节处于何种位置、老人是如何坐立的、活动肢体时是否发生疼痛、关节的活动度。

四、被动运动的原则

1. 被动运动应通过用缓慢、有规律和轻柔的力量拉拽来进行，用力过大可造成肢体损伤。

2. 活动关节时要从身体远端向身体近端方向活动。被动运动如图 10-11 所示。

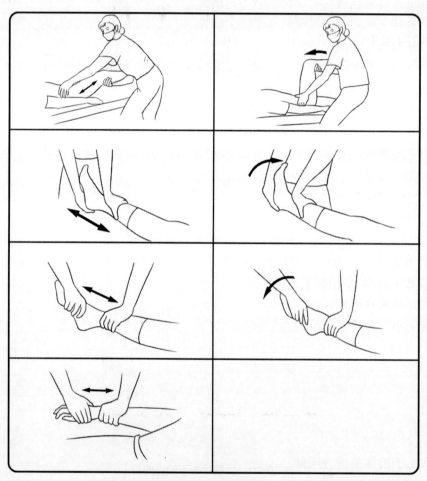

图 10-11　被动运动

3. 每个关节活动应至少重复 5 次，注意关节的活动范围，如前屈、后伸、外展、内收、内旋、外旋、旋前、旋后等。

4. 为使一个指定的关节能够活动，老年照护师应用一只手固定关节远端的肢体。

5. 为使老人的手指关节能旋转活动，老年照护师应握住手的中部，以阻止手掌关节不受控制地一起活动，与此同时，用另一只手将老人的手指收缩、伸展。为肩关节做被动运动时，应用一只手从上面固定肘关节，用另一只手握住老人的手，活动其手臂。

6. 被动运动时，老年照护师应在老人耐受范围内尽量多地运动患侧肢体。

7. 老年照护师用双手抬起老人四肢时，应握住关节以上或以下部位，不要握在关节处。

8. 移动老人（如从床上—轮椅、从轮椅—床上）。

五、预防马蹄足（尖足）

1. 将柔软的脚部支持器（如用于体位变换的软枕、长方体海绵）放在脚底部，双脚与小腿成 90°体位（像行走时一样）。

2. 在床上也可用软鞋代替软枕，鞋的高度到脚踝部。

3. 被子悬挂在床架上，以避免被子压到脚，增大脚部向下的受力，形成马蹄足。如图 10-12 所示。

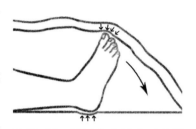

图 10-12　被子自身重力对足部产生向下的压力

4. 老人每次变换体位时，一条腿架起，脚同时向下踩踏床垫，同时踝关节做旋转活动。

5. 对偏瘫老人进行护理时应注意不要用太大的力量作用在脚底部，以免引起痉挛。

6. 同时将脚部放在柔软的枕头上并保持抬高体位。

7. 坐在椅子上是一个"自然"的马蹄足预防体位，坐位时，双脚应随时保持与地面接触的位置，脚底部应平放。

思考题

1. 引起关节挛缩的危险因素是什么？

2. 预防老年关节挛缩的护理措施是什么？

3. 被动运动的原则是什么？

4. 预防老年马蹄足（尖足）的护理措施是什么？

（中国人民解放军联勤保障部队第九八三医院　赵向阳）

第四节　预防口腔疾病

老年人由于机体抵抗力降低，加上口腔卫生不良，口内细菌迅速繁殖，会导致口腔的局部炎症，并可产生溃疡，甚至导致全身感染。所以做好口腔护理，预防口腔疾病十分重要。

一、预防目标

1. 保持完整的口腔黏膜和正常的口腔菌群，避免口腔疾病。

2. 刺激唾液产生。

3. 清洁口腔，避免口腔气味，保持口腔舒适感。

二、危险因素

1. 咀嚼活动不足，或者佩戴不合适的义齿，如特殊饮食的老人、昏迷老人或临终老人。

2. 身体一般状况降低、维生素缺乏的老人。

3. 长时间使用抗菌的漱口水（破坏口腔正常菌群）。

4. 呼吸道和肺部疾病、口腔疾病或者口腔受伤的老人。

5. 24h 液体入量不足（≤ 1 000mL）的老人。

6. 由药物（如抗生素、抗精神病药、镇咳药）引起口腔干燥的老人。

三、预防措施

1. 保持口腔黏膜的完整，义齿应在餐后及时清洗。

2. 在身体允许的情况下，可以通过食物刺激唾液产生，如水果茶或柠檬茶。

3. 当口腔干燥严重时引入人工唾液，湿化空气。

4. 用水漱口（小心误吸）。

5. 将老人喜爱的饮料冻成冰棒让其吸吮。

6. 刺激咀嚼运动，如咀嚼面包边，有吞咽障碍者应注意。

7. 每天至少 3 次或按需要用适合的溶液按特殊口腔护理程序擦洗口腔，如使用菊花茶、柠檬溶液、蒸馏水。对重症老人和濒临死亡者，每 2h 进行 1 次口腔护理。

思考题

1. 引起口腔疾病的危险因素有哪些？
2. 预防老年口腔疾病的护理措施是什么？

（中国人民解放军联勤保障部队第九八三医院　赵向阳）

第五节　预防皮肤擦破

　　老年人由于皮肤老化、营养差，在潮湿、温暖、摩擦等情况下易引起急性皮肤炎症。好发于皱褶部位，如腹股沟、腋下、乳房下等，皮疹为红斑、丘疹，部分呈水疱，继而糜烂、渗出，边界清楚，悬附着花边样的浸软发白的鳞屑。

一、预防目标

1. 使被照护老人保持皮肤完整。

2. 使老人身体的好发部位保持干燥，以避免皮肤擦破。

二、危险因素

1. 危险人群。肥胖、糖尿病和易出汗者。

2. 好发部位。皮肤紧贴的位置，如女性乳房下、腹股沟部、腹部皱褶处、肚脐部、会阴部、肛门皱褶处、大腿内部、耳朵、手指和脚趾缝隙、腋下等。

三、预防措施

1. 每天检查身体的好发部位，观察是否有皮肤潮湿、摩擦。

2. 定时清洁身体的好发部位，清洁之后彻底将皮肤拍干（不要擦）。

3. 选择透气性好、易吸收汗液、宽松的衣服（如纯棉类）。

4. 在大量出汗时，应及时更换衣物。

5. 早期（皮肤微红时）可用含锌的药膏（按医嘱）薄薄地涂在患处。

6. 可用棉质的纱布、小布巾放在皮肤皱褶之间，并经常进行检查，防止纱布或小布巾皱褶，引起摩擦。

7. 如果皮肤的好发部位涂有药膏，应用蘸油的纱布小心地去除，以免加大摩擦，损伤皮肤。

8. 对尿失禁者按时进行皮肤护理。

思考题

预防老年皮肤擦破的护理措施是什么？

（中国人民解放军联勤保障部队第九八三医院　赵向阳）

第 11 章

现场急救及照护

第一节　现场急救的目的和内容

现场急救是指意外或急症发生时，在医护人员或救护车未到达前，以医学原则为基础，利用现场的人力、物力，在发病或受伤的现场对伤病员实施及时有效的初步救护。

一、现场急救的目的

防止病情继续恶化，为专业人员的到达赢得时间，抢救生命，降低死亡率、伤残率。

急危重症和意外伤害随时都有可能发生在我们身旁，不论在家庭还是在公共场所，老年照护师只有掌握了现场急救知识和技能，在生死攸关的紧急时刻才能挽救生命，把损失降到最低程度。

二、现场急救的内容

1. 检查老人的神志、呼吸、脉搏等，随时观察他们的变化。
2. 立即拨打 120 急救电话。
3. 保持适合老人的正确体位，切勿随便摇晃或搬运老人。
4. 采取相应的措施进行初步急救。
(1) 确保老人的安全。
(2) 有条件时给予氧气吸入。
(3) 清除口腔异物，保持呼吸道通畅。
(4) 当呼吸、心跳停止时进行徒手心肺复苏。
(5) 做好外伤的初步处理：止血、包扎、固定。
(6) 做好老人及家属的心理安慰，等待救护人员到达。

思考题

现场急救的内容有哪些？

（中国人民解放军联勤保障部队第九八三医院　张维立）

第二节　痉挛（抽筋）

一、痉挛的原因

1. 缺钙。

2. 受凉。受到寒冷后，小腿肌肉收缩而发生痉挛。

3. 过度疲劳。剧烈运动时，全身处于紧张状态，腿部肌肉收缩过快，局部代谢产物乳酸增多，从而引起小腿肌肉痉挛。

4. 睡姿不良。如仰卧时被子长时间压在脚面上，或长时间俯卧，使脚面抵在床铺上，迫使小腿肌肉被动挛缩，这是夜间突发小腿痉挛的常见原因。

5. 疾病原因。许多疾病都可引起小腿痉挛，如脉管炎、腰椎间盘突出症、腰椎管狭窄症、心脏病等，老年人多是下肢动脉硬化闭塞症造成腿痉挛。

二、缓解办法

1. 如果痉挛时出现牙齿紧闭和呕吐症状，迅速清除口、鼻腔分泌物与呕吐物，以保证呼吸道通畅。为防止牙齿咬破舌头，可用纱布或布条包绕在压舌板或筷子上，放于上下臼齿之间，并以手指掐压人中穴及合谷穴（图 11-1）。

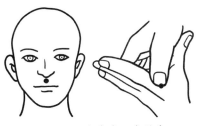

图 11-1　人中穴、合谷穴

2. 上臂痉挛时，将手握成拳头，并尽量屈肘，然后再用力伸开，如此反复进行。

3. 小腿或脚趾痉挛时，用痉挛小腿对侧的手握住痉挛腿的脚趾向上拉，同时用同侧的手掌压在痉挛小腿的膝盖上，帮助小腿伸直（图 11-2）。

4. 大腿痉挛时，弯曲痉挛的大腿与身体成直角并弯曲膝关节，然后用两手抱着小腿，使它贴在大腿上，并做振荡动作，随即向前伸直，如此反复进行（图 11-3）。

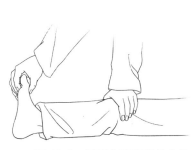

图 11-2　缓解小腿痉挛的方法

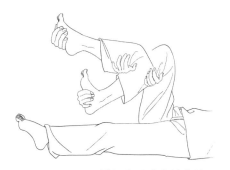

图 11-3　缓解大腿痉挛的方法

思考题

引起痉挛的原因有哪些？

（中国人民解放军联勤保障部队第九八三医院　张维立）

第三节 中毒机制

毒物种类繁多，有不少毒物的产生是由于药物大量使用或使用途径不当引起。毒物也称毒素，进入人体内后引起急性中毒。不同的毒素对人产生不同的毒害。

一、毒素的吸收途径

1. *经呼吸道吸收* 经呼吸道进入机体。

2. *经消化道吸收* 液态或固体状态的毒素污染手或食物后，可随食物进入消化道；意外误食有毒物质、过量服用药物等，毒素进入消化道后主要由胃肠道吸收。

3. *经皮肤和黏膜吸收* 有些毒素可直接通过污染的衣服经皮肤吸收，一些脂溶性毒素（如有机磷农药）可穿透表皮而到达真皮层，经血管和淋巴管吸收。毒素经黏膜吸收较快，多与呼吸道吸收中毒同时发生。

4. *经静脉、肌肉吸收* 有些药物经静脉或肌内注射进入人体，引起机体过敏或中毒，发病迅速。

二、毒素在体内的分布

毒素经各种途径吸收后进入血液循环，一般首先与红细胞或血浆中的某些成分相结合，再通过毛细血管进入组织，毒素通过淋巴、血液分布到全身，最后到达细胞内的作用部位而产生毒性，出现各种中毒表现。

三、毒素的代谢与排出

1. *毒素的代谢* 毒素进入机体后，与机体的细胞和组织内的化学物质起化合作用，通过酶的作用而代谢为其他物质，有毒物质在机体内主要是通过肝进行代谢。

2. *毒素的排出* 毒素在机体内代谢的同时，也不断排出体外，其排出途径主要是呼吸道、肾和消化道，有一些可随汗液、消化液、乳液、月经排出，也有一些是通过皮肤排出。此外，通过胎盘进入血液的毒素可以影响胎儿的发育和发生先天性中毒。

思考题

毒素的吸收途径有哪些？

（中国人民解放军联勤保障部队第九八三医院　刘　红）

第四节 细菌性食物中毒

细菌性食物中毒多由于进食被细菌污染的食物而发病，致病菌种类较多，最常见的是沙门菌属引起的中毒，以炎热的夏秋季常见，常在短时间内出现大批伤病员。

一、症状

常在进食后半小时、数小时，大多不超过24h，出现以急性胃肠炎症状为主的恶心、呕吐、腹痛、腹泻，呕吐物为食物残渣，脐周疼，大便一日数次至数十次不等。中毒严重者可因剧烈吐泻造成脱水、酸中毒、休克、呼吸衰竭而危及生命。

二、救护原则

1. 卧床休息。

2. 多喝淡盐水或淡糖盐水，补充丢失水分。

3. 拨打急救电话，告知中毒人的病情，请医生前来急救。

4. 对吃剩的食物、餐具等应保存好，迅速通知卫生检疫部门进行检验。

思考题

1. 细菌性食物中毒的症状有哪些？

2. 细菌性食物中毒的救护原则是什么？

（深圳市宝安区人民医院　邹伟清）

第五节　镇静催眠药中毒

因不慎或有意识地超过安全用药的界限而大剂量用药，可造成急性药物中毒。镇静催眠类安眠药的种类较多，包括苯二氮䓬类（如安定）、巴比妥类（如苯巴比妥）等。这类镇静催眠药，小剂量时能抗焦虑、镇静，大剂量时就有催眠、抗惊厥作用，中毒量可致呼吸肌麻痹而死亡。

一、症状

轻者表现为头晕、嗜睡、意识蒙眬等。重者表现为昏迷、瞳孔缩小(濒临死亡时可扩大)、呼吸浅而慢或不规则、脉搏极弱或触摸不清、四肢厥冷、血压下降（见图 11-4）。

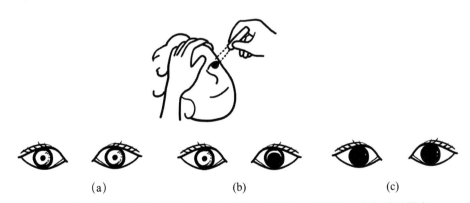

（a）　　　　　　　（b）　　　　　　　（c）

（a）正常：瞳孔见光时会缩小；（b）异常：瞳孔大小不对称；（c）瞳孔散大。

图 11-4　瞳孔检查的方法

二、救护原则

1. 尽早拨打急救电话。

2. 如发现较早，在呼救的同时，中毒者意识清醒，可予催吐，即让中毒者喝下温水，然后用筷子或匙子等刺激中毒者的舌根、咽后壁，使其呕吐，反复进行。

3. 当中毒者呈昏迷状态时，应保持气道通畅。如呼吸停止，进行人工呼吸。

4. 急送医院抢救。

三、注意事项

1. 送中毒者到医院救护时，切记要带中毒者服剩的药片和药瓶，以协助医生及早明确诊断。

2. 安眠药要妥善保管，贴上明显的标签，以免误服。

思考题

1. 镇静催眠药中毒的症状是什么？
2. 镇静催眠药中毒的救护原则是什么？

（中国人民解放军联勤保障部队第九八三医院　刘　红）

第六节　酒精（乙醇）中毒

酒精（乙醇）中毒俗称醉酒，是由于饮用大量的酒类饮料后引起中枢神经系统的兴奋及抑制状态。严重的酒精中毒不仅危害自己的健康，还会因醉酒肇事引发祸害。

日常饮用的各类酒，都含有不同浓度的酒精（乙醇）。以饮用白酒引起酒精中毒的居多。当大量饮酒超过机体的极限时，就会引起中毒，空腹饮酒吸收更快。

一、症状

酒精中毒大致可分为三期（见表 11-1），酒精致死量为每千克体重 5 ～ 8g。

表 11-1　酒精中毒分期

分期	症状
兴奋期	血液酒精浓度达到 50mg/dL 时，眼部充血，面色潮红或苍白，眩晕；超过 75mg/dL 时，言语增多，兴奋，情绪无常；达到 100mg/dL 时，易发生交通事故
共济失调期	血液酒精浓度达到 150 ～ 200mg/dL 时，动作笨拙、步态蹒跚，语无伦次，言语含糊不清，等等
昏睡期	血液酒精浓度达到 300mg/dL 以上时，面色苍白，皮肤湿冷，口唇微紫，心跳加速，瞳孔散大；超过 400mg/dL 时，昏迷，抽搐，大小便失禁，血压下降，可因循环、呼吸衰竭而死亡

二、现场救护

1. 轻度中毒，只需卧床休息，注意保暖，喝浓茶或咖啡以"醒酒"。

2. 注意观察中毒者的神志、呼吸、心跳，如呼吸、心跳停止，立即做 CPR（心肺复苏）现场救护。

3. 重度中毒者出现烦躁、昏睡、抽搐、呼吸微弱时，尽快与"120"联系，送医院急救。

4. 有呕吐者，要清除口腔内呕吐物，保持呼吸道通畅，侧头平卧或侧卧，防止窒息。

思考题

1. 酒精（乙醇）中毒分为哪几期？各期的症状分别是什么？
2. 酒精（乙醇）中毒的救护原则是什么？

（深圳市宝安区人民医院　邹伟清）

第七节　中　暑

高温是发生中暑的根本原因。体内热量不断产生，散热困难，外界高温作用于人体，体内热量越积越多，加之体温调节中枢发生障碍，身体无法调节，最后引起中暑。

一、发生机制

人体的散热有辐射、蒸发、对流及传导等形式。当周围温度低于体温时，辐射是主要的散热方式，其次是体内热量传导至皮肤周围空气层，经对流散失。但当周围温度超过体温时，主要依靠汗液蒸发散热。

二、中暑环境

室内高温，通风不佳，散热困难；长时间直接在烈日下暴晒；缺乏空调、通风设备的公共场所；家庭房间内密不通风。

三、症状

1. 先兆中暑　在高温环境下出现大汗、口渴、无力、头晕、眼花、耳鸣、恶心、胸闷、注意力不集中、四肢发麻，体温不超过 37.5℃。

2. 轻度中暑　上述症状加重，体温在 38℃以上，出现面色潮红或苍白、大汗、皮肤湿冷、脉搏细弱、心率快、血压下降等呼吸及循环衰竭的症状及体征。

3. 重度中暑　分类及症状见表 11-2。

表 11-2　重度中暑的分类及症状

分类	症状
中暑高热	体温在 40℃以上，头痛、不安、嗜睡甚至昏迷、面色潮红、无汗、皮肤干热、血压下降、呼吸急促、心率快等
中暑衰竭	体温在 38℃左右，面色苍白、皮肤湿冷、脉搏细弱、血压降低、呼吸快而浅、神志不清、意识淡漠或昏厥等
中暑痉挛	体温正常，口渴、尿少、肌肉痉挛及疼痛（腓肠肌多见）、重者血压下降等
日射病	体温可轻度升高，剧烈头痛、头晕、恶心呕吐、耳鸣、眼花、烦躁不安、意识障碍、严重者发生昏迷等

四、现场救护原则

1. 迅速把老人移至阴凉通风处或有空调的房间，平卧休息。
2. 轻者饮淡盐水或淡茶水，可服用藿香正气水、十滴水、仁丹等。
3. 体温升高者，用凉水擦洗全身（除胸部外），水的温度要逐步降低，在头部、腋窝、大腿根部可用冷水或冰袋冷敷，以加快散热。
4. 严重中暑者，在降温处理的同时，尽快与"120"联系，获得专业急救。

五、预防措施

1. 避免长时间在烈日下活动。
2. 室内保持温度、湿度适宜，要注意通风。
3. 夏季要注意补充水分，不能等感到口渴时才喝水，防止脱水。

思考题

1. 中暑有哪些症状？
2. 中暑的预防措施是什么？

（中国人民解放军联勤保障部队第九八三医院　张维立）

第八节　晕　　厥

晕厥是一种突发性、短暂性、一过性的意识丧失，可导致突然昏倒，以没有反应和不能控制体位为特征。当意识丧失时间超过 20s 时可发生抽搐，表现为全身肌肉无力伴肌张力丧失。发生原因很多，主要原因是一时广泛性脑部供血不足，引起缺氧。老年人多见。

一、晕厥的处理

当照护对象突然倒地时，老年照护师首先判断其意识是否清醒。判断的方法是尽可能靠近照护对象一侧的耳朵呼唤他，如呼唤无反应，再在另一侧耳朵呼唤。如神志清，呼吸、脉搏正常，搀扶照护对象卧床休息，给予温开水或盐水。如无反应，应及时呼叫急救中心，讲清楚地址，等待急救人员的到来。

二、晕厥和中暑的区别

晕厥和中暑的区别见表 11-3。

表 11-3　晕厥和中暑的区别

区别要点	晕厥	中暑
场合	突然站起或站太久	炎热天气下
脸色	发青	发红
皮肤	冷或出汗	不出汗，皮肤干热

续表

区别要点	晕厥	中暑
脉搏	弱而慢	快而强
体温	比常温低	非常高
症状	失去意识，突然倒下，数分钟后才清醒，有痛苦的表情	头痛、眼花、恶心，会发生意识不清

思考题

晕厥和中暑的区别是什么？

（中国人民解放军联勤保障部队第九八三医院　张维立）

第九节　噎食、误吸

噎食是指进餐时食物堵塞咽喉部或卡在食管的第一狭窄处，甚至误入气管而导致窒息，甚至死亡。有80%的噎食发生在家中，病情危重。阻塞气管的常见食物有肉类、红薯、汤圆、包子、豆子、花生、瓜子等。

误吸是指进食（或非进食）时在吞咽过程中有数量不一的液体或固体食物（甚至还可以包括分泌物或血液等）进入声门以下的气管。

一、症状

1.噎食　轻度者面色深紫，双眼直瞪，口中有食物，表情痛苦，有时会出现剧烈的咳嗽，呼吸困难；重度者出现严重意识丧失，呼之不应，小便失禁，呼吸停止，脉搏微弱，血压下降。

2.误吸　突然剧烈的呛咳、呼吸困难、声音嘶哑等，严重者还会出现口唇青紫、面色青白等缺氧症状，很可能在几分钟内因缺氧窒息而死亡。

二、原因

1.老人生理老化，导致神经反射活动衰退，吞咽肌群互不协调，引起吞咽障碍。

2.老人消化功能降低，咀嚼困难，唾液分泌减少，在进食过程中易发生呛咳或噎食。

3.老人不良或不正确的进食方式：口中进食食物过少，边说笑边进食，边喝水边进食；进食大块的食物；进食圆形、光滑、黏性的食物；卧床老人进餐时，床头未抬高30°～45°，引起食物反流；吞咽困难的老人，食物打成糊状时食物太稀；等等。

三、抢救措施

发现老人出现噎食、误吸时，老年照护师首先根据老人的表现，快速判断可能出现的问题，同时大声呼救，寻找他人帮助；用手迅速抠出老人嘴里的东西，并解开老人的领口；意识清醒的老人采取立位或坐位，迅速采用拍背法或海姆利希手法进行救助，救助时严密观察老人的情况，必要时协助老人就近就医。

（一）叩背法

老年照护师应站在老人的后侧方，一手放在老人胸部固定身体，另一手掌根对准两肩胛骨间的脊柱，施予连续 4～6 次的急促拍击，拍击时应注意观察老人的头部是否保持在胸部水平或低于胸部（图 11-5）。

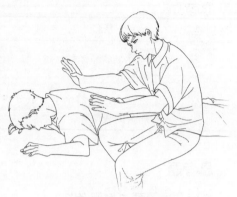

图 11-5　叩背法

（二）海姆利希手法

1. 意识清醒者（图 11-6）

（1）老年照护师前腿弓起，后腿蹬直，站在老人的背后，让老人坐在照护师弓起的大腿上，并让老人身体略向前倾，头部略低，嘴要张开，以便呼吸道异物的排出。

（2）将双臂分别从老人两腋下前伸并环抱老人。一手握拳，将拳头的拇指一侧放在老人胸廓上或脐上的腹部，用另一只手抓住拳头，快速向上重击压迫老人腹部。

（3）用左拳虎口在老人胸部下方、肚脐上方的上腹部中央形成"合围"之势，然后突然用力收紧双臂，用左拳虎口向老人上腹部内上方猛烈施压，迫使其上腹部下陷。

2. 意识不清者（图 11-7）

（1）老年照护师应立即呼救，寻求帮助。

（2）使老人的头后仰，推下颌，开放呼吸道。

（3）紧靠老人身侧（髋部外），或骑跨在老人大腿的外侧。

（4）一手手掌根呈握拳状按压老人肚脐与剑突之间的部位，另一手掌覆盖在第一只手掌的上方。

（5）向前上方冲击性、快速性压迫，反复操作至呼吸道异物被冲出。

（6）检查口腔，如异物已经被冲出，迅速用手指从口腔一侧抠出。

（7）异物取出后，应及时检查老人的呼吸、心跳，如出现心搏骤停，应立即行心肺复苏。

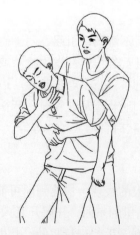

图 11-6　海姆利希手法（意识清醒者）

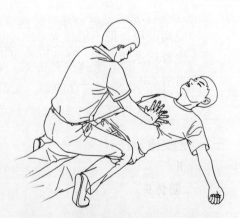

图 11-7　海姆利希手法（意识不清者）

思考题

1. 噎食、误吸的症状有哪些？
2. 噎食、误吸的现场急救措施是什么？

（深圳市宝安区人民医院 邹伟清）

第十节 烧 烫 伤

烧伤、烫伤是生活中常见的意外事故，烧伤可因热力、电能激光、放射线及化学物质引起，其中以热力烧伤最为常见。烫伤通常指因热液、热气所致的烧伤。

一、临床表现

首先造成皮肤黏膜损伤，使机体防御屏障受损。轻者皮肤肿胀起水疱，疼痛；重者皮肤烧焦，甚至血管、神经、肌腱等同时受损。烧（烫）伤引起的剧烈疼痛和皮肤渗出等因素能导致休克，晚期可能出现感染、败血症，甚至危及生命。

二、损伤程度判断

Ⅰ度：轻度红、肿、热、痛，表面干燥无水疱，称为红斑性烧伤。

Ⅱ度：浅Ⅱ度，又称水疱性烧伤。剧痛、感觉敏感、有水疱；疱皮剥脱后，可见创面均匀发红，水肿明显。深Ⅱ度，感觉迟钝，有或无水疱，基底苍白，间有红色斑点，创面潮湿。

Ⅲ度：皮肤疼痛消失，无弹性，干燥无水疱，皮肤呈皮革状、蜡状、焦黄或炭化；严重时可伤及肌肉、神经、血管、骨骼和内脏。

三、救护原则

先除去伤因，脱离现场，保护创面，维持呼吸道畅通，再组织转送医院治疗，并针对原因分别采取相应的措施。

（一）消除致伤原因

1. 立即脱离险境，但不能带火奔跑，这样不利于灭火，并易加重呼吸道烧伤。

2. 被火烧着后迅速卧倒，就地打滚灭火，或用水灭火，也可用棉被、大衣等覆盖灭火。

3. 创面用清水冲洗，小创面可用冷水浸泡，降低表面温度，以减轻热力的损害和疼痛。迅速剪开并取下伤处的衣裤、袜类，不可采用剥脱的方法，如果受伤处戴有饰物也应取下。

（二）保护创面

不要在创面上涂任何药物或其他物品，可用消毒敷料或干净的被单包扎覆盖创面，以减少污染的机会。

（三）预防休克

及时补充体液。对一般伤员可口服含盐饮料；对有合并外伤（如大出血、骨折等）的情况，应做相应的急救处理。

（四）保持呼吸道通畅

头面部被烧烫伤时，如果怀疑伴有呼吸道灼伤，要注意观察伤者的呼吸情况。

（五）转送医院治疗

伤重者需送医院治疗。

思考题

烧烫伤的现场救护原则是什么？

（中国人民解放军联勤保障部队第九八三医院　张维立）

第十一节　强酸、强碱伤害

化学物品（如强酸、强碱）对人体组织的损害与酸类、碱类的浓度，接触时间长短，接触量多少有关。强酸对组织的局部损害为强烈的刺激性腐蚀，不仅创面被烧，并能向深层侵蚀。但由于局部组织细胞蛋白被凝结，因而能够阻止烧伤的继续发展。碱性物质更能渗透到组织深层，日后形成的瘢痕较深。

常见的强酸有硫酸、硝酸、盐酸、医院消毒剂（如过氧乙酸）等，强碱有氢氧化钠、氢氧化钾等。

一、症状

硫酸烧伤的伤口呈棕褐色，盐酸、苯酚烧伤的伤口呈白色或灰黄色，硝酸烧伤的伤口呈黄色。烧伤后局部疼痛剧烈、皮肤组织溃烂；如果酸、碱类通过口腔进入胃肠道，则可使口腔、食管、胃黏膜造成腐蚀、糜烂、溃疡出血、黏膜水肿，甚至发生食管壁穿孔和胃壁穿孔。严重烧伤患者可引起休克。

二、现场救护

（一）脱离现场

被少量强酸、强碱烧伤，立即用纸巾、毛巾等蘸吸，并用大量的流动清水冲洗烧伤局部，冲洗时间应在 15min 以上。

（二）大量强酸、强碱烧伤

立即用大量流动清水冲洗烧伤局部，冲洗时间应在 20min 以上，冲洗时将老人被污染的衣物脱去。

（三）口服强酸、强碱致受伤者

口服强酸、强碱受伤的老人则可服用蛋清、牛奶、豆浆、面糊、稠米汤或服用氢氧化铝凝胶保护口腔、食管、胃黏膜。严禁洗胃。

（四）眼部被化学药品灼伤

除现场立即用大量流动水冲洗外，在送医院途中仍要为伤者冲洗受伤眼部。

（五）送医院救治

以上各类型的伤者初步处理后应尽快到就近的医院救治。

思考题

强酸、强碱伤害的现场救护原则是什么？

（中国人民解放军联勤保障部队第九八三医院　张维立）

第十二节　犬　咬　伤

一、犬咬伤与狂犬病

随着家庭饲养宠物的增多，犬咬伤和狂犬病逐年增多，已成为全球性的严重的公共卫生问题。

狂犬病是被感染狂犬病病毒的动物（常见的是狗、猫等）咬伤、抓伤、舔舐伤口或黏膜而引起的急性传染病。狂犬病病毒存在于这些动物的神经组织和唾液中，当人受到病犬咬伤时，病毒经伤口进入人体内。

狂犬病的主要临床表现为特有的恐水怕风、咽肌痉挛、出现角弓反张体征、进行性瘫痪（麻痹），因恐水症状严重，又称恐水症。一旦发病，进展迅速，生存的可能性极小，病死率几乎达 100%。

二、犬咬伤的救护原则

1. 被犬、猫等宿主动物咬、抓伤后，凡不能确定伤人动物是健康的动物的都要采取积极措施。

2. 局部伤口的处理越早越好。立即用肥皂水或清水彻底冲洗伤口至少 15min。冲洗后用 2%～3% 碘酒或 75% 乙醇溶液涂擦伤口。

3. 不论伤及的皮肤、血管是否破损，在做简单的处置后，都应立即到就近的狂犬病免疫预防门诊就医，根据暴露程度和严重程度采取必要的措施。按照接种程序，及时、全程、足量接种狂犬病疫苗。受伤严重的还需要注射抗狂犬病血清或免疫球蛋白。

4. 接种期间要避免剧烈活动，忌用免疫抑制药物，不宜进食酒、咖啡、浓茶和辛辣刺激性食物。

5. 伤口较深、污染严重者酌情进行抗破伤风处理和使用抗生素等，以控制狂犬病以外的其他感染。

6. 将伤人的动物隔离，立即带到动物医院诊断，并向动物防疫部门报告。

三、犬咬伤的预防

1. 了解有关狂犬病的知识，加强自我保护意识，夏季身体暴露部位较多，应尤为注意。
2. 与犬、猫接触多的人，应按"暴露前预防接种法"接种狂犬病疫苗。
3. 在养犬家庭实施照护工作时，应建议家庭雇主定期给犬注射狂犬病疫苗。

思考题

如何预防犬咬伤？

（中国人民解放军联勤保障部队第九八三医院　张维立）

第十三节 止 血

一、出血种类

（一）根据受损的血管分类

1. 动脉出血 因动脉受损而导致的出血，常表现为血液随心脏搏动从伤口流出，呈喷射状涌出，血色鲜红，血流较急，一般出血量较大。

2. 静脉出血 因静脉受损而导致的出血，常表现为血液从伤口不停地流出，血色暗红，流血速度较动脉出血缓慢，出血量与血管大小有关，危险性较动脉出血小。

3. 毛细血管出血 因毛细血管受损而导致的出血，常表现为血液从伤口处渗出，创面上出现许多小血滴，血色鲜红，常找不到出血点，出血量较少时可自行凝结。在实质性器官（如肝、脾和肾）受伤时可出现大出血。

（二）根据出血的部位分类

1. 外出血 血液从皮肤损伤处向外流出，体表可见出血情况，多由外伤引起，易于辨别。

2. 内出血 深部组织和内脏损伤，血液由破裂的血管流入组织或体腔内，体表不见出血，只能由症状识别，因此易被忽视，应特别警惕。

二、出血表现

1. 局部表现 有伤口者，血液可由伤口直接流出，无伤口者表现为皮肤未破，皮肤下可见肿胀及瘀斑。内脏出血者常表现为相应部位的疼痛和全身症状，如颅内出血常表现为头痛、恶心、呕吐。

2. 全身表现 人体的血液占人体体重的 7% ～ 8%。当血液丢失占血液总量的 5% 时，失血 200 ～ 400mL，这时人体可以通过代偿调节而没有明显症状；当血液丢失占血液总量的 20% 时，失血大约为 800mL，这时人就会出现烦躁不安、面色苍白、皮肤湿冷、脉搏细数、血压下降等失血性休克的表现，会有生命危险。因此对于外伤出血的伤者要及时、迅速地止血。

三、止血方法

外伤出血时要迅速采取止血措施。最常用的止血方法是直接压迫止血，还可以根据不同的情况采用加压包扎止血、指压止血、止血带止血等不同的方法。

（一）加压包扎止血法

大多数的出血伤口均可采用此方法。

1. 准备工作 现场急救中可利用纱布和其他物品（如毛巾、手绢、清洁的衣物等）压迫伤口。

2. 操作程序 当发现受伤者出血时，立即用物品覆盖伤口，手指或手掌用力压迫局部，加压包扎。

3. 注意事项

（1）发现出血时要迅速压迫伤口。

（2）覆盖伤口的棉制物品要有足够厚度，面积要足够大。

（3）压迫伤口的力度以不出血为准。

（二）指压止血法

用于出血量大、有血管损伤者。

1. **止血原理**　用手指压迫后，阻断了经过骨骼表面的动脉近端，间接阻断了动脉的供血。

2. **压迫位置及方法**（图 11-8）

（1）颞浅动脉压迫点：用于头顶部出血，一侧头顶部出血时，在同侧耳前，对准耳屏前上方 1.5cm 处，用拇指压迫颞浅动脉止血。

（2）肱动脉压迫点：肱动脉位于上臂中段的内侧，位置较深，前臂出血时，在上臂中段的内侧摸到肱动脉搏动后，用拇指按压止血。

（3）桡、尺动脉压迫点：桡、尺动脉在腕部掌面两侧。腕及手出血时，要同时按压桡、尺两条动脉方可止血。

（4）指动脉压迫点：手指两侧出血时，用拇指和示指压迫手指两侧根部止血。

（5）股动脉压迫点：在腹股沟韧带中点偏内侧的下方能摸到股动脉的搏动。用拳头或掌根向外上方压迫，用于下肢大出血的止血。股动脉在腹股沟处位置表浅，该处损伤时出血量大，要用双手拇指同时压迫出血点的远近两端，压迫时间也要延长。

（6）腘动脉压迫点：在腘窝中部摸到腘动脉搏动后，用拇指或掌根向腘窝深部压迫，用于小腿及以下严重出血的止血。

（7）足背动脉压迫点：在踝关节下方、足背正中处。用于足部、脚趾止血。

3. **注意事项**　熟练、准确掌握压迫点，压迫力度要适中，压迫时间一般为 10 ～ 15min。在紧急情况下需要采取直接压迫止血法，同时与其他人员配合采用指压止血法。

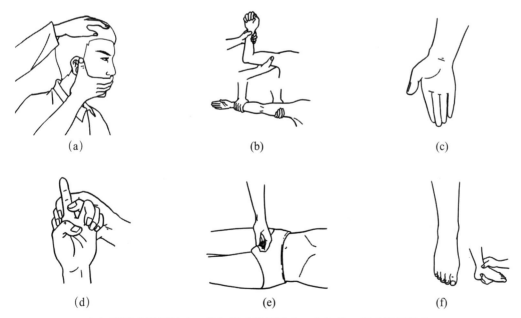

(a)　　　　　　　　(b)　　　　　　　　(c)

(d)　　　　　　　　(e)　　　　　　　　(f)

（a）颞浅动脉压迫点；（b）肱动脉压迫点；（c）桡、尺动脉压迫点；
（d）指动脉压迫点；（e）股动脉压迫点；（f）足背动脉压迫点。

图 11-8　指压止血法

思考题

止血的方法有哪些?

(中国人民解放军联勤保障部队第九八三医院 张维立)

第十四节 鼻 出 血

鼻出血随时随地都可能发生,原因可能是空气比较干燥而导致鼻黏膜干燥,发生感冒、感染、过敏性鼻炎或是鼻子被撞到,再加上鼻子部位的血管比较脆弱,从而引起出血。鼻出血也是较为紧急的情况,在大量出血的情况下,老人可能休克。鼻出血的紧急处理方法如下。

1. 让鼻出血的老人坐起来,让老人用手拿着纸巾或布放在鼻子下面,让血滴在纸巾上,以免弄脏衣服。

2. 老年照护师将手套戴上,然后把示指和拇指放在老人鼻梁处,用力挤压,这样可以止血。

3. 让老人自己将手放在鼻梁的两侧用力挤压止血,直到出血停止。

4. 老年照护师还可以把冷毛巾或者包着冰块的毛巾放在老人的颈部、额头或上嘴唇,使血流减缓。在用冰敷的时候,一定要包在毛巾里,而不要让冰块直接接触老人皮肤。

5. 如果鼻出血不能被止住,要赶快送老人去医院,或打电话叫救护车送医院。

6. 将这个过程记录在照料日记中。

思考题

鼻出血的紧急处理方法是什么?

(中国人民解放军联勤保障部队第九八三医院 张维立)

第十五节 紧急救护时须注意的事项

一、拨打电话的方法

1. 当有人遇到急症(如呼吸及心搏骤停、心肌梗死等)需要紧急救护时,除在现场做简单的应急处理外,还应尽快与"120"取得联系。

2. 拨打"120"电话时,老年照护师首先要保持镇静,讲清楚"何人""何地""发生了什么情况",并且要听清楚"120"的答复及要求。

3. 与"120"联系好后,最好有一个人在现场附近等候救护车的到来,这样可以避免耽误抢救时间。

二、几种救护体位

1. 当有人发生昏迷时，一般情况下应采用平卧位，但不要随意摇动头部。

2. 对于昏迷并有大量咯血、呕血或呕吐者，要将头偏向一侧，使口腔分泌物及呕吐物易于流出，以免呕吐物阻塞气管而发生窒息（图 11-9）。如果已知昏迷者是由咯血所致，应将身体移向患病的一侧卧位，这样可以压迫患侧肺部，减轻呼吸运动，从而减少出血。

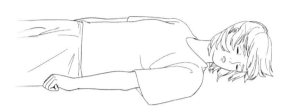

图 11-9　头偏向一侧以预防呕吐物阻塞气管

3. 照护对象患有哮喘、呼吸困难或严重心力衰竭时，可取头高脚低位或半坐卧位，以减少下肢静脉血液回流，减轻心脏负担，改善因心功能不全而引起的呼吸困难。

4. 腰、背、臀部有伤口而不能平卧和侧卧时，可以采取俯卧位。俯卧时头要偏向一侧，且要两臂弯曲放在头的两侧，腹部及膝下各放入一个软枕，这样的体位不会影响呼吸。

5. 怀疑有脑出血者，可采取头高脚低位，尽量减少震动，搬运时动作要轻。

6. 四肢出血或有休克者，应将伤肢垫高，而且要高于心脏水平。

思考题

紧急救护时须注意的事项是什么？

（中国人民解放军联勤保障部队第九八三医院　张维立）

第12章

老年人运动与康复

第一节 老年人运动

一、老年人运动的种类及作用

生命在于运动，合适而有规律的运动是延缓老化和机体功能衰退的最基本方法，也是尽可能长地维持老年人生活自理能力和提高老年人生存质量的重要措施。

（一）老年人运动的种类

适合老年人的运动类型是有氧运动，它是指运动时肌肉活动的耗氧量与血液的供氧量基本平衡，以氧化供能而非无氧酵解供能的一类运动。有氧运动的特点是强度低到中等、有节奏、持续时间长。同具有爆发性的非有氧运动相比较，有氧运动是一种恒常运动。常见的有步行、快走、慢跑、游泳、骑自行车、打太极拳、跳健身舞、跳绳、做韵律操等，一些高龄老人、慢性病患者还可以针对个人情况制订特定的康复操来进行训练。老年人运动项目的选择，首先要考虑的是安全，应避免剧烈竞技运动和过于憋气、用力的运动，如举重、俯卧撑等。同时选择运动要考虑个体差异，不同个体生活习惯不同，对运动的生理反应、适应速度不同，运动的效果也不同，应根据老年人的体质状况、锻炼基础、兴趣爱好及周围环境条件等因素选择适宜的锻炼项目。

老年人亦可根据自身身体情况参加一些闲暇娱乐活动，它们可增进老年人的社会交往，有益于老年人的心身健康。常见的闲暇娱乐活动有：参加各种公益活动，如各种纪念、演讲、大型文艺汇演、舞会等；参加老年大学及社会上开办的各类兴趣班；老年人的游戏，如击鼓传花、故事会、棋牌等；各种俱乐部活动，如书法社、摄影协会、花鸟俱乐部等。它们既可以使老年人走出户外，又可以培养老年人的审美、耐心、爱心和创造力。

（二）老年人参加运动的作用

1. 改善心肺功能　进行有氧运动能够改善锻炼者的心脏功能，增强心肌收缩力，提高心脏泵血功能，提高心力储备能力。同时能增强呼吸功能，提高肺活量。有氧运动能够促进脂肪分解，延缓血管硬化。

2. 预防和控制高血压、高血脂、糖尿病　有氧运动能促进脂质代谢，改善心血管功能，长期有规律的锻炼可有效地预防各类慢性病，同时有氧运动也是高血压、高血脂、糖尿病的辅助治疗措施，有利于减肥、降血脂和控制血糖。

3. 维持正常体重　有氧运动加上适当的饮食控制，能够最有效地去除体内多余脂肪，而且不会损失肌肉成分，是最科学的减肥方法。

4.预防骨质疏松　随着年龄的增长，人体骨骼中的钙渐渐减少，使骨头变得松脆易折，这就是为什么老年人常发生骨折的原因。长期有氧运动能够使骨骼得到有效的锻炼，防止骨骼废用性萎缩，能有效防止钙的流失，是防治骨质疏松的重要措施。

5.改善心理状态　有氧运动可以调节情绪，改善心理状态。大量研究表明，适度有规律的运动，可改善疲劳、情绪抑郁、记忆力减退甚至工作倦怠等情况。此外，有氧运动还可以增加自信心，锻炼人的毅力。

6.延缓机体功能衰退　大量研究表明，有规律的有氧运动能增强体能与耐力，提高肌肉的弹性、伸展性和协调性，延缓机体功能的衰退，提高生存质量。同时，运动可提高人体的免疫功能，预防各种疾病。

7.改善睡眠质量　运动可放松身体，改善抑郁和焦虑情绪，同时运动引起的适度疲劳也可促进晚上的睡眠。

二、老年人运动的强度和时间

（一）老年人运动强度

运动强度和运动持续的时间是影响锻炼效果的重要因素。研究证明：低强度、长周期的运动与高强度、短周期的训练，对提高心血管的耐力的作用是相似的。而运动强度过大则易引起老年人心脑血管意外，而且老年人由于骨关节的退行性变化，也不适宜高强度的运动，因此老年人运动强度应选择低中强度，具体还需要根据每位老年人的实际情况而定。

目前，在国内外使用较多的是以心率来监测运动强度，即运动时心率达到：靶心率 =（220 − 年龄）×（60% ~ 90%）（或者采用"170 − 年龄"作为靶心率）。例如，一名男子 60 岁，他锻炼时的心率范围是：（220 − 60）×（60% ~ 90%）=96 ~ 144 次 /min，这就是这名男子在锻炼过程中每分钟应达到的心率范围，96 次是下限，144 次是上限。如果心率低于 96 次 /min，说明运动强度过低，应增加运动强度；如果心率超过 144 次 /min，则说明运动强度过大，应适当减少运动强度。此外，运动强度是否合适还可结合心率恢复情况判断。运动结束后 3 ~ 5min 心率恢复到运动前水平表明运动适宜；如在 10min 以上才能恢复，则表明运动量太大，应减少运动量；如在 3min 内恢复，则说明运动量较小，应适当增加运动量。

运动量监测还要结合老年人的自我感觉进行综合判断，如运动后全身有热感或微微出汗，感到轻松愉快或稍有疲劳，食欲、睡眠、精神良好，表明运动量适当，效果良好。如运动后身体无热感或无出汗，心率不增加或增加不多，则说明运动量过小，应适当加大运动量。如运动后感到很疲乏、头晕、胸闷、气促、心悸、睡眠不良、食欲减退等，说明运动量过大，应减少运动量。如果在运动过程中出现严重的胸闷、气喘、心绞痛等，应立即停止运动，并及时到医院治疗。

老年人年龄跨度大，个体情况也有很大差别，运动强度的掌握一定要根据个体情况调整。日常锻炼可根据老年人的主观运动强度评分来判断是否合适，如表 12-1 所示，将运动强度从静止状态到极度辛苦分为 0—10 级，4—7 级是较为适宜的运动强度。

（二）老年人运动的时间和频率

有研究表明，5 ~ 10min 的高强度运动可以改善心血管耐力，但由于运动强度增大，也增加了心血管意外和骨关节损伤的危险性，因而美国大学运动医学会（ACSM）

表 12-1　主观运动强度评分

项目	0	1	2	3	4	5	6	7	8	9	10
运动强度	静止状态	很轻松	非常轻松	较轻松	轻松	适中	吃力	较吃力	较辛苦	非常辛苦	极度辛苦
阶段	热身阶段				训练阶段				危险阶段		

推荐 20 ～ 60min 持续的有氧运动。一般要求锻炼时运动强度达到靶心率后，应持续 20 ～ 30min。运动持续的时间长短与运动强度成反比。强度大，持续时间则可相应缩短；强度小，运动时间可相应延长。

老年人应从低强度运动开始，逐渐增加运动强度和运动时间，但运动强度不宜增加过大。老年人运动应每周 3 ～ 5 次，或隔天 1 次。最佳运动时间为太阳出来后或 15：00—17：00。每次锻炼时间半小时左右，一天 1 ～ 2 次，一天运动总时间以不超过 2h 为宜。注意避免饭后立即运动，夏天防中暑，冬天防受寒感冒，患急性病及精神受刺激等情况下暂停锻炼。冠心病的老人运动心率不超过 120 次 /min。微微出汗，轻微疲劳，不应有气急、胸闷或头晕症状。

运动前做适当的准备活动，让身体的各器官做好准备，使机体逐步地进入活动状态，达到适宜的运动水平，预防运动损伤的发生。准备活动内容一般只需进行一般性准备活动，如快走、慢跑、踢腿、弯腰、活动脚踝及手腕等。年龄较大、身体状况较差的老年人或者在夏季锻炼，准备活动就不要太久，以免引起疲劳。气温较低时，准备活动的时间可适当长一些，量可稍大一些；气温较高时，时间可短一些，量可以小一些。一般准备活动后接着进行锻炼即可，中间不必休息，也可休息 1 ～ 3min 再开始进行正式的锻炼。

运动后进行适当的整理活动，使身体逐步恢复到正常状态。整理活动的主要内容一般可以进行 1 ～ 2min 的慢跑或步行，也可以进行一些全身的伸展练习和柔软体操，还可以进行一些自我抖动肌肉的放松动作。

（三）老年人运动的 "金字塔"

1. 第五层　不要连续超过 60min，这类活动包括看电视、玩电脑、工作等。

2. 第四层　次数：每周 2 ～ 3 次。时间：每 10 个动作为一组，做 1 ～ 3 组。强度：略超肌肉负荷。适合日常训练的有仰卧起坐、立卧撑。

3. 第三层　次数：每周 3 ～ 5 次。时间：每次 20min 以上。强度：中等偏高。有氧运动有慢跑、骑自行车、游泳、登山。

4. 第二层　次数：每周 5 ～ 7 次。时间：6 ～ 10 个动作，每个持续 30s。强度：伸展至有拉紧感。这类活动主要有瑜伽、拉筋动作、柔软体操、八段锦等。

5. 第一层　次数：每天数次。时间：每天累计 30min 以上。强度：适中。这类活动主要有走路、爬楼梯、家务劳动、骑车上班、园艺活动、家务、逛街、购物等。

（四）老年人运动必须遵循的原则

1. 因人而异的原则　老年人的身体健康状况、运动技术基础、习惯爱好等诸多方面都有差异，因此，在选择的健身项目、锻炼时间、运动量、运动强度以及运动持续时间等方面都应有所不同，每一位老年人都应根据自己的条件和情况来参加体育健身活动。

2. 持之以恒的原则　体育锻炼要取得健身效果，必须做到持之以恒。要把体育锻炼当成生活的需要，养成有规律的运动习惯才能达到健康长寿的目的。

3. 循序渐进的原则　运动可以健身，老年人希望身体健康，但不可急于求成，开始时运动量不宜过大，运动时间也不宜太长，运动的内容要由易到难，循序渐进。

4. 安全性原则　老年人锻炼身体是为了健康长寿，那么就应该把安全放在第一位。运动的种类、强度、持续时间都要与身体情况相结合。

5. 科学性原则　老年人参加体育锻炼一定要讲究科学性，遵循体育活动的规律，运用科学的方法锻炼身体。

（五）老年人运动的注意事项

1. 运动的强度及时间要依个人的体能慢慢地增加，做到"有点累但又不至于太累"的程度，不可累到"喘得说不出话来"的地步，每周维持 3 ～ 5 次，每次 20 ～ 30min。

2. 运动前要有 5 ～ 10min 的热身运动，运动后也要有数分钟的缓和运动。

3. 选择合适的运动鞋，鞋底以富弹性而不滑为佳。

4. 吃饭前、后 1h 内不宜运动。

5. 由于运动时会出汗，身体损失水分后，会自然地从肠道中吸收一部分水分，这样就会促使粪便变得干结而不易排出。随着水分的吸收，也有可能吸收回一些存在于粪便中的已被分解出来的毒素，久而久之，就会给身体健康带来危害。

6. 老年人不宜练腿功。人到老年，整个骨质变得疏松、脆弱而无弹性，承受能力随着年龄的增长大大降低。同时，肌肉、韧带也都同时趋于萎缩和僵化，肌纤维缩短，韧带松弛变长。稍有不慎而跌倒，不仅有发生骨折、脱臼的危险，而且还可能在顷刻间导致颅内出血、半身不遂、偏瘫、全瘫，甚至死亡。

7. 注意呼吸方式，运动时要用鼻子吸气，要自由呼吸，因为空气经鼻吸入，鼻毛可挡住灰尘，鼻腔黏膜可调节空气的温度和湿度。同时呼吸要自然，因为憋气时胸腔内的压力大，不利于血液流至心脏。

（六）夏季锻炼时应注意的事项

1. 避免在 11：00—16：00 等炎热的时间里进行锻炼，减少外界的高温直接辐射在身体上。

2. 室外锻炼时要戴遮阳的白帽或用树枝、竹叶编成的凉帽，宜穿白色或淡色、透气性能好、服质柔软、宽松、整洁的运动服。

3. 在运动过程中要增加间歇次数，每次 10 ～ 15min，并设法在阴凉、安静处休息，锻炼时间不宜过长。

4. 间歇时，可饮淡盐水或清凉祛暑饮料（绿豆汤、果汁、金银花水等）。

5. 锻炼后，立即用温水洗澡。浴后，进行 5 ～ 6min 自我按摩，达到消除疲劳的效果。

6. 如锻炼中出现中暑症状，应立即中止运动，将老人转移到阴凉通风处呼吸新鲜空气，脱去运动服，松解衣扣，并在头额部或腋下进行冷敷。

7. 对头晕、头痛、恶心的老人，可服用藿香正气水、十滴水等祛暑药物，也可配合刮痧治疗；如重度中暑，应直接送医院医治。

8. 剧烈运动后的注意事项。

（1）不宜立即停下来休息。

（2）不宜立即大量饮水。

（3）不宜马上洗冷水澡、游泳、吹风或吹空调。

（4）不宜立即饮啤酒。

（5）不宜立即吃饭。

（6）有高血压、心脏病、糖尿病、关节置换、腰肩颈酸痛、手脚关节急性扭伤等健康问题者，应请专业医师诊查，并由物理治疗师指导合适的运动方法、运动强度及注意事项。

9.遇到下列情况之一应暂停锻炼。

（1）体温升高，如感冒、急性扁桃体炎等症。

（2）各种内脏疾病的急性发作阶段。

（3）身体某一部位具有出血倾向的患者。

（4）运动器官外伤未愈时（功能恢复锻炼除外）。

（5）各种传染性疾病未愈时。

（6）运动前或运动中有头晕、胸痛、心悸、脸色苍白、盗汗等情形时。

思考题

1.老年人运动的强度用什么来监测？

2.老年人运动必须遵循的原则是什么？

3.老年人运动的注意事项是什么？

4.老年人运动的时候应如何掌握呼吸方式？

5.剧烈运动后有哪"五不宜"？

（中国人民解放军联勤保障部队第九八三医院　温丽芳）

第二节　老年人运动锻炼选择的地点和时机

一、选择的时机

（一）不提倡过早

1.初春，晨间气温低、湿度大、雾气重。因室内外温差悬殊，人体骤然受冷，容易患伤风感冒，可使哮喘病、"老慢支"、肺心病等病情加重，故老年人以在太阳初升后外出锻炼为宜。

2.冬季忌早晨锻炼。由于冬季清晨雾多，污染物会附着雾气漂移于低空，加上冬季绿色植物减少，空气洁净程度更差，此时锻炼，污染物会通过呼吸道进入人体。因此，冬季忌晨练。

3.美国科学家研究认为，16：00—18：00是体育锻炼的最佳时间。专家指出：无论是人的体力发挥，还是身体的适应能力，都以下午接近黄昏的时候为宜。在这段时间内，人的听觉、视觉等感官最敏锐，全身的协调能力最强，尤其心率与血压均较低且平稳，最适合于锻炼。通常人们以为早晨锻炼好，其实不然。早晨锻炼时，心率与血压较傍晚明显升高，会对健康构成潜在威胁。

4.傍晚锻炼可使体内化解血栓的能力增加39%，而早晨跑步反而可使血栓形成的危险增加 6%。

（二）不提倡空腹

1. 对于老年人而言，空腹晨练是一种潜在的危险。

2. 老年人新陈代谢低，早晨血流相对缓慢，血压、体温偏低，在经过一夜的睡眠之后，不进食就进行 1～2h 的锻炼，腹中已空，热量不足，再加上体力的消耗，会使大脑供血不足，出现头晕，严重的会感到心慌、腿软、站立不稳，心脏功能不太好的老年人会突然摔倒甚至猝死。

3. 晨练前应喝些热饮料，如牛奶、蛋汤、咖啡、麦片等，以补充水分，增加热量，增进血容量，加速血液循环，防止脑血管意外的发生。

（三）不提倡过量

1. 老年人体力弱，适应差，故运动一定要量力而行，循序渐进，以舒适为宜，要日积月累，这样才能取得满意的锻炼效果。如偶尔剧烈运动反而有损健康，要想通过体育锻炼取得良好的效果，必须持之以恒，绝不能"三天打鱼，两天晒网"。最好是每天锻炼，每次锻炼半小时左右；实在有困难时，每周锻炼不应该少于 3 次。同时，要合理地安排好时间，养成按时锻炼的良好习惯，注意掌握适当的运动量。

2. 不能做过于剧烈或持久的运动，宜多做些散步、气功、太极拳、广播操等舒缓的活动，否则剧烈的运动容易诱发心、肺疾病。开始锻炼时运动量宜小，待适应后再逐渐增加。经过一段时间的运动锻炼后，如果运动时感到发热、微微出汗，运动后感到轻松、舒畅、食欲及睡眠均好，说明运动量适当，效果良好，就要坚持下去。锻炼的动作要由易到难、由动到静、动静结合。

3. 运动不能过量，由于每次运动都可能会引起肌肉组织出现轻微撕裂，因此免疫系统要消耗能量加以修补，这样余下的免疫系统只剩下"一半威力"，影响身体对抗其他病菌的能力。此外，断断续续的无规律运动还将导致免疫系统受到明显抑制。因此，要掌握好动作的要领、技巧和锻炼方法。

（四）不能操之过急

参加运动锻炼绝不能急于求成，而应该有目的、有计划、有步骤地进行，因为偶尔运动者吸入体内的氧气比长期坚持适宜运动的人要多，随着呼吸频率加快，各种组织代谢加快、耗氧量骤增，容易破坏人体正常的新陈代谢过程，造成细胞的衰老而危害机体。即不做无准备的锻炼，因老年人晨起后肌肉舒弛，关节韧带僵硬，四肢功能不协调，故锻炼前应轻柔地活动躯体，扭动腰部，放松肌肉，活动关节，以提高运动的兴奋性，防止因骤然锻炼而诱发意外伤害。

二、选择的地点

1. 应该是空气新鲜的地方，如湖滨、公园、清洁宽敞的绿化地区。

2. 如果在工厂、住宅区锻炼，应注意远离正在排烟的烟囱，并避免在高架桥下锻炼，注意应在上风向运动。

三、选择的运动量

1. 年龄不同　我国规定 60 岁以上的年龄就属于老年人范畴，若让 60～90 岁的老年人采用同一运动项目、同样强度的运动量进行锻炼，显然是不合适的。

2. 性别不同　一般来说，男性体力比女性要好一些，运动量也应该大一些。

3. 健康情况不同　老年人身体有强有弱，即使相同岁数的人，身体状况也千差万别，有些甚至患有慢性疾病。因此，在选择运动项目、锻炼方法、运动量等方面也不应完全相同。

4. 工作性质不同　脑力劳动者比体力劳动者要多参加运动锻炼；体力劳动者，由于工作的不同而造成身体的各个部位发展不平衡，更应该采取有针对性的锻炼。

5. 锻炼基础不同　有的老年人从少年或中年就开始锻炼，有的老年人退休后才开始锻炼，因此所选择的运动项目、锻炼方法及运动量等也要有所不同。

6. 兴趣爱好不同　应根据每个人的兴趣爱好选择合适的运动项目，这样不仅易于坚持，而且锻炼效果也会好些。

思考题

1. 老年人锻炼的最佳时间是什么？

2. 为什么不宜空腹锻炼？

3. 老年人锻炼如何掌握运动量？

（中国人民解放军联勤保障部队第九八三医院　温丽芳）

第三节　老年人常见健身运动及方式

一、常见的健身运动

（一）散步

散步对人体健康是很有益处的，是一种缓和、轻松的健身运动，可以促进血液循环，改善呼吸功能，促进胃肠活动，促进新陈代谢，增加能量消耗，有助于防治糖尿病和肥胖症。步行作为健身的运动项目，视老年人的身体状况可快可慢。60 岁以上的健康老人步行速度应力求达到每分钟 100 步左右，一天总量达 6 000 步左右。根据步速，散步可分为慢步走（每分钟 70 ~ 90 步）、中速走（每分钟 90 ~ 120 步）、快步走（每分钟 120 ~ 140 步）、极快速走（每分钟 140 步以上）。

（二）慢跑

慢跑可较好地锻炼心、肺功能，使心脏收缩力增强，改善心脏的泵血功能，并可扩张冠状动脉，增加心脏的血液供应，防治或减少心绞痛发作；调节血管收缩、舒张功能，使血管弹性增加，有利于血压的稳定。慢跑时吸入的氧气量比静坐时多 8 倍，可使肺活量明显增加，改善和提高肺功能。慢跑可促进能量消耗，改善脂肪代谢，故对防治高脂血症、肥胖症、冠心病、动脉硬化、高血压病等疾病都有好处。

（三）太极拳

太极拳是我国传统的健身运动项目，太极拳的特点是静动结合，运动缓慢柔和，可以调节老年人的心境，动作优美又有节奏感，具有健身和延年益寿的功效，对防治慢性疾病有较好的效果，是非常适合老年人的一种锻炼项目。

打太极拳时全神贯注，注意力高度集中，有利于大脑的休息；有助于延缓肌力衰退，保持和改善关节运动的灵活性；太极拳动作缓慢柔和，柔中有刚，肌肉有节奏地舒缩，对调节大脑皮质和自主神经系统功能具有独特的作用；对多种慢性疾病（如高血压、神经衰弱、溃疡病、肺结核、肝炎恢复期、骨关节病等）具有辅助治疗作用。

练太极拳要选在地面平坦、环境幽静、空气新鲜的室外或室内进行。

（四）球类运动

球类运动是一个集体的运动项目，可减轻老年人的孤独和寂寞。适合于老年人锻炼的球类有健身球、乒乓球、羽毛球、网球、门球、台球和高尔夫球等，它们都是有趣的健身运动，既锻炼了肌肉关节力量，又调节大脑皮质、小脑的灵活性和协调性，可根据个人的兴趣和爱好加以选择。

1. **健身球**　锻炼时，手持两个健身球，沿顺时针或逆时针方向有节奏地转动，每次可练 10 余分钟，每天可练数次。练健身球的作用主要是增强指及腕关节的韧性、灵活性和协调性，对预防老年人指关节和腕关节僵直颇有好处。

2. **乒乓球**　打乒乓球可增强四肢、腰部、背部和胸部肌肉的力量，提高机体的耐受力，可有效地增强心肺功能，延缓衰老。

3. **羽毛球**　打羽毛球可增强腰背、腹肌和四肢肌肉的力量，提高大脑皮质的兴奋性及小脑的灵活性和协调性。

4. **网球**　打网球可取得与打羽毛球同样的锻炼效果。其运动量比羽毛球大，但需要网球场或较大的空地才能进行锻炼。

5. **门球**　门球运动有竞争性，比赛时间短，运动量不大，而趣味性很强，比较适合老年人。门球运动可增强腰背、四肢肌肉力量，并有健脑作用。

6. **台球**　台球是一种集智力与体力、运动和娱乐为一体的健身项目，通过动脑、动眼、动手及脚步移动来达到强身健体的目的。

7. **高尔夫球**　高尔夫球是一项高雅的户外运动项目，可使腰背肌肉得到锻炼，很适合老年人。但受运动场地、经济条件等因素的限制，这种运动目前尚未能得到广泛开展。

（五）跳舞

跳舞是一种有益于老年人身心健康的文化娱乐活动，也是一种适宜的体育锻炼。老年人可以跳交际舞、老年迪斯科等，在欢快、悠扬动听的音乐旋律中翩翩起舞，会使人觉得精神愉快，消除抑郁焦虑心理。跳舞是一种集体性娱乐活动，可以使老年人在人际交往中获得精神上的支持和满足。跳舞也是一种全身性的运动，可促进胃肠蠕动，增进食欲，调节全身肌肉关节运动，促进血液循环，对冠心病、高血压病、骨关节病、肥胖症、便秘、癌症等身心疾病有防治的作用。需要注意的是，跳舞的节奏不要太快。

（六）体操

有广播操、保健操等。最初运动可先选择 3～5 节适合老年人体力的体操，以后再逐渐增加运动量。一般每天 1～2 次，每次以 10～20min 为宜。

（七）呼吸健肺操

老年人呼吸健肺操可以提高老年人的肺功能，促进支气管炎、肺气肿等慢性肺部疾病的康复。肺活量是衡量身体素质和检测生命体征的一个重要指标。老年人有生理功能逐渐减弱、活动减少、肺功能下降的特点，如果经常进行胸廓牵拉、挤压，可以促进气体交换，有效增加老年人的肺活量。

1. 动作要领

（1）伸展胸廓：站立且双臂下垂，两脚间距同肩宽。吸气，双手经体侧缓慢向上伸展，尽量扩展胸廓，同时抬头挺胸。呼气时还原。

（2）转体压胸：站姿同上。吸气，上身缓慢地向左右方转动，右臂随之侧平拳并向右后方伸展，然后左手平放于左侧胸腔向右推动胸部，同时呼气。向左侧转动时，动作相同，方向相反。

（3）交叉抱胸：坐位，两脚自然踏地。深吸气，然后缓缓呼气，同时双臂交叉抱于胸前，上身稍前倾。呼吸时还原。

（4）双手挤压胸：体位同上，双手放于胸部两侧。深吸气，然后缓缓呼气，同时双手挤压胸部，上身前倾。吸气时还原。

（5）抱单膝挤压胸：体位同上。深吸气，然后缓缓呼气，同时抬起一侧下肢，双手抱住小腿，并向胸部挤压。吸气时还原。两侧交替进行。

（6）抱双膝压胸：直立，两脚并拢。深吸气，然后缓缓呼气，同时屈膝下蹲，双手抱膝，大腿尽量挤压腹部及胸廓，以协助排除肺里存留的气体。吸气时还原。

2. 注意要点

（1）以上"呼吸健肺操"，可以依次做完，每次重复 5～8 次；年老体弱者也可选其中两三种同做，每次重复 10～15 次，每天做 2～3 遍。

（2）做操时以腹式呼吸为主，要求：吸气深长，尽量多吸；呼气缓慢，尽量呼尽。在做完每一个动作时，应保持姿势数秒，然后再做下一个动作。

二、运动的方式

（一）步行

1. 正向行走　民间有"饭后百步走，活到九十九"和"饭后三百步，不用进药铺"之类的谚语，人们对这种说法大多深信不疑，但也有一些学者表示怀疑。有人认为进食后胃肠功能增强，要求供应更多的血液，因而使其他器官，特别是大脑和心脏的供血量减少，如果此时再进行体育运动，有进一步导致大脑缺血、加重心脏负担的可能，故建议在饭后应稍作休息，甚至平卧一会儿，再出去散步。

2. 反向进行（倒行）　倒行是一种颇受人们推崇的、独特的锻炼手段，它的优点是能调动一些平时不经常活动的肌肉群（例如腰背部的肌肉）积极活动起来，改善这些部位的血液循环，可减轻或消除腰背部的某些病痛。同时，由于在倒行时必须注意力高度集中，全身放松，它对神经系统有较好的调节作用，对高血压、胃病等也有一定的防治效果。下面介绍两种倒行方式：

（1）摇臂式：两臂配合腿的动作，前后自然摆动，腰要挺直。

（2）叉腰式：要头正、颈直、全身放松。

（二）慢跑

1. 理想的锻炼方式　慢跑一般分为预备活动、慢跑和放松三个阶段。开始时适当进行 2～3min 的准备活动，缓慢地活动一下肢体，使全身肌肉放松。慢跑时脚步要轻快，双臂摆动自然，要用鼻子吸气，用嘴呼气，呼吸要深长、细缓、有节奏，每跑 2～3 步吸气

1 次，再跑 2 ～ 3 步呼气 1 次，健身跑的速度为 120 ～ 130m/min，以自己不觉得难受、不气短、能边跑边与别人说话为宜。慢跑结束后不宜马上停下来，而应缓慢步行或原地踏步做些放松整理活动，逐渐恢复到安静状态。对于体质较差或以前缺乏锻炼的老年人，可先采取走、跑交替的方式，待逐渐适应后再进行全程跑。

2. 老人慢跑禁忌

（1）忌雨天跑。

（2）忌雨后、雪后跑。

（3）忌雾天跑。

（4）忌迎风跑。

（5）忌在工厂下风方向跑。

（三）爬楼梯

1. 爬楼梯的好处

（1）保持关节灵活。上下楼梯，使肌肉有节律性地收缩和放松，能增加腰背、腿部肌肉的力量，特别是下肢肌肉韧带的活动能力，从而保持关节灵活，使两腿逐渐练得强劲有力。

（2）预防冠心病。人体心脏的冠状动脉的供血是随着年龄的不断增长而逐年减少的，所以人到中年，经常上下楼梯可以增加冠状动脉的血液流量，预防冠心病的发生。

（3）提高呼吸功能。由于上楼时肌肉活动增加，迫使呼吸器官加倍工作，增加肺活量，这样可以改善随着年龄的增长而出现肺活量越来越小的状况，提高呼吸系统的功能。

（4）促使血压平稳。爬楼梯的方法，应以慢爬为主，1s 一台阶，速度要均匀。用踮脚方法爬楼梯不仅能促进肌力的增强，而且还能增进脑和内脏的功能，促使血压处于平衡状态，具有独特的健身效果。

2. 爬楼梯时需注意事项

（1）爬停相间。即每爬 1 ～ 2 层，在楼梯转弯的平台上略停片刻，再继续往上爬。

（2）切忌"屏气"。应以自然的呼吸配合自然的步伐。

（3）身心结合。脚到眼到，不宜分心，以免发生意外。

（四）五官运动

五官运动法是一种对头、眼、耳、鼻、喉、齿的放松运动，已为不少人采用。其内容分下列步骤：

1. 搔首压发　先用两手手指抓全头头皮十数次，然后用两手轻压头发，由前额向后移动，如梳发一样，数次到十数次。

2. 按摩前额　用两手中指轻轻按摩眉间的前额部位，并分别向两侧移动至左右太阳穴各十数次。

3. 按摩太阳穴　用左右两手的中指和无名指或手掌分别同时按摩左右两太阳穴数次到十数次。

4. 捏鼻梁　用拇指和示指轻捏鼻十数次，可使鼻孔通畅。

5. 揉眼　两眼轻闭，用手指轻轻揉摩两眼眶周围，可保护视力。

6. 搓耳及压鼓膜　用两手轻搓两外耳郭数次，然后用手掌窝间断地轻压两耳，使两耳鼓膜振动十数次，可防止鼓膜硬化。

7. 按摩面部　用两手掌按摩面部两颊，能使面部光洁。

8. *叩齿* 上下牙齿相互轻叩十数次，可使牙齿坚固。

9. *床上运动* 未起床前用手摩擦面部，捏捏鼻梁，然后深深地吐几口大气，随即屈腿，手足一伸，浑身用劲，使全身肌肉发紧。紧过一阵，使全身肌肉再放松，松得像一丝气力都没有一样，也可以使大腿交替屈伸数次。这样一紧一松交替十几次后，身心会有舒适感。开始的时候，可从局部锻炼起，在腿部、臀部、背部、腹部或颈部分别用力。床上运动，可以用很少时间，换来一天的舒畅和硬朗。

（五）健脑操

对解除头昏很有效。最好每天做1遍，大概需要6min。

1. *上下耸肩运动* 两足分开而立，与肩同宽，两肩尽量上提，使脑袋贴在两肩头之间，稍停片刻，肩头突然下落，做8遍。

2. *背后举臂运动* 两臂交叉并伸直于后，随即用力上举，状似用肩胛骨上推头的根部，保持2～3s后，两臂猛地落下，像要撞到腰上（实际也可撞上），做1遍。

3. *叉手前伸运动* 屈肘，五指交叉于胸前，两手迅猛前伸，同时迅速向前低头，使头夹在伸直的两小臂之间，做5～10遍。

4. *叉手转肩运动* 五指交叉于胸前，掌心朝下，尽量左右转肩。头必须跟着向后转，注意保持开始时的姿势，转动幅度要等于或大于90°。左右交替，做5～10遍。

5. *前后屈肩运动* 先使两肩尽量向后弯曲，状如两肩胛骨要碰到一起似的，接着让两肩向前弯，如同两肩会在胸前闭合似的，并使两只手背靠在一起，做5～10遍。

6. *前后转肩运动* 屈肘，呈直角，旋转肩部，先由前向后，再从后向前，旋转遍数不限。

（六）健腿操

1. "干洗腿" 用双手从大腿根部逐渐向下推拿至足踝部，再从足踝部向上推拿，重复十几遍，每日数次，能预防下肢静脉曲张、水肿、肌肉萎缩。

2. "揉腿肚" 双手握成拳头，置于腿肚两侧，旋转揉动数十次。揉动前将腿平伸在床上练，这样能促进下肢肌肉中血液的回流，增强腿部肌肉力量。

3. "扭膝" 双腿并拢屈膝，微下蹲，双手置于膝上，顺时针方向和逆时针方向各揉动数十次。此法能舒通血脉，治下肢乏力、膝关节病。

4. *坐在床边练双腿蹬夹动作或上下摆动* 均可强健下肢关节肌肉。

5. "暖足" 俗话说，"暖足凉脑"，暖足就是要经常保持双足温暖，每晚要用热水泡脚，这样能使全身血液畅通。

（七）捏指疗法

捏指疗法是根据中医的经络理论和现代医学的脊髓神经反射理论而开发出来的疗法，是刺激来自指尖的经络的疗法。因为身体末端的经络，同身体中其他经络相比，其治疗效果更大。另一方面，过去的神经反射疗法，一般是直接刺激称为脊髓神经主干的脊髓，但是，最近医学家们发现，刺激神经末端的方法更有效果。

1. *捏指疗法与治疗疾病*

（1）肝病：揿捏右手拇指的两个关节。

（2）耳鸣：揿捏双手无名指的3个关节。

（3）膝痛：揿捏左手小指3个关节的外侧。

（4）糖尿病：揿捏左手拇指的两个关节。

（5）高血压：揿捏左手小指根部。

（6）心脏病：揿捏左手小指 3 个关节的内侧。

（7）皮炎：揿捏双手示指根部。

（8）月经痛：揿捏双手示指的 3 个关节。

（9）眼睛疲劳：揿捏右手中指的 3 个关节。

（10）增强体力：揿捏左手中指的 3 个关节。

每次操作 3min，每天 1～2 次。它的特征是疗效立竿见影，而且没有不良反应。但是，发热或手指受伤时应暂停操作。

2. 捏指疗法与日常保健

（1）强壮心脏法。经常按压手心劳宫穴，有强壮心脏的作用。劳宫在手掌横纹中，第二、第三掌骨之间（即手心）。其方法是用两手拇指互相按压，亦可将两手顶于桌角上按劳宫穴，时间自由掌握，长期坚持可使心火下降。

（2）牙齿保健法。每天早晚各叩 36 次，可治疗各种牙病，保护牙齿，使其坚固，不易脱落。

（3）预防感冒法。感冒是一种呼吸道传染病，把住呼吸道这个口，病毒就会避而远之。每天轻轻地嗅杯中酒味，可保持嗅觉的灵敏，长期坚持对预防感冒有特效。

（4）防治头痛法。每天早晚用双手拇指和示指捏耳垂 100 次，可预防和治疗各种原因引起的头痛。

（5）防治眩晕法。长时间伏案工作或姿势不变地从事一项工作后，起的动作快些，往往感到头晕目眩，这时可迅速用一只手的拇指和示指分别用力按摩位于小指和无名指根约 2cm 处的中渚穴，时间 7～8s，然后换手。如此按摩 1～2 次，可消除头晕目眩的症状。

（6）梳头防白发。每天早晚用双手手指从额头上的前发际梳至后发际，由轻到重，再由重到轻，梳 36 次，可促进头部血液循环，使经络流通、气血调和，不但能防治白发，还可使头脑清醒。

（7）防治便秘法。清晨空腹口服一碗温热淡盐水后按摩腹部，或转动腰胯，使水在胃内震荡，可消除胃内残渣物质，并能润肠通便。

（8）壮腰健肾法。"肾之盛则寿延，肾之衰则寿夭"，这是长寿的要诀。扭摆腰部可壮腰健肾。方法：站立，两手叉腰，上身向前稍倾，慢慢左右扭摆腰部，逐渐加快，至腰部感到发热为止，早晚各 1 次。

思考题

1. 老年人运动必须遵循的原则是什么？

2. 老年人常见的健身运动包括哪些？

3. 步行的姿势有哪几种？

4. 爬楼梯时需注意什么？

5. 老年人适宜的运动方式有哪几项？

（中国人民解放军联勤保障部队第九八三医院　杨雅清）

第四节 影响老年人健康的运动

一、过度运动

运动超过一定强度和时间，也即超过心率上限 [（220 − 年龄）× 0.8 = 心率上限] 70% ～ 85% 的强度，或老年人每次运动超过 40min，出现身体不适的，均属于过度运动。过度运动可能会影响身体生理平衡和器官的正常功能，造成疾病，老年人应十分注意。

适度的运动有益于健康长寿，相反，过度强烈的运动影响健康，缩短寿命。实践证明，过度的运动高度耗能，"磨损"脏器，有害健康，这是过度的运动使寿命缩短的重要原因。一般情况下，老年人应该掌握运动强度，不能过度强烈，老年人的锻炼运动强度阈值为最高心率（220 − 年龄）的 60%，相当于最大摄氧率的 50%，心率为 110 ～ 130 次 /min，每周 3 次，每次 20 ～ 40min。如感到疲倦、气喘和出汗，就必须中止锻炼。

猝死包括安静型和运动型两种，其中 81% 的猝死是安静型，即由突发冠心病和肺栓塞而导致的猝死。除了心脏疾病导致的猝死外，运动过量是发生猝死的重要原因。老年人如果在运动中感觉身体不适，就得马上停下来，千万别硬撑着。在运动开始前，要进行身体检查和运动史询问，不适合者应停止运动。

二、疲劳运动

年龄、运动等级是运动疲劳的重要预测因素。年龄越大的、水准等级越高的人，运动疲劳越明显。因此要根据人的年龄差异适当地调整锻炼计划与负荷，让运动的人学会自我调整及应对技巧，避免运动疲劳的出现。研究表明，年龄偏大的人应尽可能选择运动量较低的运动。中等强度的运动对于那些已疲劳的人而言还是有些吃不消。在降低疲劳方面，选择低强度运动，效果可能会更好。

（一）不要疲劳了还进行运动

身体疲劳了还进行运动很有害。有些人提出运动可以消除疲劳，这有一定的道理。经过一天的劳动和学习，动一动的确有消除疲劳的作用，但是身体过度疲劳了还去运动就不行，在疲劳的状态下运动，精力不支，继续运动会增加耗能。疲劳时全身肌肉细胞缺氧，继续运动时组织细胞需要大量的氧气、能量，继续运动会加重细胞疲劳。

疲劳时，组织细胞内的乳酸大量堆积，出现肌肉酸痛，如果在疲劳时继续运动，必将加大细胞的代谢，产生大量的乳酸，加重肌肉酸痛现象。老年人本身代谢功能较差，运动后产生大量的代谢产物而无法清除，这是老年人疲劳后恢复很慢的原因。

（二）运动疲劳了不要再继续

中老年人运动锻炼的目的是健身，增进健康，运动时要掌握程度，达到有氧运动，也就是达到有点轻度疲劳或者感觉轻度劳累就行了，不要继续运动下去，继续下去很危险，将对身体健康不利。

人的重要器官（如心脏、脑、肾和肺）正常的活动需要大量的氧分，运动时由于人的代偿功能的作用，大脑指挥增加心率、增加肺的换气、增加肾的代谢排泄来适应运动的需要。当疲劳了还运动，超过身体代偿功能，大脑缺氧达到失代偿状态时，大脑组织细胞将受到损害。心脏和肺超过正常负荷而失去代偿功能时，组织细胞的损害将是全身性的。因此运动疲劳了就停下来，不要再继续，这会有益于健康。

老年心血管疾病，如冠状动脉粥样硬化性心脏病、脑动脉硬化、帕金森病、糖尿病等，大多数都存在不同程度的机体细胞缺氧现象。特别是患冠状动脉粥样硬化性心脏病、糖尿病的老人，由于容易出现动脉硬化、对缺氧耐受性的降低和一部分存在肾功能的损害等代谢的障碍，会经常感觉疲劳，如果一味地追求运动量，疲劳了还坚持继续运动，将是十分危险的做法。在此，我们提醒患有这些疾病的老年人，要根据自己的身体状况制定自己的运动方案，不要疲劳运动。

三、高温下运动

所谓高温下运动是指在高温下健身，选择在高温环境中锻炼，健身者利用蒸汽、高温时出汗较多而达到健身的目的。这种健身方式对老年人是不适合的，因为老年人身体有多种潜在风险，在高温下运动将十分危险。

当气温高于37℃，湿度高于80%时，体内热量淤积而不容易散发，如再运动，容易中暑。高温环境下，人容易焦躁不安，心情不好，尤其是老年人的散热调节功能迟钝，体内代偿功能失调而加快心跳，加速循环，增高血压，有可能引发脑卒中、心血管病、心绞痛等潜在疾病。因此老年人绝对不能在高温环境下进行运动锻炼，如果在高温下运动，将对健康造成极大的威胁，应该引起高度的重视。

思考题

影响老年人健康的运动包括哪些？

（中国人民解放军联勤保障部队第九八三医院　杨雅清）

第五节　老年人运动潜在的危险与自我监测

一、运动潜在的危险

1. 老年人运动最严重的不良反应为加重心血管系统疾病，如加重心衰、诱发心绞痛或心肌梗死，甚至猝死。虽然较为罕见，但常发生于左心功能减退和有心肌缺血的老年人中。

2. 发生脑血管的意外事件多见于有高血压、脑血管病变的患者。但是，由于缺少运动也是心脑血管的一项危险因素，因此运动的益处和相对危险性必须根据自身身体素质进行评估。

3. 跌倒或其他肌肉、骨骼并发症引起的可能性伤害也应该重视。所有运动的老年人应穿橡胶底的防滑鞋。适当的保暖、轻松的伸展、逐步开始活动可以防止受伤。步行结合伸展运动，既能减少剧烈运动带来的并发症，又能避免不活动所带来的危险。

二、运动的自我监测

由于老年人各个脏器的组织和功能均已出现不同程度的退行性变化，且患有某些慢性疾病，因而老年人在健身运动中需因人而异、循序渐进、持之以恒。同时，还应特别注意运动量的自我监测，以防止过量运动带来的负面反应，影响健康，甚至发生意外。一般来说，老年人在健身运动中，可以从以下几个方面进行自我监测。

1. 呼吸　在健身运动过程中，由于需氧量增多，呼吸会稍快一些，这属于正常现象；但不可过快，呼吸次数以每分钟 24 次为宜。如在运动中出现频繁咳嗽、喘气、胸闷和呼吸困难，则应减少运动量或停止运动。

2. 心率　可从测脉搏中获得，60 岁以内的中年人，如脉搏每分钟不超过 120 次，说明运动量适宜。如果每分钟达 130～140 次，则说明已超量，应减少运动量，以免心脏负荷过重。60 岁以上的老年人，运动中脉搏应保持每分钟不超过 110 次；如果出现脉搏次数减少或脉律不齐，应立即停止锻炼，并及时就医。一般健康老年人在运动后 10min，脉率应恢复正常；如不能及时恢复，说明运动量过大，应予调整。

3. 饮食　老年人通过适当运动，可增强胃肠消化功能，改善食欲，使食量稍增。如食欲下降，需考虑运动项目和运动量是否合适，并进行适当调整。

4. 睡眠　老年人通过运动，一般都会改善睡眠；若通过一段时间锻炼，反而加重失眠，且出现腰酸体痛难忍，则应考虑是否运动过量，并及时调整。

5. 疲乏程度　一般来说，老年人在运动后，特别是刚开始锻炼后，会有轻重不等的疲乏感，而随着锻炼的经常化，适应性增强，疲劳感会逐渐消失。如果在健身锻炼后，不仅不觉得轻松愉快、精力充沛，反而感到困乏越来越重，甚至产生厌倦感，这说明运动量过大，可适当调整。

6. 体重　老年人在健身运动过程中，可每周测体重 1～2 次，最好在每周的同一时间测量。一般刚开始锻炼的人，3～4 周后体重会适当下降，这是新陈代谢增加，消耗增多，脂肪减少的缘故，随后体重会相对恒定在一定的水平上。如果体重呈"进行性"下降，可能是运动过量或其他原因，应及时查明。

思考题

1. 老年人运动最严重的不良反应是什么？
2. 老年人在健身运动中，可以从哪几个方面进行自我监测？

（中国人民解放军联勤保障部队第九八三医院　安广隶）

第六节　老年人康复运动

随着年龄的增长，老年人的身体功能逐渐减退，易出现功能障碍。运动能提高并增强免疫力，恢复身体功能，调整心理状态，增加幸福指数。康复运动能够帮助患病的老年人进行功能训练，减少残疾因素，改善身体的功能障碍，提高老年人的日常生活活动能力（ADL），提高生活质量。

一、老年人日常康复锻炼操

以下是适合各个年龄层次的老年人肢体功能锻炼的康复操，可在室内外进行，不受场地限制，老年人可根据自身情况，每个动作做 4 ～ 6 遍，体能较好的、相对年轻的老年人也可以把它当作健身锻炼前的热身运动。

（一）头颈部运动

1. *左右转动头*　面部慢慢向右转，停留 5s，还原；然后慢慢向左转，停留 5s，还原。

2. *左右摆动*　肩部固定不动，头部缓慢地向右肩部靠，耳朵尽量触到肩膀，停留 5s 后慢慢复位；同法向左肩部运动。

3. *上下运动*　身体不动，头慢慢后仰，双眼注视天花板 5s；然后头慢慢向下，下颌尽量触及胸部，停留 5s，回复。

（二）肩部运动

1. *上下耸肩*　两肩向耳朵方向耸起，还原。

2. *前后转肩*　两肩略向前移，上提并向后转；两肩略向后移，上提并向前转。

3. *托肘拉肩*　抬起右手伸向左肩，左手托右肘推向肩部，还原后换手再做。

4. *拉椅压肩*　端坐，转腰向左，右手扳左边椅背，身体略向前压，还原后做另一边。

（三）上肢运动

1. *举臂合掌*　目视前方，双手向外侧平举达头顶，两掌相拍，还原。

2. *举臂靠墙*　身体靠近墙边，高举右臂，尽量向上方伸展，还原后换臂再做。

3. *双手抱头*　右手屈曲放在头后，左手轻轻地将右肘向左拉，然后换左手，重复动作。

4. *伸肩拉臂*　双手扣指前伸，手背向前，腰背保持挺直，还原；双手手指反扣，手心向前，还原。

（四）手腕运动

1. *内外转腕*　双手向内转腕，反方向再做。

2. *上下屈腕*　右手伸直，手心向前，左手将右手腕轻轻向后扳；还原后换手再做。

3. *手指屈伸*　两臂前屈平腰，双手握拳，然后放开，手指伸直。

4. *屈肘转腕*　屈肘，前臂不动，双手在胸前来回打转。

（五）躯干运动

1. *侧弯运动*　坐位或站立，双手垂直放于身旁，慢慢将身体向右侧下弯，还原后再向左侧下弯。

2. *转体运动*　双手环抱胸前，慢慢将身体向右转，停留 5s；还原后再向左转，停留 5s 后还原。

3. *两侧弯腰*　坐在椅上，目视前方，左手向上伸，右手放在大腿上，缓缓弯向右侧，还原后换手向左侧弯。

4. *直伸腰背*　背靠椅背，双手向上伸，头部、上身及腰背尽量拉直，双脚平放前方。

（六）下肢运动

1. *弓步拉腿*　双手抓紧椅背，做弓箭步，后腿伸直，静止，然后换腿再做。

2. *脚尖踮地*　双手抓紧椅背，双脚或单脚脚趾贴地，提起脚跟，还原。

3. *屈膝提腿*　一手抓紧椅背，一手叉腰，屈膝提腿。

4. *前后摆腿*　一手扶椅背或桌边帮助平衡，伸直右脚前后摆动，换脚再做。

5. *坐式压腿*　稳坐椅边，伸直左脚，脚尖向上，右手平放在右膝上，左手轻握左腿，缓缓向前移,还原后换脚再做。

6.**屈膝驾腿** 坐在椅上,将左脚横放在右大腿上,双手慢慢将左腿向下压,停留 5s 后还原,然后换腿再做。

(七)床上运动

1.**上肢运动** 仰卧,双臂伸直,双手合掌高举向上,并向头部方向伸展,直至跨过头部,还原;再向左右运动,还原。

2.**上下抬腿** 仰卧,提高左腿离开床面,慢慢将脚放下,然后换腿再做;双脚做踏自行车动作。

3.**左右摆腿** 屈膝仰卧,双脚向左摆放,静止,然后再向右摆放。

4.**桥式运动** 屈膝仰卧,提高臀部,使之离开床面,直至臀部与大腿成一直线,还原。

(八)持物运动

1.**皮球运动** 双手持皮球,放在胸前,向前伸直手臂,还原;向上高举皮球过头顶及伸直手臂,还原;向左前方伸直手臂,还原;向右前方伸直手臂,还原。

2.**哑铃运动** 双手持哑铃向胸前平伸,再向外平伸,还原;然后上举过头部,还原。

(九)被动运动

1.**上肢运动** 在老年照护师协助下把左手抬起至肩膀的高度,并协助前臂做屈伸动作,再摸向对侧耳朵;换右手重复以上动作。

2.**下肢运动** 仰卧,双脚伸直,在老年照护师协助下抬起右脚,然后屈膝,再伸直右脚,还原;换左脚重复以上动作。

(十)椅上运动

1.**左右提腿** 端坐椅子上,先提右腿,然后提左腿。

2.**腿下拍掌** 提腿稍高,双手同时在腿下拍掌。

3.**外展双臂** 腰背部略离开椅背,手肘提高至胸前,然后张开至两侧,收回原位。

4.**上举水瓶** 右手持载有约 500mL 水的水瓶,右手向上举高至手肘伸直,然后慢慢放下。

5.**手足交替** 先提右腿,双手在左边拍掌;然后提左腿,双手在右边拍掌。

二、常见老年疾病的康复锻炼操

由于机体功能的老化,老年人大多患有一些慢性疾病,如颈椎病、关节疼痛、腰腿痛以及脑血管意外引起的偏瘫等,它们给老年人的日常生活带来诸多不便,同时也给老年人增加了许多痛苦。合适的肢体功能锻炼,可以减轻症状,促进康复,提高老年人的生活自理能力,提高老年人的生存质量。

(一)颈椎病康复锻炼

1.**颈椎病锻炼操动作要领**

(1)左顾右盼:取站位或坐位,两手叉腰,头颈轮流向左、右旋转,两侧各转动 10 次。

(2)仰望观天:取站位或坐位,两手叉腰,头颈后仰观天,并逐渐加大幅度,停留数秒后还原，共做 8 次。

（3）颈臂抗力：取站位或坐位，双手交叉紧抵头枕部，头颈用力后伸，双手则用力阻抗，持续对抗数秒后还原，共做 6～8 次。

（4）转身回望：取站位，右前弓步，身体向左旋转，同时右掌尽量上托，左掌向下用力拔伸，并回头看左手，还原后改为左前弓步，方向相反，动作相同，左右交替进行，共做 8～10 次。

（5）环绕颈部：取站位或坐位，头颈放松转动，依顺时针方向与逆时针方向交替进行，共做 6 次。

上述各节的动作速度、幅度根据自身情况逐渐加大；每做完一节后，自然呼吸，放松肢体。每天早晚 1 次，每次 10min 左右。

2. 颈椎病的穴位按摩操动作要领

（1）老人取坐位，闭目养神，自然放松。

（2）按风池穴：用拇指掌面按风池穴（图 12-1），用力沿顺时针、逆时针方向各按 30 次。

（3）捏颈旁肌群：用拇指和四指从发际开始按颈旁肌群，并缓慢向下到肩部，反复 30 次左右。

上述各节的动作用力要均匀，以老人感到酸、麻、胀为好。

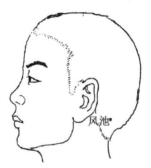

（二）腰背痛康复锻炼

图 12-1　风池穴

腰背痛是老年人常见的症状，多因长期卧床、腰肌劳损、椎间盘突出等原因引起。常做腰部肌肉锻炼，可以促进腰部血液循环，加强腰部力量，减轻腰部不适。

1. 腰背痛简易操动作要领

（1）搓腰：站立，双手或单手反复搓患处，每次搓 200 下。

（2）滚腰：仰卧，两膝屈起贴腹，双手抱膝，腰部贴床，前后摆动 50 次。

（3）吊腰：站立，两腿分开，腰部自然沿顺时针、逆时针方向转动，各旋转 10 次。

（4）挺腰：站立，右前弓步，右手放右大腿上，左手扶腰部，身体向下，上身后仰，右手压膝，左手推腰。做数次后更换左侧。

上述各节的动作用力要适当，以不损伤腰部肌肉为度，持之以恒。

2. 腰背痛按摩操动作要领

（1）按腰肌：腰脊两旁的肌肉反复环形按摩 100 次，可以活络筋骨。

（2）揉腰眼：以拇指关节反复按揉腰眼穴（图 12-2）100 次，以酸胀为宜，可以强肾壮腰。

（3）点腰穴：点按肾俞、关元、腰阳关等穴位，可以补肾健腰。

上述各节的动作用力要均匀，注意为服务对象保暖。

3. 腰背痛活动操动作要领

（1）背靠墙站：双脚同肩宽，逐渐向下滑动，直到屈膝接

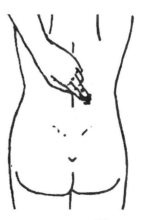

图 12-2　腰眼穴

近 90°，停留 5s，再向上滑动，直至站立。

（2）腿向后伸：俯卧位，将一侧腿绷紧向上伸，然后保持此姿势，停留 10s，还原；换另一侧腿再做。

（3）腿向上伸：侧卧位，向一侧上方抬腿，停留 10s，还原；换另一侧腿再做（也可坐位抬腿）。

（4）抬肩触膝：仰卧位，屈膝，足平放床上，缓慢抬头和肩，双手触膝。

（5）站立勾腿：站在椅背后，双手扶椅，一腿屈膝向后勾腿，另一腿保持伸直；换另一侧腿再做。

以上每个项目做 5 次。锻炼前要先做上下肢屈伸或步行等热身运动，以放松肌肉。长期锻炼可以增加腰部各肌群的力量。

（三）瘫痪老人康复锻炼

1.偏瘫老人睡眠卧姿要领

偏瘫早期正确卧姿，对老人的身体康复和肢体功能的恢复有着重要的意义。

（1）侧卧位：健侧在下，患侧在上。胸前放一软枕，患侧上肢各关节伸展位，患侧下肢自然弯曲，放在另一枕头上，健侧肢体自然放置。

（2）患侧卧位：患侧在下，健侧在上。后背及两膝间放软枕支撑。患侧上肢前伸外旋，将患肩拉出，整个身体略往后靠，避免患侧肩关节受压。患侧手指张开，手心向上。患侧下肢膝关节微屈，放置舒适。健侧上肢放在身上，健腿屈膝，下垫枕头。患侧卧位可增加对患侧的知觉刺激，并使整个患侧肢体被拉伸，从而减少痉挛。

（3）仰卧位：头部、患侧肩胛下垫一枕头，使患肩上抬前挺，患肢上臂伸直，掌心向上，手指伸直并分开。患侧臀部及大腿外侧各放一枕头，使下肢内旋微屈。足底不放任何东西。

2.瘫痪老人的被动活动要领

（1）准备工作：向老人解释，关门窗，调节室温，老人取舒适仰卧位，宽松衣服，身心放松。

（2）上肢被动运动。

肩肘运动：老年照护师一手握住老人手臂的肘部，一手握手掌，侧伸手臂与肩平，再上举呈 90°，然后屈臂、伸臂。

手腕关节运动：老年照护师一手握住老人手腕，一手握老人手掌，做手腕的屈、伸运动。

指关节的运动：帮助握拳、伸拳运动。

（3）下肢被动运动。

髋膝关节的运动：一手握足跟，一手握小腿，做膝关节弯曲、伸直运动和髋关节的内收、外展运动。

踝趾运动：脚踝和脚趾的屈、伸运动。

（4）注意事项。

被动运动，部位要从小关节到大关节，幅度要从小到大，避免损伤。

每天训练 5～6 次，每次 10～20min。

活动的同时配合对肌肉的揉、搓、按，使肌肉充分放松，防止抵抗。

督促老人配合，主动运动，用健侧肢体带动患侧肢体进行锻炼。

3. 瘫痪老人的主动运动要领

（1）准备工作：若老人身体状况良好，向老人解释说明，征得老人同意，穿好衣服，关闭门窗，调节室温。

（2）翻身训练：瘫痪早期肌张力低，主要在床上运动，进行翻身训练，以免长期固定于单一姿势，引起皮肤压疮或肺炎等并发症。

向健侧翻身法：老人取仰卧位，将健腿插入患腿下方，屈膝；双手十指交叉，患侧拇指放在健侧拇指上方，向胸前伸展上肢，将双上肢摆向健侧，再摆向患侧，重复摆动一次，借助惯性将身体翻向健侧。

向患侧翻身法：同健侧翻身法，当身体摆动到患侧时，趁势摆向患侧。

（3）桥式运动：床上的桥式运动可以锻炼患者伸髋、屈膝的能力，早期锻炼可避免出现偏瘫步态。

双侧桥式运动：仰卧，下肢屈曲，双足底蹬床面，让老人反复做抬臀动作。

单侧桥式运动：在老人能做双侧桥式运动后，可让老人平卧，伸健腿，患腿完成屈膝伸髋和抬臀的动作。

动态桥式运动：仰卧，两膝屈曲，双足底蹬床面，两膝并拢，抬臀，健腿不动，患腿做交替的内收和外展运动；然后患腿保持不动，健腿做相同的运动。

（4）上肢主动运动。

耸肩、摆手运动：坐位，双肩上下耸动或两手在胸前交叉摆动。

博巴斯式握手运动：仰卧位，双手交叉，患侧拇指置于健侧拇指之上，用健手的力量带动患手上举，过头顶部，再回到原位。

（5）下肢主动运动。

下肢抬高运动：仰卧，老人伸直下肢，两腿交替抬高练习，若患腿不能抬高，可将健腿伸入患腿下方带动患腿抬高。

下肢屈伸练习：坐位，一脚不动，另一脚做有规律的屈伸运动。

踏步练习：坐位，双腿踏步运动。

蹲下、站起运动：手握住扶手，做蹲下、站起运动。

（6）注意事项：每次训练前按摩肢体，放松肌肉，运动时从大关节到小关节。每日训练 3 ～ 4 次，每次 20 ～ 30min。训练时要不断鼓励老人，循序渐进，持之以恒。训练时不要过于用力，避免过于疲劳。

4. 良肢体位

（1）良肢体位定义：患者在卧位时所处的一种良好的体位和姿势，有助于疾病康复。

（2）良肢体位的作用：预防压疮，保持肢体功能位，促进肢体康复，对抗机体挛缩出现。

（3）良肢体位摆放应遵循的原则：患者感觉舒适，保持肢体及各关节功能位，抬高受累肢体，促进血液回流，适当使用支持物或保护性措施。

思考题

1. 老年颈椎病锻炼操需要注意什么？

2. 老年腰背痛简易操需要注意什么？

3. 老年人康复锻炼操的种类有哪些？

4. 偏瘫老人有哪些卧姿？

（中国人民解放军联勤保障部队第九八三医院　曲径直）

第七节　老年慢性病患者常见的锻炼方式

由于每个人的身体素质不同，要选择不同的健身运动项目，不要不顾自身身体情况一味地追求锻炼。特别是老年人，有许多潜在疾病，使运动受到限制，因此要根据自身的身体素质制定运动处方，否则将对身体健康造成影响。

一、脑血管后遗症患者

脑血管意外的老年人大都留有肢体瘫痪和语言、认知等障碍，神经系统症状不再进展后48h就可以进行康复治疗和照护。

老年照护师要了解康复训练的基本知识和方法，在医务人员指导下，帮助老年人科学地进行康复训练，使患病老人恢复机体残余功能，降低致残率，提高日常生活活动能力，减轻社会和家庭负担。

（一）肢体功能训练

1. 按摩　每天按摩患肢肌肉，由上至下，由内向外，预防肌肉萎缩。每天1～2次，每次5～10min，逐渐增加。

2. 主动活动　鼓励有活动能力的老年人积极参与。

（1）手关节：用力握拳或充分伸展手指。

（2）踝关节：足踝用力背屈，足趾做屈伸活动。

（3）精细动作训练：写字、拿筷子进餐、捡豆子等。

（4）用健肢帮助患肢活动：用健侧手抓住患侧手的腕部上举、旋转或活动手指。

（二）体位移动训练

协助老年人由仰卧位移向患侧，由仰卧位移向健侧，由卧位到坐位，由坐位到站立，由站立到行走，包括上、下床和上、下轮椅等训练。要根据老年人的身体状况和体位稳定能力有计划、分阶段进行训练。

（三）生活自理能力训练

1. 更衣　衣服宜宽大，层次简单，尽量选择开衫，穿着方便。穿衣时先穿患肢后穿健肢，脱衣时先脱健肢后脱患肢。

2. 书写练习　如右侧偏瘫而平时又习惯使用右手的老年人可训练左手写字。

3. 家务练习　叠被、洗菜、折叠报纸、洗餐具等。

4. 户外活动　可步行或坐轮椅到户外活动，接触自然，晒太阳，与人交流。

（四）面部肌肉训练

反复做张口、嘬口、吐舌、挤眼、蹙眉等动作，改善面部肌肉僵硬的状况。

（五）语言功能训练

让老年人大声说词句、数数、朗读或唱歌等。

（六）减缓大脑智能减退的训练

用声、光等刺激（如看电视、听音乐）和与老年人进行言语交流等方式促进大脑功能恢复。

（七）肢体运动训练

协助并鼓励老年人参与适宜运动，如到户外行走、乘轮椅外出活动，进行肢体主动或被动训练。

1. **制定适宜的运动方案** 脑血管后遗症患者应根据病情实际制定运动方案。脑血管后遗症患者功能锻炼的方式、方法和运动量必须根据病情、健康状况、功能恢复情况以及性别、年龄、职业、过去运动经历等个人特点制定方案，不可强求一致，不可超越自身体质追求运动。

由于脑血管后遗症一般都有肢体活动障碍、举动无力、反应迟缓等症状，因此运动锻炼应根据实际，最好选择力所能及的运动项目。不能要求患者做高难度的运动，应该结合该病的特点，选择易坚持、常锻炼的运动，健身体操是最合适的，如家务健身操。家务健身操是日常生活运动项目，简单易做，易于坚持。

2. **运动锻炼的原则** 早期开始，先被动，后主动；瘫痪肢体各个肌肉、关节都要锻炼到；不能过分劳累，要在患者能承受的范围内锻炼。被动运动，主要是做各个关节的被动运动，每天 3 次，每次持续 15min，运动幅度逐渐加大，并鼓励患者用健侧肢体带动患侧肢体被动运动。对卧床患者，以被动运动为主，进行坐位和站立的练习，使患者能够起床坐及站立，逐渐过渡到主动运动。主动运动，又分健侧主动运动和患肢主动运动。健侧主动运动，要慢速进行，以保持肌力，防止萎缩，并尽可能带动患肢一起活动。患肢主动运动，要鼓励患者在床上进行患肢的伸屈活动，可先做假想运动，再做帮助运动，继而做主动运动。要着重活动患肢的软弱肌群，并多做与挛缩方向相反的运动，避免使挛缩加重。对能起床站立的患者，要恢复拐杖或徒手步行的功能；对已经会步行的患者，锻炼时进一步矫正步态。

在功能锻炼中，运动与休息适当交替进行，使患者既得到运动锻炼，又不至于过度疲劳。每次功能锻炼后，密切注意患者的反应，特别是肌张力的改变。如肌张力增高，可能为运动量太大、紧张或劳累的结果，切勿锻炼过度。锻炼的总负荷是由各个动作的负荷相加而成的。负荷愈大，次数和组数愈多，负荷量就愈大。同样的负荷量在愈短的时间内完成，一个动作和下一个动作之间的间歇愈短，运动强度就愈大。当做某个动作时感到吃力，坚持程度愈高，对肌肉的刺激强度就愈大。

总之，脑血管后遗症患者要掌握运动方法，选择适当的运动，要循序渐进，不要操之过急。

二、高血压患者

科学研究表明，血压高的人进行适宜的锻炼，可使高血压得到较好的控制，高血压的并发症也少得多。高血压患者进行体育锻炼时，要进行必要的医学监测，运动前后要记录血压、心率，有条件者最好做心电图对照，以此来分析运动量，从而调整运动强度。若血压太高（收缩压超过 200mmHg，舒张压超过 110mmHg），并有头昏、恶心、视物模糊等症状，应停止锻炼，卧床休息，改进治疗措施，待血压基本稳定后，再逐步进行运动，防止出现各种并发症。

运动项目应该选择柔和的、幅度不大的轻量运动，如散步、气功、太极拳、保健操等，并需严格控制自己的运动量，以每次运动无明显的疲劳、不适为度。科学的体育运动可以促进高血压患者的康复，不适当的体育锻炼则很容易引起脑出血和其他急性心血管疾病的发生。

（一）运动方式

1. 太极拳 练太极拳时由于动作轻柔，肌肉放松，心情宁静，因而能诱导降压。体力较好的可练全套简化太极拳，体力较差的可练半套，体弱的也可练个别动作。每天 2 次，每次 20 ～ 30min。

2. 气功 气功有明显的降压和调整身体异常反应的作用。放松功和站桩功疗效最好，要求"松、静、降"，意守丹田或涌泉穴。每天 2 次，每次 20 ～ 30min。

3. 散步 散步可在早晨、黄昏或睡前进行，中等速度。每天 1 ～ 2 次，时间一般为 30 ～ 60min。

4. 慢跑 慢跑适宜于年龄不太大、心功能尚好的早期高血压患者，速度约 100m/min，距离从 100 ～ 200m 开始，逐渐延长到 2 000 ～ 3 000m。

5. 医疗体操 包括呼吸练习、放松运动、头部运动、四肢和躯干伸展性练习。

（1）按摩头面。两手擦热，擦面数次，然后自额前如梳头状向脑后按摩数次。再从前额两侧颞部，向后至枕部，然后沿颈后向下分按两肩并转至颈前，向下按摩至胸部，反复按摩 20 次左右。

（2）甩手。自然站立，两臂前后自然放松摆动 100 ～ 200 次。

（3）摇橹。自然站立，左脚向前方迈 1 步，脚跟着地成左虚步，同时两手半握并提至胸前，重心前移成左弓步，两臂经前上方成弧形向前下方画下，眼看左手，身体后坐成左虚步，重心后移，同时两臂经前上方画弧收回胸前，连做 10 次。然后换右脚做 10 次。

（4）平举运动。两脚自然开立，左臂前举，右臂侧举，然后左臂经下向外环绕至前举，右臂经下向内环绕至侧举，此为 1 次，连做 10 次。变右臂前举，左臂侧举，重复上述动作，但方向相反，连做 10 次。

（5）伸展运动。两脚前后开立，左脚在前，右脚在后，两手上提至胸前平屈，继续上提并翻掌成上举。然后两腿慢慢下蹲成全蹲，同时两臂由体侧下落至体前，手指相对，掌心向上。身体慢慢直立，同时两臂上提并翻掌成上举。反复做 10 次。换右脚在前，做 10 次。两手上提时吸气，下落时呼气。

（6）捶背。两脚自然开立，两手半握拳由下向上同时捶击腰背部 10 次，边捶腰背部，上体边向前倾 45°。两拳再由上到下捶击 10 次，边捶腰背部，上体边向后仰。

（7）拍胸部。两脚自然开立，上体右转，同时带动两臂屈肘，左掌心在心前区拍打，左手背在后心区拍打，连续拍打 10 ～ 15 次。

以上锻炼方式可结合进行，一般每天 2 ～ 3 次，每次 20 ～ 30min。

（二）注意事项

1. 高血压患者在做体操和运动时，不要鼓劲、憋气，不要做举重、搬重物等剧烈活动，头部不要低于心脏水平。

2. 严重的心律失常、脑血管痉挛、心绞痛、心功能失代偿等的患者，不宜采取运动疗法。

3. 在运动中，如产生胸闷、眩晕、头痛、恶心、呕吐、心律失常，应暂停运动。

4. 运动量应严格控制，循序渐进。运动时的最高心率最好不超过每分钟 125 次。

5. 在运动疗法的整个疗程中，要有医生观察指导和自我监督。

运动疗法用于治疗早期或边缘性原发性高血压效果较好，对继发性高血压效果较差。

三、糖尿病患者

实践证明，运动可以使血液中过多的葡萄糖得到较好的利用，从而降低血糖，减少胰岛素的需要量。由于糖尿病患者体内常常存在不同程度的脂肪代谢障碍，运动还可以提高机体对脂肪酸的利用率，从而促进脂肪代谢，降低胆固醇和三酰甘油，有利于整个代谢功能的恢复。此外，糖尿病患者身体抵抗力一般较低，容易并发感染和其他疾病，运动能有效地增强体质，增强机体的免疫力和抵抗力，防止或减少并发症的发生。采取中等运动强度的锻炼是糖尿病运动疗法的特点之一。小强度的运动起不到降低血糖和尿糖的作用，运动量过大反而使血糖升高。

适合老年糖尿病患者的运动项目有步行、慢跑、医疗体操、气功、太极拳及非比赛性球类活动，有条件者也可进行游泳、划船等。应该注意的是，糖尿病患者的运动不宜在空腹及药物作用高峰的时刻进行，以免发生低血糖反应，通常以在饭后 1～1.5h 进行运动为宜。应定期检查血糖和尿糖，观察机体对运动的反应，以便及时调节运动量和观察疗效。

（一）运动方式

1. 中速步行　每分钟 70～90m，速度 5km/h 左右，一般在饭后 30～40min 进行。每天 1～2 次或数次。总运动量逐渐增加，每天可达数千米。

2. 体操　主要是健身体操或医疗体操，使全身肌肉都得到活动，并与一定比例的呼吸运动交替进行。每次 15～20min，每天 1 次。

3. 太极拳　主要是简化太极拳，或选择其中某些动作，如云手、野马分鬃、搂膝拗步和揽雀尾等，每次 10～15min，每天 1～2 次。

4. 慢跑　每分钟 80～100m，逐渐延长到 2～3km，初锻炼时，每天分数次完成，以后可 1 次完成。

5. 游泳或划船　每天 1 次，每次 20～30min。

6. 非比赛性球类运动　如门球、网球、乒乓球、羽毛球、排球等。每次不超过 30min，每天 1 次。

以上方法可选择 1～2 种，隔日交替进行。

（二）注意事项

1. 避免剧烈运动，因为它会使血糖在运动后增高，并加重心脏负担，对心功能有不利影响。

2. 锻炼中应定期检查血糖和尿糖，随时观察身体的反应，以便及时掌握和调整运动量。

3. 避免在空腹时进行运动，以免引起低血糖。

4. 健身运动疗法应与饮食疗法和药物疗法结合进行，这样效果才会更佳。

5. 不要在注射胰岛素后、吃饭之前（空腹）运动，以防发生低血糖。外出时应随身携带易吸收的含糖食品。

四、肩周炎患者

肩周炎又称"漏肩风""冻结肩""冰冻肩"，多发生在 50 岁以后，所以也叫"五十肩"。

患者中女性多于男性。

健身运动如下：

1. 两脚分开，与肩同宽，两肘自然抬起，手背距脸面 30～40cm，两手从里往外画圆圈 30 次，手指高不过头顶。

2. 背靠桌边站立，两手倒握桌沿，两肘绷直，身体稍向后倾斜 20° 左右，随之身躯往下坠，两膝稍屈，两臂做支撑动作 20 次。

3. 两脚分开，与肩同宽，两脚不动，手指稍屈，患侧上肢用劲向后上方甩手，并逐渐提高甩手的位置，慢慢使患侧上肢练至手指能打到对侧肩胛骨内缘。

预防老年性肩周炎的几种方法：耸肩（旋肩）、向前旋肩、向后旋肩各 20～30 次；两臂轮流伸直前推 20～30 次；两手相握，提至头上，超过头顶放下，做 30 次；两臂用力向前后有节奏地摆动，做 30 次。

五、帕金森病患者

帕金森病是一种常见的退化性疾病。在 60 岁以上的老年人当中，发病率几乎可达到 1.2%。除了及时诊治外，要坚持加强康复锻炼，尤其是功能锻炼，它可以延缓病情的发展。健身运动疗法如下。

1. 踏步、下蹲。将背部紧靠墙壁，原地高抬腿踏步。踏步时，腿抬得越高越好；扶住某固定物，两腿屈膝下蹲，蹲得越低越好。交替反复进行。

2. 坐在有靠背的椅子上，将两手放到椅背后，两肩往后伸展。同样的姿势，抬头往上看，并将两手上举弯屈至头后，做向外伸展的动作。反复进行。

3. 两手在体前交叉，右前左后，手心朝里。两臂向身体两侧甩动，至头部上方时屈肘，使两手搭肩。然后两臂伸直，由上向下甩臂，再还原成两手交叉状。反复进行。

4. 站立，两臂伸出，前平举，然后两臂缓慢而有力地分别向体两侧做展开动作。重复 2～4 次后将两臂伸直上举，并缓慢而有力地向头后方尽量伸展上体，使肩关节感到有明显的"后振"感。反复进行。

5. 足跟、足尖走。足跟走就是把足尖翘起，用足跟走路。足尖走就是把足跟跷起，完全用足尖走。当用足跟、足尖侧向行走时，可明显地强化大脑的功能活动，并能使脑前庭的平衡功能得以加强和提高，有预防共济失调的作用。锻炼时，先用足跟、足尖向左侧行走 20 步，然后再向右侧行走 20 步。

6. 退行走。人向前行走时，是足跟先着地，重心渐移向足尖。而退行走时，足尖先着地，重心向后移向足跟，这样更有利于全身血液循环。退行走时，改变了脑神经支配运动的定式，有效地锻炼了大脑的功能和主管平衡作用的小脑。每次锻炼时，要在家属的配合或监护下进行。

患者或家属可依病情来选择锻炼方法，应以患者的安全为优先考虑因素。

六、慢性支气管炎和肺气肿患者

慢性支气管炎、肺气肿的初期，肺功能不足现象不明显，此时运动锻炼的目的是全面提高患者的体质，加强抗病能力，改善呼吸器官的功能。

1. 主要采取气功、太极拳、定量步行、慢跑和非比赛性球类运动。

2. 还可采取上肢运动、躯干运动、腹肌运动和专门增加呼吸功能的呼吸运动。

3. 明显肺气肿期有进行性肺功能不全时，运动锻炼主要采取医疗体操中的肢体运动和锻炼呼气的呼吸运动，结合散步和逐渐增加距离的定量步行，而不能进行较剧烈的运动。具体方法如下。

（1）平静腹式呼吸运动：吸气时上腹徐徐隆起，呼气时逐渐收腹，同时用手轻轻按压上腹部以增加腹压，帮助膈肌上抬以增加排气量。呼气时采取吹笛样，或配合某些发音，如"咿""呜"等，使气体经过缩窄的口慢慢吹出；吸气时则要经鼻腔，使进入肺内的空气经过湿化、加湿和过滤，以减少对气管的刺激和净化空气。呼气时间应是吸气时间的 1～2 倍。

（2）助力呼吸运动：即在呼气时给予一定的助力来帮助气体排出，如呼气时通过两手压胸、两臂交叉抱胸等促进胸廓收缩，增加呼气力量，协助肺内气体排出。

（3）增强脊柱和胸廓活动度的运动：如伸展挺胸运动、转体运动、体侧运动等，运动时配合呼吸。应该注意的是，有急性呼吸道感染或肺部感染或心、肺功能不全时不宜运动。腹式呼吸运动时，开始不要过深、过慢，一次练习时间不宜过长，一般每练习 6～8 次后休息一会儿，要循序渐进。运动中出现不良反应时要停止运动，及时找医生检查原因。

七、骨质疏松症与退化性关节炎患者

骨质疏松症患者，适合从事较温和且负重状态的运动，如散步、快走、慢跑等，应注意避免跌倒而造成骨折。退化性关节炎患者不适合爬山或走长距离阶梯，可选择无负重状态的运动，如游泳、骑自行车。

八、老花眼患者

每天晨起后，到户外自然站立，全身放松 1～2min 后，采用腹式呼吸，两眼极力注视鼻尖，看清鼻尖 1～2min 后，再在面前 3～15m 距离内任选一静物，尽量看个明白。反复 3～4 遍。

晚上睡前再加练眼球顺、逆时针各旋转 36 次。

运动能使人充满朝气与活力，适当而持之以恒的运动是维持并促进健康的最好途径，所以每个人都应该养成良好的运动习惯。

思考题

1. 脑血管后遗症患者运动锻炼的原则是什么？
2. 高血压老年人的运动项目包括哪些？
3. 糖尿病老年人的运动项目包括哪些？

（中国人民解放军联勤保障部队第九八三医院　金　霞）

第八节　有氧运动与无氧运动

一、有氧运动

通过有氧代谢提供能量的低中强度运动称为有氧运动。在运动时肌肉收缩必须有能量

供应，而能量一是通过糖和脂肪酸的氧化提供，二是通过无氧糖酵解提供。

有氧运动是人体在氧气充分供应的情况下进行大于 15min、最好是 30 ～ 60min 的运动（耐力运动），使得心（血液循环系统）、肺（呼吸系统）得到充分有效的刺激，全身各组织、器官得到良好的氧气和营养供应，从而改善心、肺功能，预防骨质疏松，调节心理和精神状态，使身体维持最佳的功能状态。

在运动过程中，身体的新陈代谢加速，需要消耗更多的能量。人体的能量是通过身体内的糖、蛋白质和脂肪分解代谢供给的。在运动量不大时，比如在慢跑、打羽毛球、跳舞等情况下，机体能量的供应主要来源于脂肪的有氧代谢。经常进行以有氧代谢提供能量的有氧运动，有利于身体各项功能的恢复。

二、无氧运动

无氧运动是相对有氧运动而言的。无氧运动是指肌肉在"缺氧"的状态下从事的高速剧烈或急速爆发的运动，如举重、百米冲刺、摔跤等，此时机体在瞬间需要大量的能量。在正常情况下，有氧代谢是不能满足身体此时的需求的，人体内的糖来不及进行氧化分解，因而不得不依靠"无氧供能"，于是糖就进行无氧代谢，迅速产生大量能量，这种状态下的运动就是无氧运动。这种运动会在体内产生过多的乳酸，导致肌肉疲劳，不能持久，运动后常感到肌肉酸痛和呼吸急促。

三、有氧运动与无氧运动的区别

有氧运动和无氧运动是按照运动时肌肉收缩的能量是来自有氧代谢还是无氧代谢而划分的，而不是简单地根据运动项目来划分的。两者的区别详见表 12-2。

表 12-2　有氧运动与无氧运动的区别

区别	有氧运动	无氧运动
运动特点	·运动强度低 ·有节奏 ·不中断，持续时间较长 ·是一种持久运动	·运动强度高 ·持续时间短 ·非常剧烈 ·急速爆发性运动 ·是剧烈的竞技运动方式 ·常见于各种体育比赛
运动时间	·不少于 40min ·每周坚持 3 ～ 5 次	·瞬间 ·短时间
运动项目	步行、快走、慢跑、滑冰、游泳、骑自行车、打太极拳、舞太极剑、打乒乓球、跳健身舞、跳绳、扭秧歌、跳扇舞、抖空竹、跳韵律操、练健身气功、做瑜伽等	举重、百米冲刺、摔跤、赛跑、投掷、跳高、跳远、拔河、肌力训练等
能量来源	有氧供能 ·氧气能充分酵解体内的糖分 ·消耗体内多余脂肪	无氧供能 ·产生大量丙酮酸、乳酸等代谢产物 ·不能通过呼吸排出

续表

区别	有氧运动	无氧运动
运动后的表现	• 增加和改善心、肺功能 • 预防骨质疏松 • 调节心理和精神状态	• 酸性产物堆积在细胞和血液中，造成肌肉酸痛、疲乏无力，甚至造成肌肉、关节损伤 • 出现呼吸、心跳加快或心律失常，严重时会出现酸中毒 • 增加肝肾负担

思考题

1. 什么是有氧运动?

2. 什么是无氧运动?

3. 有氧运动与无氧运动的区别是什么?

(中国人民解放军联勤保障部队第九八三医院　金　霞)

第 13 章

常用家居物品的消毒

消毒是指用物理和化学的方法杀灭或消除病原微生物的方法，是阻止传染病传播和临床治疗照护中预防交叉感染的重要手段。

家庭是人们日常生活的重要场所，在家庭环境中，一旦家庭成员中有人生病或携带病原微生物，由于成员之间互相接触频繁，很容易使疾病在家庭成员间传播而危害身体健康。因此，做好家庭日常用品及环境的消毒是保障家庭成员健康，避免交叉感染的一个重要措施，老年照护师应掌握常用物品的消毒方法。

第一节　常用家居物品的消毒方法

一、擦拭消毒法

擦拭消毒是指用化学消毒剂擦拭物体表面或皮肤进行消毒的方法。常用的擦拭消毒法有使用碘伏、乙醇溶液（酒精）等消毒剂进行伤口、皮肤的消毒。物体表面及地面消毒可用 500mg/L 含氯消毒剂擦拭消毒，电话机可用 75% 乙醇擦拭消毒。

二、煮沸消毒法

煮沸消毒简便、有效，是家庭消毒的常用方法。煮沸消毒法适用于不怕湿、不怕热的任何物品，如搪瓷类、金属类、玻璃类、橡胶类、布类、餐具、食物等。一般水沸后再煮 10 ～ 15min 即可达到消毒目的。每次消毒物品不宜放置过多，水浸过消毒物品，应让物品所有的面都能接触到水，碗、杯等不宜叠加，水沸后计时。玻璃类物品应在冷水中加入，橡胶类物品应在水沸后加入。

三、高压蒸汽消毒法

可利用家用高压锅进行高压蒸汽消毒，利用高温湿热来杀灭微生物，消毒效果可靠。适用于耐热、耐湿的物品。高压锅内放适量的水，放入蒸架，在蒸架上放需要消毒的物品。水沸后开始计时，5 ～ 10min 即达消毒目的。

四、紫外线消毒法

波长为 200 ～ 275nm 的紫外线具有较强的杀菌作用，适合于空气及物体表面的消毒。可用专用的紫外线灯或利用日光中的紫外线进行消毒。紫外线灯进行空气消毒，有效距离为

2m，对物品进行消毒，有效距离为25cm左右，消毒时间为30min，开灯后5～7min开始计时。应保持灯管的清洁，消毒物品没有遮盖，室内空气清洁，无灰尘和水雾。日光曝晒消毒，宜将物品曝晒于日光下4～6h。紫外线灯消毒要注意人体皮肤和眼睛的保护，消毒期间不宜在室内活动，如人无法离开室内，则皮肤和眼睛不能直接暴露于紫外线下，可用床单等遮盖。

五、浸泡消毒法

浸泡消毒是指将物品洗净擦干，浸泡于消毒溶液中，达到杀灭微生物的方法。根据消毒剂种类、浓度及物品种类的不同，浸泡的时间亦有差别。常用的家庭浸泡消毒液有含氯消毒剂，如漂白粉溶液等。

六、燃烧法

焚烧消毒是较彻底、有效的消毒方法，适用于被致病菌污染后无保留价值的物品，如被污染的敷料和纸张等。家庭消毒不宜用焚烧法。某些金属、搪瓷类物品急用时可用燃烧法消毒。器械可直接在火焰上烧灼20s，盆类可倒入95%乙醇少许，点燃后慢慢转动，直至熄灭。燃烧消毒时要注意安全，须远离易燃易爆物品，中途不要添加乙醇溶液（酒精）。刀、剪或贵重器械忌用燃烧法，避免损坏。

七、熏蒸消毒法

熏蒸消毒是指将消毒剂加热或加入氧化剂，使之成为气体状态，在一定的浓度下达一定的时间，从而起到消毒的目的。常用家庭熏蒸消毒法有食醋熏蒸消毒法。

八、空气消毒

通风换气是清洁空气简便而有效的方法，居室内各房间应定时开窗通风，以保持室内空气新鲜和降低微生物的密度。夏季气温高，应注意经常打开门窗通风；冬季天气寒冷，气温低，但也应保持每日通风换气两次，每次20～30min。另外，日常应该用湿式打扫卫生，如用湿抹布擦拭各种家具、物品，湿拖布擦地，以减少室内尘埃，达到洁净空气的目的。但应注意每次打扫卫生后，将抹布及拖布清洗干净，晾干，防止细菌繁殖。

九、紫外线灯消毒

紫外线灯消毒空气方便、高效且不损害物品。消毒空气时，先将室内环境打扫干净，关闭门窗，停止人员走动。紫外线灯的有效距离不超过2m，照射时间不少于30min（开灯后5～7min开始计时）。多个房间进行消毒时，关灯后间隔3～4min才能再次开启紫外线灯。

紫外线灯消毒时，人员应离开房间，如不能离开，则应保护好眼睛及皮肤，可戴墨镜或用纱布遮盖双眼，面部、肢体用被单遮盖。紫外线灯管要保持清洁，可每周2次用96%酒精棉球擦除表面灰尘、油垢。紫外线灯管有效消毒使用时间约为1 000h。

十、其他化学药物喷雾与熏蒸消毒法

消毒剂的喷雾与熏蒸一般不宜在家庭使用，当家庭成员中有人患传染性疾病时可在护士指导下使用。常用空气消毒剂有含氯消毒剂、过氧乙酸、福尔马林等。消毒剂可在药房或化学试剂商店买到。

（一）喷洒法

消毒前将房间密闭，按每立方米用 0.1%～0.2% 过氧乙酸 8mL 计算所需的消毒剂量，加入喷雾器中进行喷洒消毒，喷洒时按从里到外、从上至下的顺序进行。喷洒后密闭 1h，随即打开门窗通风，使用时注意个人防护。也可用福尔马林液每立方米空间 80mL 喷洒，喷洒后密闭 1h。

（二）熏蒸法

消毒前将房间密闭，醋适量，加等量的水，放置于瓷器或玻璃器皿中加热煮沸蒸发，密闭门窗 2h 后开窗通风。

思考题

1. 常用家居物品的消毒方法有哪些？
2. 煮沸消毒法有哪些注意事项？
3. 清洁空气简便而有效的方法是什么？
4. 紫外线灯消毒时有哪些注意事项？

（中国人民解放军联勤保障部队第九八三医院　田新颖）

第二节　特殊物品的消毒

一、碗筷消毒

1. 煮沸法　煮沸是碗筷等食具最简便且可靠的消毒办法。在进行煮沸消毒时，水一定要浸没碗筷，并且将碗、杯等直立放置而不应叠放，这样可使沸水充分接触碗筷的各个部位。煮沸时间 5～10min（水沸后开始计时），如怀疑有肝炎病毒等抵抗力较强的微生物污染，煮沸时间应为 15～20min。

2. 蒸汽消毒法　家庭蒸汽消毒可采用蒸锅，水烧开后蒸 10～15min。也可用高压锅，将碗筷放入高压锅内的支架上，加一定量的水，水烧开后计时。1min 可杀灭一般细菌，5min 可灭活乙型肝炎病毒。

3. 远红外消毒柜消毒　远红外碗筷消毒柜采用干热消毒法，温度达 125℃，维持 15min。此法消毒效果好，但对碗筷的损坏大。消毒后待冷却再打开柜门，以免烫伤及防止碗盘破裂。远红外消毒柜在各综合性商场均可买到。

4. 消毒剂浸泡消毒法　不耐高温的食具可采用此法。常用的消毒剂有含氯消毒剂（如含 500mg/L 有效氯的施康）、0.5%～1% 过氧乙酸等，消毒时需将碗筷完全浸没，浸泡时间 10～30min，消毒后用清水冲洗干净。

二、床单、被套、衣服、毛巾消毒

1. 洗涤消毒法　床单、被套、枕套、衣服等棉布织品一般采用洗涤消毒法，可放入洗衣机用肥皂或洗衣粉进行洗涤，洗完后晒干或烘干。

2. *煮沸消毒法*　棉织品、毛巾可以用煮沸的方法进行消毒，可直接煮沸 20 ～ 30min。

3. *消毒剂浸泡消毒法*　不耐高温的化纤制品或纯毛制品可以用化学消毒液浸泡（如 84 消毒液、施康等），如用含 250mg/L 有效氯的含氯消毒剂浸泡 30min，然后再进行洗涤。消毒剂选择可咨询医护人员。

4. *日光曝晒法*：较大的被褥，可以置阳光下曝晒 4 ～ 6h，翻动一两次，使每一部位都晒到。一般衣、被都可用此法消毒。

如果是传染病患者用过的衣物，应先消毒，后拆洗，反之易造成污染。消毒方法可在医护人员指导下进行选择。

三、剃须刀、修面刀、牙刷消毒

1. *专人专用*　一些通过血液传播的传染病，如乙型肝炎、丙型肝炎、艾滋病等，可通过剃须刀、修面刀、牙刷等传播，只要刀片或牙刷受到含有病原微生物的血液、体液污染，再接触到正常人细小的伤口，就可能造成疾病传播。因此，牙刷不能共用，剃须刀、修面刀一人一用一消毒。

2. *浸泡消毒*　剃须刀、修面刀如不能做到专人专用，应该用适当的消毒剂浸泡消毒。

四、浴缸消毒

家用浴缸每次用完后应用浴缸清洗剂彻底刷洗干净，同时定期用 84 消毒液或施康对浴缸进行消毒。方法：用含有效氯 250 ～ 500mg/L 的 84 消毒液或施康（即 1mL 原液加水 10 ～ 20mL）擦拭浴缸，保留 30min 后清洗干净。

五、抽水马桶消毒

抽水马桶使用频繁，易被微生物污染或污垢积聚，因此彻底地清洁消毒是非常重要的。可用装有粉状含氯消毒剂的小布囊或消毒块挂在抽水马桶冲洗缘，消毒剂随每次冲洗释放部分进入抽水马桶。同时，每天应用清洁剂等对坐便器、马桶座垫圈、马桶盖进行清洁刷洗。

思考题

床单、被套、衣服、毛巾应如何消毒？

（中国人民解放军联勤保障部队第九八三医院　田新颖）

第 14 章

临 终 照 料

临终照料是一种特殊的卫生保健服务，是由多学科、多方面的专业人员组成的临终关怀团队，为临终照护对象及其家属提供全面的服务，以使临终照护对象缓解病痛，维护临终照护对象的尊严，使他们得以舒适安宁地度过人生的最后旅程。对于临终照护对象，护理的重点是症状的控制、心理的支持、家属的安慰，从而改善其临终生活质量，使其安详辞世。

随着老龄化进程逐步加快，社会对临终关怀服务的需求也越来越强烈，众多垂危老年人呼唤临终关怀。特别是我国步入老龄化社会后，家庭规模缩小、功能弱化，老年人的照护，尤其是临终关怀问题日益凸显。老年人对临终关怀的需求更为普遍、迫切。因此，发展老年人临终关怀事业，具有重要的意义。

第一节　死亡与临终、临终照料的定义

凡是生命都要经过从生到死的自然过程，临终和死亡是人生必经的发展阶段。在养老护理中，如何帮助老人面对死亡，帮助濒死者安详、舒适、有尊严而无憾地走到生命的终点，同时为临终者的亲属提供心理、社会及精神上的支持，使他们以健康的方式应对和适应，也是养老护理的重要内容。

一、死亡

死亡是生命活动不可逆的终止。传统的观念是将心跳、呼吸停止作为判断死亡的标准。但随着医学科学的发展，自身心肺功能停止的患者，可借助机器和药物来维持生命，因此只要大脑功能保持着完整性，一切生命活动都有恢复的可能，因而也有以脑死亡作为判断死亡的依据。脑死亡即全脑死亡，包括大脑、中脑、小脑和脑干的不可逆死亡。1968 年美国哈佛大学在第 22 届世界医学大会上提出的脑死亡标准为：

（1）机体对刺激无感受性及反应性。

（2）无运动、无呼吸。

（3）无反射。

（4）脑电波平坦。

上述项目 24h 内反复复查无改变，并排除体温过低（低于 32℃）及中枢神经系统抑制剂的影响，即可作出脑死亡的诊断。死亡诊断由医师做出。

二、临终

临终是指面临生命将结束的一段时间，即由于疾病末期或意外事故造成人体主要器官的生理功能衰竭，生命活动走向完结，死亡不可避免地将要发生的时候，它是生命的最后阶段。此时，身体各种功能减弱或迟钝，可表现为意识模糊、心跳减弱、血压下降、呼吸微弱等。

三、临终照料

临终照料是指向临终患者及其家属提供生理、心理、社会等全面的照顾，使临终患者能够舒适、安详、有尊严、无痛苦地走完人生的最后旅程，同时使家属的身心健康得到保护和增强的照护过程。

思考题

死亡、临终、临终照料的定义是什么？

（中国人民解放军联勤保障部队第九八三医院 田新颖）

第二节 临终老人的生理、心理变化

一、临终时限

当患者处于疾病末期、死亡在短期内（估计存活时间为 2～3 个月）不可避免地要发生时即属于临终阶段。对于晚期癌症患者，只要出现生命体征和代谢方面的紊乱即可开始实施临终护理。每个人的临终阶段可因疾病因素、医疗情况、照护状况及其他各种因素的影响而长短不同。

二、临终老人的生理变化

当老人走向生命最后一个阶段时，身体都会发生一些转变，但并不是每位患者都会有同样的变化，有些症状可能不出现，也不是所有的症状都会在同一时间出现。

（1）面容、视力、语言、听力方面的改变。临终老人可表现为：面部肌肉松弛，双颊无力，随着呼吸的起伏，面部肌肉呈现鼓起和凹陷；视力逐渐消失，会本能地转向光亮方向，双眼半睁开，目光呆滞，死亡来临时，瞳孔固定，逐渐散大；语言表达逐渐困难、混乱或失去理智，最终失去表达能力；听力保存时间最长，是最后失去的生理感觉。

（2）皮肤、肌肉方面的改变。皮肤会变得苍白、发紫、温度下降；全身肌肉松弛，张力丧失，对刺激失去反应能力。

（3）意识改变。可出现烦躁不安、嗜睡，或出现不同程度的昏迷，各种反射和痛觉逐渐消失。

（4）呼吸系统改变。呼吸功能减退，呼吸不规律，出现潮式呼吸或呼吸变浅、变慢，不能排出呼吸道的分泌物，伴有痰鸣音。

（5）循环系统改变。桡动脉的跳动为先快而不规则，接着搏动逐渐减弱消失，在桡动脉搏动消失的同时，心尖部还有短暂微弱的心跳，当心跳停止，血液停止流动时，皮肤上会出现尸斑。

（6）胃肠和泌尿系统改变。出现呃逆、恶心、呕吐和体重下降，肠蠕动减弱、膀胱膨胀而出现便秘和尿潴留体征，由于肛门和膀胱括约肌松弛，出现大小便失禁。

三、临终老人的心理变化

每个人接受死亡的心理状态，依个人道德观、经济状况、受教育程度、家庭情况及修养等的不同而不同。根据库柏勒－罗斯的临终过程理论，临终者面对死亡一般可经历以下五个心理认知过程。

（一）否认期

当人得知自己病重，即将面临死亡时，为使自己避开现实的压迫感，会表现出极力否认事实，拒绝接受现实。否认是人对应激的一种保护性反应，是缓冲心理应激的一种方式，可以提供老人和家属一段准备面对死亡的时间，但持续过长的否认期不利于接受合适的治疗。否认期持续时间因人而异。

（二）愤怒期

当人意识到死亡不可避免时，常会感到不公平，有挫折感、无助感等，表现为多疑、愤怒、怨恨、妒忌，常把自己的情绪发泄给他人，或表现为对医疗、照护的不满。此期易与照护人员发生争吵。

（三）讨价还价期

已接受临终事实，愤怒的情绪暂时中止，为了延长生命，又开始关注自己的病情并抱有希望，积极配合治疗。

（四）抑郁期

感到身体状况逐渐恶化，正向死亡临近时，会产生强烈的失落感，情绪低落，沉默、悲伤哭泣，希望有亲人陪伴。

（五）接受期

此时对即将面临的死亡已经有所准备，精神与身体均极度疲劳，情感减退且很平静，开始处理一切未完的事宜。

了解老人面临死亡的心理过程有助于做好心理护理，但并非每个人都会经历上述五个过程，也并非每一个阶段只出现一次或都按此顺序发展，也不是每个人都能达到接受期，有的可能只经历某阶段，或在某两个阶段间往返，也可能出现此模式的五种情绪状态之外的情形。人的性别、气质、性格、文化背景、受教育程度、生活环境、信仰不同，面临死亡时会有不同的心理反应过程。

思考题

1. 临终老人有哪些生理变化？
2. 临终老人有哪些心理变化？

（中国人民解放军联勤保障部队第九八三医院　田新颖）

第三节　临终老人照护

一、舒适的环境

提供合适的环境，有条件的家庭最好为临终老人安排一间单独的卧室；条件不允许者，可安置一张周围空间较宽裕的床。卧室内设置应有利于老人活动和各种治疗、护理操作的实施。维持老人良好、舒适的体位，定期翻身，更换体位，避免某一部位长期受压，促进血液循环。勤换衣、裤，床单位保持清洁、干燥、平整、无碎屑。要注意保持老人会阴部皮肤清洁、干燥。

保持室内空气新鲜，冬季温度以 20～22℃为宜，湿度以 50%～60% 为宜，根据实际情况做适当调整。及时清理呕吐物、引流物及大小便，以保持室内空气无异味。体温不升，肢端冷者用热水袋保暖。疼痛是癌症患者临终前常伴有的症状，应注意认真观察每次疼痛发作的时间、程度、性质，协助医护人员把握好用药的时间，以有效控制疼痛。

二、饮食照护

注意食物的色、香、味，少量多餐，以增进食欲。给予流质或半流质饮食，便于老人吞咽。必要时采用鼻饲法，保证营养供给。同时观察老人有无腹胀、腹泻及有无便秘等情况。做好口腔护理，每天至少 2 次。每次进食后都应协助老人进行漱口，不能漱口者进行口腔护理。

三、改善呼吸

保持室内空气新鲜，定时通风换气。神志清醒者，采用半卧位，扩大胸腔容量，改善呼吸困难。昏迷者，采用仰卧位，头偏向一侧或侧卧位，保持呼吸道通畅，防止呕吐物或咽部分泌物误入气管而引起窒息或肺部并发症。视呼吸困难程度给予吸氧，纠正缺氧状态，改善呼吸功能。

四、减少不良刺激

保持环境安静、空气新鲜、通风良好、有一定的保暖设施、适当的照明，避免临终老人视觉模糊而产生害怕、恐惧心理，增加安全感。及时用湿纱布拭去眼部分泌物，如老人眼睑不能闭合，可涂金霉素、红霉素眼膏或覆盖凡士林纱布，以保护角膜，防止角膜干燥而发生溃疡或结膜炎。由于听力常为最后消失的感觉，老年照护师应避免在老人周围窃窃私语，以免增加老人的焦虑。可采用触摸等非语言交流方式，配合温和的语调、清晰的语言交谈，使临终者感到即使在生命的最后时刻，也并不孤独。

五、心理照护

老年照护师要用真诚、关心的态度，认真倾听老人诉说，以示理解，要经常在老人身边陪伴，满足老人的需要。当老人愤怒时，不要把老人不满的情绪错认为是针对自己，不要告诉老人"不应该这样做"或"不应该那样说"，而要允许老人发泄愤怒、宣泄情绪，并格外注意意外事件的发生。在老人情绪忧郁时，积极疏导，与老人坦诚沟通，尽可能满足老人的各种要求。

六、做好生命体征的观察

协助医护人员观察体温、脉搏、呼吸、血压、皮肤色泽和温度、大小便情况等，根据医护人员的嘱咐定期测量并记录。发现老人情况恶化时，应及时通知家属，并与医护人员取得联系。

思考题

临终老人有哪些照护内容？

（中国人民解放军联勤保障部队第九八三医院　张　娜）

第四节　尸体料理

死亡后约半小时尸体皮肤开始产生紫色斑点，2～4h后身体下垂部位开始形成瘀斑，出现尸斑；死亡后，尸体温度会渐渐下降，6～8h降至与室温相同，出现尸冷；6～8h后肢体逐渐变硬，出现尸僵，于死后12～16h达到高峰，24h后开始减弱，肌肉逐渐变软，称尸僵缓解；然后尸体逐渐腐败。死后尸体的变化受环境温度的影响而略有不同。尸体料理时间应在尸僵出现之前进行。

一、目的

使尸体清洁、姿势良好，维护老人尊严，满足丧亲者的心理需求。

二、准备工作

1. 征询工作　在医生开具死亡证明后，征询家属意见，尊重老人遗愿及家庭的要求，与家属商讨后，进行尸体料理。

2. 物品准备　棉球、纱布、寿衣、寿被、剪刀、胶布、镊子及皮肤清洁用物品等，必要时准备隔离衣、手套、消毒液等。

3. 老年照护师准备　衣帽整洁，戴好口罩，调整好心态。

三、操作程序

1. 与家属沟通　征得家属同意，撤去有关的治疗用物（仪器、吸氧管、输液管、导尿管等）。

2. 清洁尸体　放平床头，使尸体仰卧，从头至足部清洁，去除胶布痕迹等，如有伤口，则更换好敷料。

3. 填塞腔道　为保持尸体清洁，避免口、鼻、肛门及阴道等腔道流液，将干棉球塞于鼻、口、肛门、阴道等腔道口，棉球不能外露。

4. 更衣、梳头　按老人或家属的要求穿好自备的寿衣，梳好头发，维护良好的尸体外观。

5.清理用物 协助家属整理遗物，消毒床单位，整理物品及房间，洗手。

四、注意事项

1.老年照护师必须在医生开具死亡证明和家属同意的情况下进行尸体料理。

2.老人死亡后应及时进行尸体料理，以免进入尸僵期而不便操作。

3.尸体料理时态度严肃认真，死亡是自然过程，不必恐惧和惊慌，对家属表示同情、安慰和尊重。

4.身体腔道填塞前要与家属说明，以免引起不必要的误会。

思考题

尸体料理有哪些操作程序？

（中国人民解放军联勤保障部队第九八三医院 张 娜）

附录一

常用照护技术操作评分标准

一、整理床单位评分标准

项目分数（100）	操作步骤	评分等级 A	B	C	D	得分
操作前准备（15）	照护评估 （1）照护对象的病情，是否能承受整理床单的刺激 （2）照护对象的心理状态与合作程度，是否能够配合整理床单	3	2	1	0	
	老年照护师准备：服装鞋帽整洁，戴口罩，语言得体，态度和蔼，动作规范	3	2	1	0	
	用物准备：大单、被套、枕套、中单、床刷及床刷套	3	2	1	0	
	照护对象准备 （1）了解整理床单的目的、操作过程及配合的相关知识 （2）根据病情，在更换床单时取合适体位	3	2	1	0	
	环境准备：整洁、安静、安全、舒适	3	2	1	0	
操作过程（65）	遵循标准预防、节力、安全的原则	5	5	4	3	
	告知照护对象，做好准备。根据照护对象的病情、年龄、体重、意识、活动和合作能力，有无引流管、伤口，有无大小便失禁等，采用与病情相符的整理床单位的方法	12	3	2	1	
	按需要准备用物及环境，保护照护对象隐私	5	4	3	2	
	协助活动不便的照护对象翻身或下床，采用湿扫法清洁并整理床单位	9	7	5	3	
	操作过程中，注意避免牵拉引流管或导管，密切观察照护对象病情，发现异常及时处理。与照护对象沟通，了解其感受及需求，保证照护对象安全	12	10	8	6	
	操作后对躁动、易发生坠床的照护对象拉好床栏或者采取其他安全措施，帮助照护对象采取舒适体位	10	5	4	3	
	按操作规程更换污染的床单位	12	10	8	6	
语言与沟通（5）	表述清楚，内容准确	3	2	1	0	
	语句通顺、流利	2	1	0	0	

续表

项目 分数 (100)	操作步骤	评分等级				得分
		A	B	C	D	
评价 (15)	照护对象/家属能够知晓老年照护师告知的事项，对服务满意	4	3	2	1	
	床单位整洁，照护对象卧位舒适、符合病情要求	5	4	3	2	
	操作过程规范、准确，照护对象安全	6	5	4	3	
总分						

（中国人民解放军联勤保障部队第九八三医院　于静静）

二、面部清洁和梳头评分标准

项目 分数 (100)	操作步骤	评分等级				得分
		A	B	C	D	
操作前 准备 (15)	照护评估 (1) 照护对象的一般情况 (2) 照护对象的心理状态与合作程度	3	2	1	0	
	老年照护师准备 (1) 服装整洁，仪表端庄，无长指甲 (2) 熟悉面部清洁的操作程序	3	2	1	0	
	用物准备：毛巾、脸盆、木梳、剃须刀	3	2	1	0	
	照护对象准备 (1) 了解面部清洁的操作过程及配合的相关知识 (2) 根据病情取合适体位	3	2	1	0	
	环境准备：整洁、安静、安全、舒适	3	2	1	0	
操作 过程 (65)	遵循节力、安全的原则	6	5	4	3	
	告知照护对象，做好准备。根据照护对象的病情、意识、生活自理能力及个人卫生习惯，选择实施面部清洁和梳头的时间	12	11	10	9	
	按需要准备用物	6	5	4	3	
	协助照护对象取舒适体位，嘱照护对象若有不适，告知老年照护师	9	7	5	3	
	操作过程中，与照护对象沟通，了解其需求，密切观察照护对象情况，发现异常及时处理	12	10	8	6	
	尊重照护对象的个人习惯，必要时涂润肤乳	12	11	10	9	
	保持床单位清洁、干燥	8	7	6	5	
语言与 沟通(5)	表述清楚，内容准确	3	2	1	0	
	语句通顺、流利	2	1	0	0	

续表

项目分数 (100)	操作步骤	评分等级				得分
		A	B	C	D	
评价 (15)	照护对象/家属能够知晓老年照护师告知的事项，对服务满意	4	3	2	1	
	照护对象面部清洁，头发整洁，感觉舒适	5	4	3	2	
	照护对象出现异常情况时，老年照护师处理及时	6	5	4	3	
总分						

（中国人民解放军联勤保障部队第九八三医院　于静静）

三、口腔照护技术操作评分标准

项目分数 (100)	操作步骤	评分等级				得分
		A	B	C	D	
操作前准备 (15)	照护评估 (1) 照护对象的身心状态、口腔情况 (2) 照护对象的自理能力及合作程度	3	2	1	0	
	老年照护师准备 (1) 洗手，戴口罩 (2) 口腔卫生的相关知识和特殊口腔护理的操作方法 (3) 向照护对象解释口腔卫生的重要性、口腔护理的目的和注意事项	3	2	1	0	
	用物准备：口腔护理包、压舌板、手电筒、洗手液，必要时准备棉签、液体石蜡、口腔溃疡散、开口器	3	2	1	0	
	照护对象准备 (1) 照护对象了解口腔护理的意义，并积极地合作 (2) 卧床者根据病情可取半坐卧位或仰卧位，取仰卧位者头偏向一侧	3	2	1	0	
	环境准备：环境清洁，空气清新，去除不良视觉刺激	3	2	1	0	
操作过程 (65)	遵循查对制度，符合标准预防、安全原则	6	5	4	3	
	告知照护对象，评估其口腔情况，包括有无手术、插管、溃疡、感染、出血，以及生活自理能力等	4	3	2	1	
	指导照护对象正确的漱口方法，化疗、放疗、使用免疫抑制剂的照护对象可以用漱口液清洁口腔	5	4	3	2	
	协助禁食照护对象清洁口腔，鼓励并协助有自理能力者自行刷牙	9	7	5	3	
	协助照护对象取舒适体位，若有不适马上告知	12	10	8	6	
	如照护对象有活动的义齿，应先取下，再进行操作	6	5	4	3	

续表

项目分数 (100)	操作步骤	评分等级 A	B	C	D	得分
操作过程 (65)	根据口腔的 pH 值，遵医嘱选择合适的口腔护理溶液，操作中应当注意棉球的干湿度	6	5	4	3	
	昏迷的照护对象禁止漱口，对昏迷、不合作、牙关紧闭的照护对象，使用开口器、舌钳、压舌板。开口器从臼齿处放入	6	5	4	3	
	操作中避免清洁物、污染物的交叉混淆，操作前后必须清点核对棉球数量	11	10	9	8	
语言与沟通 (5)	表述清楚，内容准确	3	2	1	0	
	语句通顺、流利	2	1	0	0	
评价 (15)	照护对象/家属能够知晓老年照护师告知的事项，对服务满意	4	3	2	1	
	照护对象口腔卫生得到改善，黏膜、牙齿无损伤	5	4	3	2	
	照护对象出现异常情况时处理及时	6	5	4	3	
总分						

（中国人民解放军联勤保障部队第九八三医院　王宏杰）

四、会阴照护技术操作评分标准

项目分数 (100)	操作步骤	评分等级 A	B	C	D	得分
操作前准备 (15)	照护评估 （1）照护对象的病情及日常会阴部清洁情况 （2）照护对象的心理状态与合作程度，是否紧张，确定照护对象是自行完成还是需要他人的协助完成，以及他人协助的程度 （3）会阴部卫生情况	3	2	1	0	
	老年照护师准备 （1）服装鞋帽整洁，戴口罩、手套 （2）熟悉会阴护理的操作程序，向照护对象解释会阴护理的目的及注意事项	3	2	1	0	
	用物准备：毛巾、浴巾、清洁棉球、无菌溶液、大量杯、镊子、尿不湿、纸巾	3	2	1	0	
	照护对象准备 （1）了解会阴护理的目的、操作过程及配合的相关知识 （2）根据病情取仰卧位	3	2	1	0	
	环境准备：整洁、安静、安全、舒适	3	2	1	0	

续表

项目 分数 (100)	操作步骤	评分等级				得分
		A	B	C	D	
操作 过程 (65)	遵循标准预防、消毒隔离、安全的原则	15	14	13	12	
	告知照护对象，做好准备	8	7	2	0	
	根据照护对象会阴部有无伤口、有无失禁和留置尿管等，确定会 　阴护理的方法	10	8	6	0	
	按需要准备用物及环境，保护照护对象隐私	16	15	14	13	
	会阴冲洗时，注意水温适宜	8	5	3	0	
	冬季寒冷时，注意为照护对象保暖	8	5	3	0	
语言与 沟通(5)	表述清楚，音量适中，内容准确	3	2	1	0	
	语句通顺、流利	2	2	0	0	
评价 (15)	照护对象/家属能够知晓老年照护师告知的事项，对服务满意	4	3	2	1	
	照护对象会阴清洁	5	4	3	2	
	照护对象出现异常情况时，老年照护师处理及时	6	5	4	3	
总分						

（中国人民解放军联勤保障部队第九八三医院　王宏杰）

五、足部照护评分标准

项目 分数 (100)	操作步骤	评分等级				得分
		A	B	C	D	
操作前 准备 (15)	照护评估 (1) 照护对象的病情及治疗情况 (2) 照护对象的心理状态与合作程度 (3) 照护对象足部情况	3	2	1	0	
	老年照护师准备 (1) 服装鞋帽整洁，戴口罩、手套 (2) 熟悉足部护理的注意事项	3	2	1	0	
	用物准备：毛巾、洗脚盆、纸巾、医用/生活垃圾桶，必要时准 　备大单等	3	2	1	0	
	照护对象准备 (1) 了解足部护理的目的、操作过程及配合的相关知识 (2) 根据病情取合适体位	3	2	1	0	
	环境准备：整洁、安静、安全、舒适	3	2	1	0	

续表

项目 分数 (100)	操作步骤	评分等级				得分
		A	B	C	D	
操作 过程 (65)	遵循节力、安全的原则	6	5	4	3	
	告知照护对象，做好准备，评估照护对象的病情、足部皮肤情况，根据结果选择适宜的清洁方法	8	7	6	5	
	按需要准备用物及环境，水温适宜	12	11	10	9	
	协助照护对象取舒适体位，嘱照护对象若有不适，告知老年照护师	9	7	5	3	
	操作过程中与照护对象沟通，了解其感受及需求，密切观察照护对象病情，发现异常及时处理	12	10	8	6	
	尊重照护对象的个人习惯，必要时涂润肤乳	6	5	4	3	
	保持床单位清洁、干燥	12	10	8	6	
语言与 沟通(5)	表述清楚，内容准确	3	2	1	0	
	语句通顺、流利	2	1	0	0	
评价 (15)	照护对象/家属能够知晓老年照护师告知的事项，对服务满意	4	3	2	1	
	足部清洁	5	4	3	2	
	照护对象出现异常情况时，老年照护师处理及时	6	5	4	3	
总分						

（中国人民解放军联勤保障部队第九八三医院　付娟娟）

六、协助照护对象进食／进水评分标准

项目 分数 (100)	操作步骤	评分等级				得分
		A	B	C	D	
操作前 准备 (15)	照护评估 (1) 照护对象的病情及治疗情况，饮食种类、液体出入量、自行进食能力，有无偏瘫、吞咽困难、视力减退等 (2) 照护对象的心理状态与合作程度，是否愿意护理人员协助其进食／进水，有无餐前、餐中用药 (3) 照护对象口腔、咽喉及胃部的情况及食物的温度	3	2	1	0	
	老年照护师准备 (1) 服装整洁，洗手 (2) 了解照护对象的心理状态，熟悉进食／进水的注意事项	3	2	1	0	

续表

项目分数 (100)	操作步骤	评分等级				得分
		A	B	C	D	
操作前准备 (15)	用物准备：食物、水、药物、纸巾、医用/生活垃圾桶	3	2	1	0	
	照护对象准备 （1）了解进食/进水的目的、操作过程及配合的相关知识 （2）根据病情取合适体位 （3）进食时，有义齿的操作前应佩戴好	3	2	1	0	
	环境准备：整洁、安静、安全、舒适	3	2	1	0	
操作过程 (65)	遵循安全的原则	6	5	4	3	
	告知照护对象，做好准备	4	3	2	1	
	辅助照护对象服用餐前、餐中用药，保证治疗效果	5	4	3	2	
	协助进食过程中，应注意食物的温度、软硬度及照护对象的咀嚼能力，观察有无吞咽困难、呛咳、恶心、呕吐等	12	11	10	9	
	操作过程中与照护对象沟通，给予饮食指导，如有治疗饮食、特殊饮食，按医嘱给予指导	12	10	8	6	
	进餐完毕，清洁并检查口腔，及时清理用物及整理床单位，保持适当体位	8	7	6	5	
	需要记录出入量的，准确记录照护对象的进食/进水时间、种类、食物含水量等	12	10	8	6	
	照护对象进食/进水延迟时，要做好交接班和记录	6	5	4	3	
语言与沟通 (5)	表述清楚，内容准确	3	2	1	0	
	语句通顺、流利	2	1	0	0	
评价 (15)	照护对象/家属能够知晓老年照护师告知的事项，对服务满意	8	7	6	5	
	操作过程规范、准确，照护对象安全	7	6	5	4	
总分						

（中国人民解放军联勤保障部队第九八三医院　付娟娟）

七、协助照护对象翻身及有效咳痰评分标准

项目分数(100)	操作步骤	评分等级				得分
		A	B	C	D	
操作前准备(15)	照护评估 (1) 照护对象的病情及治疗情况,是否能承受翻身的刺激 (2) 照护对象的心理状态与合作程度 (3) 翻身前要评估照护对象的年龄、体重、病情、肢体活动能力、心功能状况,有无手术、引流管、骨折和牵引等。有活动性内出血、咯血、气胸、肋骨骨折、肺水肿、低血压等的,禁止背部叩击	3	2	1	0	
	老年照护师准备 (1) 服装整洁,洗手 (2) 熟悉翻身的操作程序及注意事项	3	2	1	0	
	用物准备:鞍形垫、厚毛巾,必要时准备减压贴、爽身粉等	3	2	1	0	
	照护对象准备 (1) 了解翻身的目的、操作过程及配合的相关知识 (2) 根据病情适当给予配合	3	2	1	0	
	环境准备:整洁、安静、安全、舒适	3	2	1	0	
操作过程(65)	遵循节力、安全的原则	6	5	4	3	
	告知照护对象,做好准备	4	3	2	1	
	根据评估结果决定照护对象翻身的频次、体位、方式,选择合适的皮肤减压用具	5	4	3	2	
	固定床脚刹车,妥善处置各种管路	9	7	5	3	
	翻身过程中注意照护对象的安全,避免拖拉照护对象,保护局部皮肤,正确使用床挡,烦躁照护对象选用约束带	12	10	8	6	
	翻身时,根据病情需要,给予照护对象拍背,促进排痰。叩背原则:从下至上、从外至内,背部从第10肋间隙、胸部从第6肋间隙开始向上叩击至肩部,注意避开乳房及心前区,力度适宜	11	10	9	8	
	护理过程中,密切观察病情变化,有异常时及时通知医师并处理	12	10	8	6	
	翻身后照护对象体位应符合病情需要。适当使用皮肤减压用具	6	5	4	3	
语言与沟通(5)	表述清楚,内容准确	3	2	1	0	
	语句通顺、流利	2	1	0	0	
评价(15)	照护对象/家属能够知晓老年照护师告知的事项,对服务满意	4	3	2	1	
	卧位正确,管路通畅;有效清除痰液	5	4	3	2	
	护理过程安全,局部皮肤无擦伤,无其他并发症	6	5	4	3	
总分						

(中国人民解放军联勤保障部队第九八三医院 田新颖)

八、协助照护对象床上移动评分标准

项目 分数 （100）	操作步骤	评分等级				得分
		A	B	C	D	
操作前 准备 （15）	护理评估 （1）评估照护对象的病情、肢体活动能力、年龄、体重，有无约束、 　　伤口、引流管、骨折和牵引等 （2）照护对象的自理能力及合作程度	3	2	1	0	
	老年照护师准备 （1）洗手，戴口罩 （2）熟悉床上移动的注意事项	3	2	1	0	
	用物准备：靠垫、床旁桌等	3	2	1	0	
	照护对象准备：根据病情采取积极的合作	3	2	1	0	
	环境准备：环境清洁，空气清新，去除不良视觉刺激	3	2	1	0	
操作 过程 （65）	遵循节力、安全的原则	9	8	7	6	
	告知照护对象，做好准备。移动前要查看有无约束、伤口、引流管、 　骨折和牵引等	12	11	10	9	
	固定床脚刹车，妥善处置各种管路	16	14	12	10	
	注意照护对象安全，避免拖拉，保护局部皮肤	16	14	12	10	
	护理过程中，密切观察病情变化，有异常时及时通知医师并 　处理	12	10	8	6	
语言与 沟通（5）	表述清楚，内容准确	3	2	1	0	
	语句通顺、流利	2	1	0	0	
评价 （15）	照护对象/家属能够知晓老年照护师告知的事项，对服务满意	4	3	2	1	
	卧位正确，管路通畅	5	4	3	2	
	护理过程安全，照护对象局部皮肤无擦伤，无其他并发症	6	5	4	3	
总分						

（中国人民解放军联勤保障部队第九八三医院　田新颖）

九、压疮预防和护理评分标准

项目 分数 (100)	操作步骤	评分等级				得分
		A	B	C	D	
操作前 准备 (15)	照护评估 (1) 照护对象的病情，评估和确定照护对象发生压疮的危险程度 (2) 对出现压疮的照护对象，评估压疮的部位、面积、分期、有无感染等 (3) 照护对象的自理能力及合作程度	3	2	1	0	
	老年照护师准备 (1) 服装整洁，洗手，戴口罩 (2) 熟悉压疮预防和护理的相关知识和操作方法，向照护对象解释压疮预防的重要性及注意事项	3	2	1	0	
	用物准备：压疮贴、剪刀、医用/生活垃圾桶，必要时准备盐水、碘酒棉球、纱布等	3	2	1	0	
	照护对象准备 (1) 照护对象了解压创预防和护理的意义并积极地合作 (2) 卧床照护对象根据病情可采取合适体位	3	2	1	0	
	环境准备：环境清洁，空气清新，舒适，安全	3	2	1	0	
操作 过程 (65)	遵循标准预防、消毒隔离、无菌技术、安全的原则	10	9	8	7	
	确定照护对象发生压疮的危险程度，采取预防措施，如定时翻身、气垫减压等	12	10	8	6	
	对出现压疮的照护对象，查看压疮的部位、面积、分期、有无感染等，分析导致发生压疮的危险因素并告知照护对象/家属，进行压疮治疗	14	13	12	11	
	在护理过程中，如压疮出现红、肿、痛等感染征象，及时与医师沟通并进行处理	15	14	13	12	
	与照护对象沟通，提供心理支持及压疮护理的健康指导	14	10	8	6	
语言与 沟通（5）	表述清楚，内容准确	3	2	1	0	
	语句通顺、流利	2	1	0	0	
评价 (15)	照护对象/家属能够知晓压疮的危险因素，对护理措施满意	4	3	2	1	
	预防压疮的措施到位	5	4	3	2	
	促进压疮愈合	6	5	4	3	
总分						

（中国人民解放军联勤保障部队第九八三医院　田丽颖）

十、失禁照护评分标准

项目 分数 (100)	操作步骤	评分等级				得分
		A	B	C	D	
操作前 准备 (15)	照护评估 (1) 照护对象的病情 (2) 照护对象的心理状态与合作程度	3	2	1	0	
	老年照护师准备 (1) 服装鞋帽整洁，戴口罩、手套 (2) 熟悉失禁的操作程序，向照护对象解释操作过程中的注意事项	3	2	1	0	
	用物准备：床单、尿不湿、湿巾、纸巾	3	2	1	0	
	照护对象准备 (1) 了解护理失禁的操作过程及配合的相关知识 (2) 根据病情取合适体位	3	2	1	0	
	环境准备：整洁、安静、安全、舒适	3	2	1	0	
操作 过程 (65)	遵循标准预防、消毒隔离、安全的原则	8	7	6	5	
	评估照护对象的失禁情况，准备相应的物品	10	8	7	6	
	护理过程中，与照护对象沟通，清洁到位，注意保暖，保护照护对象隐私	10	9	8	7	
	根据病情，遵医嘱采取相应的保护措施，如小便失禁者给予留置尿管，对男性照护对象可以采用尿套技术，女性照护对象可以采用尿垫，等等	15	13	12	11	
	鼓励并指导照护对象进行膀胱功能及盆底肌的训练	12	10	8	6	
	保持床单位清洁、干燥	10	9	8	7	
语言与 沟通(5)	表述清楚，内容准确	3	2	1	0	
	语句通顺、流利	2	1	0	0	
评价 (15)	照护对象/家属能够知晓老年照护师告知的事项，对服务满意	8	7	6	5	
	照护对象皮肤清洁，感觉舒适	7	6	5	4	
总分						

（中国人民解放军联勤保障部队第九八三医院 田丽颖）

十一、床上使用便器评分标准

项目分数(100)	操作步骤	评分等级 A	B	C	D	得分
操作前准备(15)	照护评估 (1) 照护对象的病情及治疗情况,是否可以使用床上便器 (2) 评估照护对象的生活自理能力及活动情况 (3) 照护对象肛周皮肤状况	3	2	1	0	
	老年照护师准备 (1) 服装鞋帽整洁,洗手,戴口罩、手套 (2) 熟悉操作过程中的注意事项	3	2	1	0	
	用物准备:便器、尿不湿、纸巾、湿巾、医用/生活垃圾桶,必要时准备氧化锌软膏	3	2	1	0	
	照护对象准备:了解配合的相关知识,根据病情取合适体位	3	2	1	0	
	环境准备:整洁、安静、安全、舒适	3	2	1	0	
操作过程(65)	遵循标准预防、消毒隔离、安全的原则	6	5	4	3	
	根据照护对象的生活自理能力及活动情况,帮助或协助照护对象使用便器,满足其需求	10	9	8	7	
	准备并检查便器表面有无破损、裂痕等。注意保暖,保护照护对象隐私	15	14	13	12	
	护理过程中,与照护对象沟通,询问照护对象有无不适,如有不适及时处理	12	11	10	9	
	便后观察排泄物性状及骶尾部位的皮肤,如有异常及时处理	12	10	8	6	
	正确处理排泄物,清洁便器,保持床单位清洁、干燥	10	9	8	7	
语言与沟通(5)	表述清楚,内容准确	3	2	1	0	
	语句通顺、流利	2	1	0	0	
评价(15)	照护对象/家属能够知晓老年照护师告知的事项,对服务满意	8	7	6	5	
	照护对象皮肤及床单位清洁,皮肤无擦伤	7	6	5	4	
总分						

(中国人民解放军联勤保障部队第九八三医院 刘梦菁)

十二、留置尿管评分标准

项目分数(100)	操作步骤	评分等级				得分
		A	B	C	D	
操作前准备(15)	照护评估 (1) 照护对象的病情、尿管留置时间、尿液颜色和性状、尿量、膀胱功能，有无尿频、尿急、腹痛等症状 (2) 照护对象的心理状态与合作程度，如既往有无尿管护理的经历，是否紧张，是否愿意配合 (3) 照护对象尿道口周围皮肤情况	3	2	1	0	
	老年照护师准备 (1) 服装鞋帽整洁，洗手，戴口罩、手套 (2) 熟悉尿道口护理的操作程序，向照护对象解释操作的目的及注意事项	3	2	1	0	
	用物准备：弯盘、镊子、碘酒棉球、治疗巾，必要时准备尿袋、胶布、医用/生活垃圾桶	3	2	1	0	
	照护对象准备： (1) 了解尿道护理的目的、操作过程及配合的相关知识 (2) 根据病情取合适体位	3	2	1	0	
	环境准备：整洁、安静、安全、舒适	3	2	1	0	
操作过程(65)	遵循标准预防、消毒隔离、无菌技术、安全的原则	6	5	4	3	
	告知照护对象，做好准备。查看照护对象的病情、尿管留置时间、尿液颜色和性状、尿量、膀胱功能，有无尿频、尿急、腹痛等症状	10	9	8	7	
	按需要准备用物及环境，保护照护对象隐私	6	5	4	3	
	进行会阴护理，尿道口清洁，保持尿管的通畅，观察尿液的颜色、性状、总量、透明度、气味等，注意倾听照护对象的主诉	12	10	8	6	
	留置尿管期间，妥善固定尿管及尿袋，尿袋的高度不能高于膀胱，及时排放尿液，协助长期留置尿管的照护对象进行膀胱功能训练	12	10	8	6	
	根据照护对象的病情，鼓励照护对象摄入适当的液体。定期更换尿管及尿袋，做好尿道口护理	12	11	10	9	
	拔管后根据病情鼓励照护对象多饮水，观察照护对象自主排尿及尿液的情况，有排尿困难时及时处理	7	6	5	4	
语言与沟通(5)	表述清楚，内容准确	3	2	1	0	
	语句通顺、流利	2	1	0	0	
评价(15)	照护对象/家属能够知晓老年照护师告知的事项，对服务满意	5	4	3	2	
	照护对象在留置尿管期间会阴部清洁，尿管通畅	5	4	3	2	
	照护对象出现异常情况时，老年照护师处理及时	5	4	3	2	
总分						

（中国人民解放军联勤保障部队第九八三医院　刘梦菁）

十三、温水擦浴评分标准

项目分数(100)	操作步骤	评分等级				得分
		A	B	C	D	
操作前准备(15)	照护评估 (1) 评估照护对象的病情、生活自理能力及皮肤完整性等 (2) 照护对象的心理状态与合作程度 (3) 室温、水温是否适宜	3	2	1	0	
	老年照护师准备 (1) 服装鞋帽整洁,洗手,戴口罩 (2) 熟悉擦浴的操作程序及注意事项	3	2	1	0	
	用物准备:水盆、毛巾、浴皂、换洗衣物、医用/生活垃圾桶等	3	2	1	0	
	照护对象准备 (1) 了解擦浴的目的、操作过程及配合的相关知识 (2) 根据病情取合适体位	3	2	1	0	
	环境准备:整洁、安静、安全、舒适	3	2	1	0	
操作过程(65)	遵循标准预防、安全的原则	6	5	4	3	
	告知照护对象,做好准备。根据照护对象的病情、生活自理能力及皮肤完整性等,选择适当时间进行温水擦浴	10	9	8	7	
	准备用物,房间温度适宜,保护照护对象隐私,尽量减少暴露,注意保暖	10	9	8	7	
	保持水温适宜,擦洗的方法和顺序正确	12	11	10	9	
	护理过程中注意保护伤口和各种管路;观察照护对象的反应,出现寒战、面色苍白、呼吸急促时应立即停止擦浴,给予恰当的处理	10	9	8	7	
	擦浴后观察照护对象的反应,检查和妥善固定各种管路,保持其通畅	12	11	10	9	
	保持床单位的清洁、干燥	5	4	3	2	
语言与沟通(5)	表述清楚,内容准确	3	2	1	0	
	语句通顺、流利	2	1	0	0	
评价(15)	照护对象/家属能够知晓老年照护师告知的事项,对服务满意	8	7	6	5	
	护理过程安全,照护对象出现异常情况时,老年照护师处理及时	7	6	5	4	
总分						

(中国人民解放军联勤保障部队第九八三医院　杨雅清)

十四、协助更衣评分标准

项目分数 (100)	操作步骤	评分等级				得分
		A	B	C	D	
操作前准备 (15)	照护评估 (1) 照护对象的病情及治疗情况 (2) 照护对象的心理状态与合作程度，是否可以协助更衣 (3) 照护对象肢体活动情况	3	2	1	0	
	老年照护师准备 (1) 服装鞋帽整洁，洗手，戴口罩 (2) 熟悉更衣的顺序及注意事项	3	2	1	0	
	用物准备：病号服、医用／生活垃圾桶	3	2	1	0	
	照护对象准备 (1) 了解更衣的操作过程及配合的相关知识 (2) 根据病情取合适体位	3	2	1	0	
	环境准备：整洁、安静、安全、舒适	3	2	1	0	
操作过程 (65)	遵循标准预防、安全的原则	6	5	4	3	
	告知照护对象，做好准备。查看照护对象的病情、意识、肌力、移动能力及合作能力，以及有无肢体偏瘫、手术、引流管等	12	11	10	9	
	根据照护对象的体型，选择合适、清洁的衣服，保护照护对象隐私	8	7	6	5	
	根据照护对象的病情采取不同的更衣方法，病情稳定者可采取半坐卧位或坐位更换，手术或卧床者可采取轴式翻身法更换	12	11	10	9	
	更衣原则 (1) 脱衣方法：无肢体活动障碍时，先近侧，后远侧；一侧肢体活动障碍时，先健侧，后患侧 (2) 穿衣方法：无肢体活动障碍时，先远侧，后近侧；一侧肢体活动障碍时，先患侧，后健侧	16	14	13	12	
	更衣过程中，注意保护伤口和各种管路，注意保暖	8	5	4	3	
	更衣可与温水擦浴、会阴护理等同时进行	3	2	1	0	
语言与沟通 (5)	表述清楚，内容准确	3	2	1	0	
	语句通顺、流利	2	1	0	0	
评价 (15)	照护对象／家属能够知晓老年照护师告知的事项，对服务满意	8	7	6	5	
	护理过程安全，照护对象出现异常情况时，老年照护师处理及时	7	6	5	4	
总分						

（中国人民解放军联勤保障部队第九八三医院　杨雅清）

十五、床上洗头评分标准

项目分数(100)	操作步骤	评分等级				得分
		A	B	C	D	
操作前准备(15)	照护评估 (1) 照护对象的病情及治疗情况 (2) 心理状态与合作程度 (3) 头发及头皮情况	3	2	1	0	
	老年照护师准备：服装鞋帽整洁，洗手，戴口罩	3	2	1	0	
	用物准备：梳子、治疗巾、纸袋，必要时备发夹、橡皮圈、30%的乙醇、医用/生活垃圾桶	3	2	1	0	
	照护对象准备 (1) 了解头发护理清洁的操作过程及配合的相关知识 (2) 根据病情取合适体位	3	2	1	0	
	环境准备：整洁、安静、安全、舒适	3	2	1	0	
操作过程(65)	遵循标准预防、节力、安全的原则	6	5	4	3	
	告知照护对象，做好准备。根据一般情况、意识、生活自理能力及个人卫生习惯、头发清洁度，选择时间进行床上洗头	12	3	2	1	
	准备用物，房间温度适宜，选择合适的体位	5	4	3	2	
	操作过程中，用指腹部揉搓头皮和头发，力量适中，避免抓伤头皮。观察照护对象的反应并沟通，了解照护对象的需求	14	12	11	10	
	注意保护伤口和各种管路	7	6	5	4	
	清洗后，及时擦干或吹干头发，防止照护对象受凉	9	8	7	6	
	保持床单位清洁干燥	12	10	8	6	
语言与沟通(5)	表述清楚，内容准确	3	2	1	0	
	语句通顺、流利	2	1	0	0	
评价(15)	照护对象/家属能够知晓老年照护师告知的事项，对服务满意	9	8	7	6	
	照护对象出现异常情况时，老年照护师处理及时	6	5	4	3	
总分						

（中国人民解放军联勤保障部队第九八三医院 赵阳萍）

十六、指 / 趾甲照护评分标准

项目 分数 (100)	操作步骤	评分等级				得分
		A	B	C	D	
操作前 准备 (15)	照护评估 (1) 评估照护对象的病情、意识、生活自理能力及个人卫生习惯 (2) 照护对象的心理状态与合作程度 (3) 照护对象指 / 趾甲的长度	3	2	1	0	
	老年照护师准备 (1) 服装鞋帽整洁，洗手，戴口罩 (2) 熟悉剪指 / 趾甲的注意事项	3	2	1	0	
	用物准备：指甲刀、温水、医用 / 生活垃圾桶	3	2	1	0	
	照护对象准备：了解配合的相关知识，根据病情取合适体位	3	2	1	0	
	环境准备：整洁、安静、安全、舒适	3	2	1	0	
操作 过程 (65)	遵循标准预防、节力、安全的原则	6	5	4	3	
	告知照护对象，做好准备。评估照护对象的病情、意识、生活自 理能力、个人卫生习惯、指 / 趾甲的长度	10	9	8	7	
	选择合适的指甲刀	10	9	8	7	
	指 / 趾甲护理：清洁、修剪、锉平指 / 趾甲	12	11	10	9	
	修剪过程中，与照护对象沟通，避免损伤甲床及周围皮肤。对 于特殊照护对象（如糖尿病照护对象或有循环障碍的照护对 象）要特别小心；对于指 / 趾甲过硬者，可先在温水中浸泡 10 ～ 15min，软化后再进行修剪	15	14	13	12	
	保持床单位清洁干燥	12	10	8	6	
语言与 沟通(5)	表述清楚，内容准确	3	2	1	0	
	语句通顺、流利	2	1	0	0	
评价 (15)	照护对象 / 家属能够知晓老年照护师告知的事项，对服务满意	9	8	7	6	
	护理过程安全，照护对象出现异常情况时，老年照护师处理及时	6	5	4	3	
总分						

（中国人民解放军联勤保障部队第九八三医院　赵阳萍）

十七、侧卧位叩背排痰技术评分标准

项目 分数 (100)	操作步骤	评分等级				得分
		A	B	C	D	
操作前 准备 (15)	照护评估 （1）照护对象的身心状态及疾病情况 （2）照护对象的合作程度	3	2	1	0	
	老年照护师准备 （1）洗手，戴口罩 （2）向照护对象解释叩背排痰的重要性 （3）注意保暖	6	3	2	1	
	用物准备：痰缸、纸巾等用具	3	2	1	0	
	照护对象准备 （1）照护对象了解叩背排痰的意义，并积极地合作 （2）卧床者根据病情可取半坐卧位或侧卧位	3	2	1	0	
操作 过程 (65)	移动老人身体至远侧（不推、不拉）	6	5	4	3	
	翻身时手臂着力部位正确	4	3	2	1	
	翻身移动方法正确（不拖、不拉、不推）	5	4	3	2	
	老人身体支撑方法、部位正确（胸前、背后、颈后、腿下部）	12	10	8	6	
	老人体位稳定、舒适、安全	9	7	5	3	
	翻身后整理老人的衣被	6	5	4	3	
	向老人解释叩背排痰的目的、方法	6	5	4	3	
	将老人内衣整理平整，整理床单位	6	5	4	3	
	洗手，记录	11	10	9	8	
语言与 沟通 (5)	表述清楚，内容准确	3	2	1	0	
	语句通顺、流利	2	1	0	0	
评价 (15)	照护对象/家属能够知晓老年照护师告知的事项，对服务满意	4	3	2	1	
	照护对象呼吸得到改善	5	4	3	2	
	照护对象出现异常情况时处理及时	6	5	4	3	
总分						

（中国人民解放军联勤保障部队第九八三医院　黄易莉）

十八、超声雾化技术操作评分标准

项目 分数 (100)	操作步骤	A	B	C	D	得分
		评分等级				
操作前 准备 (15)	照护评估 (1) 照护对象的一般情况 (2) 意识状态、合作程度	3	2	1	0	
	老年照护师准备 (1) 洗手，戴口罩 (2) 熟悉超声雾化相关知识 (3) 向照护对象解释超声雾化的目的和注意事项	3	2	1	0	
	用物准备：按需要备齐用物，物品放置合理，根据医嘱配制药液	3	2	1	0	
	照护对象准备 (1) 照护对象了解超声雾化的意义，并积极地合作 (2) 卧床者根据病情可取半坐卧位或仰卧位	3	2	1	0	
	环境准备：环境清洁，空气清新，去除不良视觉刺激	3	2	1	0	
操作 过程 (65)	老人体位适宜	4	3	2	1	
	注意安全，认真核对	4	3	2	1	
	检查机器各部件，并衔接正确（用力恰当、紧密）	6	5	4	3	
	水槽内加冷水适量（浸没雾化罐底部的透声膜）	4	3	2	1	
	再次核对，加药液方法正确（保持药液无菌）	5	4	3	2	
	接通电源，正确开启各部件的开关	5	4	3	2	
	面罩或口含嘴放置部位适当	6	5	4	3	
	调节雾量准确（根据病情确定雾量）	8	5	4	3	
	指导老人用口深吸气、用鼻呼气	6	5	4	3	
	吸入时间适宜（15～20min）	6	5	4	3	
	停止吸入后擦干老人颜面部	11	10	9	8	
语言与 沟通(5)	表述清楚，内容准确	3	2	1	0	
	语句通顺、流利	2	1	0	0	
评价 (15)	照护对象/家属能够知晓老年照护师告知的事项，对服务满意	4	3	2	1	
	使痰液得到稀释，便于吸出/咳出	5	4	3	2	
	照护对象出现异常情况时处理及时	6	5	4	3	
总分						

（中国人民解放军联勤保障部队第九八三医院　黄易莉）

十九、吸氧技术操作评分标准

项目分数(100)	操作步骤	评分等级				得分
		A	B	C	D	
操作前准备(15)	照护评估 (1) 评估老人的意识、缺氧情况 (2) 评估老人的双侧鼻腔有无损伤 (3) 评估老人的合作程度	3	2	1	0	
	老年照护师准备 (1) 洗手,戴口罩 (2) 检查氧气装置 (3) 吸痰器的吸引管与导管连接正确 (4) 备齐用物,放置合理 (5) 老人体位舒适、安全	6	3	2	1	
	用物准备:氧气、吸氧鼻导管或鼻塞、湿化瓶	3	2	1	0	
	照护对象准备 (1) 照护对象了解吸氧的意义,并积极地合作 (2) 卧床者根据病情可取半坐卧位或侧卧位	3	2	1	0	
操作过程(65)	安装氧气表方法正确,表直立,不漏气	4	3	2	1	
	湿化瓶内蒸馏水量为1/2,连接导管	6	3	1	0	
	打开总开关及流量开关,测试吸氧装置是否通畅,关闭流量开关备用	5	4	3	2	
	棉签蘸温水湿润,润洁鼻孔	4	3	2	1	
	连接鼻导管或鼻塞方法正确	4	3	2	1	
	再次打开流量开关,根据老人缺氧状况调节流量	15	12	9	6	
	鼻导管或鼻塞放入鼻孔方法正确(口述插入鼻腔深度)	4	3	2	1	
	固定导管方法正确、美观	2	0	0	0	
	观察、询问老人有无不适	2	0	0	0	
	记录吸氧时间、流量	2	1	0	0	
	停用氧时取下鼻导管或鼻塞顺序、方法正确	2	1	0	0	
	取下导管后再关流量开关	5	0	0	0	
	清洁老人面颊	2	0	0	0	
	记录停氧时间	2	0	0	0	
	协助老人取舒适体位,整理床单位	3	2	1	0	
	妥善处理用物,洗手	3	2	1	0	
语言与沟通(5)	表述清楚,内容准确	3	2	1	0	
	语句通顺,流利	2	1	0	0	
评价(15)	操作方法正确、熟练,动作轻稳、安全	8	6	4	2	
	老人感觉舒适	7	5	3	1	
总分						

(中国人民解放军联勤保障部队第九八三医院　温丽芳)

二十、成人徒手心肺复苏技术操作评分标准

项目 分数 (100)	操作步骤	评分等级				得分
		A	B	C	D	
操作前 准备 (15)	照护评估 (1)判断意识方法正确(呼吸、轻拍) (2)判断呼吸方法正确,5～10s (3)呼救,记录时间正确 (4)判断颈动脉搏动方法正确,5～10s	8	6	2	0	
	老年照护师准备:衣帽整洁,情绪稳定,镇定自如	4	2	1	0	
	用物准备:按需要备齐用物(手电筒、纱布、血压计、听诊器),物品放置合理	3	2	1	0	
操作 过程 (65)	摆放复苏体位(仰卧在硬地板或木板床上)	4	0	0	0	
	去枕,揭开老人的衣领、腰带,暴露胸部	3	2	1	0	
	操作者体位正确(跪或站,左、右脚分置于老人的颈部和腰部)	3	2	1	0	
	定位方法及按压部位正确(胸骨体中下 1/3 交界处)	5	3	1	0	
	按压方法正确(掌根重叠,手指翘起,手臂与胸骨垂直)	5	3	1	0	
	按压频率:100 次 /min 以上	5	3	1	0	
	按压深度:胸骨下陷5cm 以上	5	3	1	0	
	老人头偏向一侧,清除其口、鼻腔分泌物,取下义齿	5	3	1	0	
	仰头举颌法打开气道(下颌角与耳垂的连线与地面垂直)	8	6	4	2	
	用仰头举颌法保持气道持续开放	3	2	1	0	
	用放在前额上的手的拇指和示指捏紧老人的鼻翼,使其紧闭	2	0	0	0	
	口对口吹气方法正确(完全包绕、不漏气)	3	2	1	0	
	通气有效(吹气时间＞1s,吹气时胸部隆起)	5	3	1	0	
	吹气频率10～12 次 /min	2	1	0	0	
	操作时观察胸部起伏情况	2	1	0	0	
	按压 / 通气比例为 30:2	5	0	0	0	
语言与 沟通(5)	表述清楚,内容准确	3	2	1	0	
	语句通顺、流利	2	1	0	0	
评价 (15)	心脏按压开始,人工呼吸结束,操作 5 个周期,持续 2min	5	0	0	0	
	判断复苏是否有效,是否有呼吸音,是否有颈动脉搏动	5	4	3	2	
	口述,配合专业医护人员给予进一步的生命支持	5	4	3	2	
总分						

(中国人民解放军联勤保障部队第九八三医院　温丽芳)

居家养老住所改造建议

　　有些居家养老的老年人生活不能自理,而子女、亲友因工作繁忙,一时或长期不能照顾,或缺乏专业的家庭护理常识和技术,或子女的家庭需要独处的时候,临时或长期雇佣专业护理人员看护也不失为一种选择。

　　为了让老人的生活、行动更加方便和安全,居家养老的住所应由家庭照护师、老人以及家属共同讨论,进行必要的调整或改变。以下参考建议可根据每个家庭的实际情况做出决定。

一、合理摆放物体、调整高度

1. 储物架高度降低 7 ～ 10cm。

2. 常用家用电器放在触手可及的范围。并排放置冰箱或冰柜、电磁炉、壁挂式烤箱,洗碗机要距离地面 20 厘米。安装手持式淋浴喷头。

3. 根据老人的身高调整门上的窥孔(猫眼儿)高度。

4. 根据身高调整衣柜挂杆高度。

5. 壁橱和厨房里均使用拉出式抽屉、储物箱和储物篮。

6. 电源插座需距离地面 50 ～ 60cm。

二、把手、扶手等的调整

1. 衣柜和抽屉安置易握的把手。

2. 淋浴室、浴缸、厕所都应安装扶手。

3. 将马桶座升高到 40 ～ 45cm。

4. 安置淋浴座椅,在浴缸里设置可以移动的座椅。

5. 水龙头和门把手均应为按压式或推式操作,以方便老人。

6. 安装无钥匙门锁系统,外门旁要放置置物架,以便开门前可先将手中东西放下。

7. 为车库配备库门自动遥控开关。

8. 安装墙壁翘板开关,以简便按压方式开闭光源。

9. 厨房水槽要配有可移动花洒式水龙头,以方便随时向炉子上的壶内添水。

三、为方便视力障碍老人进行的改变

1. 增加灯泡的亮度。

2. 炉灶的调节旋钮,标识需要清晰可见。

3. 壁橱和楼梯安装照明设备。

4. 室外的人行道，楼梯和门口皆安置照明设备。

5. 橱柜和灶台处均安装工作照明灯。

6. 卧室、浴室和走廊处安装夜灯。

7. 手机使用大键盘。

四、为方便听力障碍老人进行的改变

1. 调高电话机来电音量。

2. 烟雾报警器同时配合闪光灯。

3. 调高电话听筒的音量，用以放大来电者的声音。

4. 安装分铃（电话机特大铃声配件），使电话机的铃声音量更大。

5. 要安装使各个房间都可以听到门铃声的门铃。

五、其他

1. 楼梯安装扶手，门外铺设台阶。

2. 不要放置小块地毯。

3. 淋浴室和浴缸里使用防滑垫。

4. 安装浴室电话。

5. 安置圆形护角。

6. 安置配备防烫装置的水龙头和淋浴喷头。

（中国人民解放军联勤保障部队第九八三医院　金　霞）

初、中、高级老年照护师培训大纲

章	节	内容	初级 掌握	初级 熟悉	初级 了解	中级 掌握	中级 熟悉	中级 了解	高级 掌握	高级 熟悉	高级 了解
第1章 人的机体衰老与人口老龄化	第一节 人的机体衰老与面临的各种改变	衰老过程中的身体变化	▲			★			★		
		影响衰老的因素		○			○				○
		老年人心理变化和特点	▲			★			★		
	第二节 老龄的划分标准与人口老龄化	老龄的划分标准		○			○				○
第2章 老年照护师应知应会	第一节 工作职责	工作范畴	▲			▲			▲		
		专业能力		○			○				○
		职业素养		○			○				○
	第二节 行为要求与规范	语言交流的行为要求与规范	▲			▲			▲		
		语言交流的规范用语	★			★			★		
		语言交流的禁忌事项	★			★			★		
		非语言交流的行为规范	▲			▲			▲		
		专业性皮肤接触	★			★			★		
		老年照护师不应有的行为	★			★			★		
	第三节 老年照护师与老年人交往应遵循的原则	与老年人交往应遵循的原则	▲			▲			▲		
	第四节 法律法规常识	宪法常识			○			○			○
		老年人权益保障法常识			○			○			○
		劳动法常识			○			○			○
		老年照护师应遵守的法律、法规			○			○			○

章	节	内容	初级			中级			高级		
			掌握	熟悉	了解	掌握	熟悉	了解	掌握	熟悉	了解
第3章 老年人 身体的 监测与 观察	第一节 身体的 监测	正常体温的数值	★			★			★		
		体温测量的注意事项		▲			▲			▲	
		测量口腔温度时，咬断体温表的处理方法	★			★			★		
		正常脉搏的数值	★			★			★		
		脉搏的测量部位	★			★			★		
		异常脉搏			○		▲			▲	
		脉搏测量的注意事项		▲		★			★		
		正常呼吸的数值	★			★			★		
		异常呼吸			○		▲			▲	
		呼吸的测量方法	★			★			★		
		呼吸测量的注意事项			○		▲			▲	
		正常血压的数值	★			★			★		
		异常血压			○		▲			▲	
		血压的测量方法	★			★			★		
		血压测量的注意事项		▲			▲			▲	
	第二节 身体状况的观察与评估	老年照护师对老年人的观察与评估		▲			▲		★		
		正常人24h的尿量、多尿、少尿、无尿	★			★			★		
	第三节 异常情况的观察及应急处理	老年人异常情况的观察及应急处理	★			★			★		
		应急事件的求救途径		▲			▲		★		
第4章 老年人 的健康 评估	第一节 老年人 健康评估原则、方法及注意事项	老年人健康评估的原则		○			○			▲	
		对老年人进行健康评估的方法		○				○			○
		老年人健康评估的注意事项		○			▲		★		
		对老年人进行健康评估时应把握的注意事项		○				○		▲	
		老年人健康评估的内容		○				○		▲	
	第二节 老年人 身体健康状况评估	老年人的体格检查		○			○				○
		老年人的功能状态评估的三个层次		○			○				○
	第三节 老年人 心理健康状况评估	老年人情绪与情感的评估		○			○				○
		老年人认知的评估内容		○			○				○

续表

章	节	内容	初级			中级			高级		
			掌握	熟悉	了解	掌握	熟悉	了解	掌握	熟悉	了解
第4章 老年人的健康评估	第四节　老年人社会健康状况评估	老年人角色功能的评估内容		○			○				○
		老年人文化与家庭评估的内容		○			○				○
第5章 老年人的饮食	第一节　饮食结构要求	老年人的饮食结构		▲		★			★		
	第二节　老年人的饮食原则	老年人的饮食选择		▲		★			★		
		老年人的健康饮食原则		▲		★			★		
		老年人的饮食习惯			○		▲		★		
	第三节　健康食品	健康食品			○			○		▲	
	第四节　垃圾食品	垃圾食品			○			○		▲	
第6章 老年人的日常生活照护	第一节　饮食照护	老年人进食的体位	★			★			★		
		如何协助老年人进食	★			★			★		
		老年人进食的种类			○			○			○
		老年人治疗饮食的种类		▲			▲		★		
	第二节　排泄照护	老年人胃肠活动及排泄功能			○		▲			▲	
		老年人排泄异常的观察		▲		★			★		
		老年人排泄异常的照护	★			★			★		
	第三节　睡眠照护	睡眠观察的内容			○			○			○
		影响老年人睡眠质量的因素		▲			▲			▲	
		改善影响老年人睡眠不良习惯的方法		▲		★			★		
		老年人睡眠的照护	★			★			★		
	第四节　疼痛照护	疼痛的类型			○			○			○
		疼痛的评估			○			○			○
		疼痛时的一般照护		▲		★			★		
		常见疼痛的照护	★			★			★		
	第五节　清洁照护	安全设施的要求			○		▲			▲	
		清洁口腔的方法			○		▲		★		
		床上擦浴的方法及注意事项	★			★			★		

续表

章	节	内容	初级			中级			高级		
			掌握	熟悉	了解	掌握	熟悉	了解	掌握	熟悉	了解
第6章 老年人的日常生活照护	第六节　皮肤照护	压疮的概念			○			○			○
		压疮发生的危险因素			○			○			○
		压疮好发的高危人群、部位			○		▲			▲	
		皮肤按摩的方法			○		▲		★		
		皮肤按摩的注意事项		▲		★			★		
第7章 老年人特殊生活的照护	第一节　协助老人穿脱衣裤	协助老人穿脱衣服的方法及口诀	★			★			★		
		协助老人穿脱衣服的注意事项		▲		★			★		
	第二节　常用体位适用范围和姿势	常用的体位及适应范围			○			○			○
	第三节　更换体位与床上移动或转移	协助老人翻身的注意事项		▲			▲		★		
		平车搬运老人时的注意事项	★			★			★		
		协助老人翻身拍背的方法	★			★			★		
	第四节　跌倒、摔伤预防及照护	跌倒和摔伤的因素			○			○			○
		在步行过程中的跌倒和摔伤的预防措施		▲		★			★		
		在使用轮椅时的跌倒和摔伤的预防措施		▲		★			★		
		从床上跌落和摔伤的预防措施		▲		★			★		
		摔伤后的简易处理方法		▲		★			★		
	第五节　助行器使用	手杖、拐杖、步行器和轮椅的使用方法			○			○		▲	
		老年人使用手杖、拐杖、步行器和轮椅时的注意事项		▲		★			★		
第8章 老年人用药的照护	第一节　药物使用的一般概念	药物吸收的途径			○			○			○
	第二节　口服给药	口服给药的方法		▲			▲		★		
		口服给药的注意事项			○		▲		★		
	第三节　协助老人服药	协助老年人服药的照护措施	★			★			★		
		直接导致老年人错误用药的原因			○		▲			▲	

续表

章	节	内容	初级			中级			高级		
			掌握	熟悉	了解	掌握	熟悉	了解	掌握	熟悉	了解
第8章 老年人用药的照护	第四节　眼药、耳药、鼻药的使用	眼药的使用方法			○			○			○
		点眼药需滴两种以上药液时的注意事项	★			★			★		
		点鼻药的注意事项	★			★			★		
		点耳药、点鼻药的方法			○		▲			▲	
		点耳药的注意事项		▲			▲			▲	
		点耳药时的体位	★			★			★		
	第五节　老年人药物不良反应	老年人用药后的不良反应		▲		★			★		
		老年人服用高危险的常见药物			○		▲			▲	
	第六节　老年人日常用药的安全照护	日常照护中用药的安全护理		▲		★			★		
		老年人服药依从性的护理措施			○			○		▲	
	第七节　家庭常用药物管理及注意事项	老年人常备药的种类			○			○			○
		心血管系统应急抢救药			○		▲			▲	
		易氧化和遇光变质的药物的保存方法			○		▲			▲	
		家庭药物的保管要遵循的原则	★			★			★		
		合理用药的时间	★			★			★		
第9章 老年人常见病症的照护	第一节　发热	发热的程度及体温的范围						○		▲	
		高热老人的护理要点			○		▲		★		
		冰袋（冰囊）降温的使用方法			○		▲		★		
	第二节　便秘	便秘发生的原因						○		▲	
		便秘老人的护理要点			○	★			★		
	第三节　粪便嵌塞	粪便嵌塞老人的护理要点		▲			▲			▲	
	第四节　腹泻	腹泻的原因						○		▲	
		腹泻老人的护理要点		▲		★			★		
	第五节　排便失禁	老年排便失禁的护理要点		▲			▲		★		
	第六节　肠胀气	导致肠胀气的因素			○		▲			▲	
		老年肠胀气的护理要点		▲			▲		★		
	第七节　尿失禁	尿失禁产生的原因			○			○		▲	
		老年尿失禁的护理要点		▲		★			★		

续表

章	节	内容	初级			中级			高级		
			掌握	熟悉	了解	掌握	熟悉	了解	掌握	熟悉	了解
第9章 老年人常见病症的照护	第八节 尿潴留	引发尿潴留的原因			○			○		▲	
		老年尿潴留的护理要点		▲		★			★		
	第九节 心绞痛	心绞痛的分型			○			○			○
		心绞痛的特点			○		▲			▲	
		心绞痛发作时的救治			○		▲		★		
		心绞痛的预防措施			○		▲		★		
	第十节 高血压	血压的定义和分类			○		▲		★		
		高血压的临床表现			○			○			○
		高血压服药的注意事项			○		▲			▲	
		高血压的照护措施			○		▲		★		
		高血压的健康宣教			○			○		▲	
	第十一节 脑卒中	脑卒中的因素			○			○			○
		脑卒中的临床表现			○			○			○
		肌力的分级			○			○		▲	
		脑卒中恢复期的康复训练的最佳时机			○		▲		★		
		脑血管疾病的三级预防内容			○			○		▲	
	第十二节 心力衰竭	左心衰竭的临床表现			○			○		▲	
		右心衰竭的临床表现			○			○		▲	
		心功能的分级			○			○			○
		心衰患者的健康指导			○		▲		★		
	第十三节 慢性肾衰竭	慢性肾衰竭的发病原因			○			○			○
		慢性肾衰竭的健康指导			○		▲		★		
	第十四节 糖尿病	糖尿病的临床表现			○			○			○
		糖尿病的健康指导			○		▲		★		
		糖尿病照护对象吃水果的注意事项			○		▲			▲	
	第十五节 肝硬化	肝硬化的病因及临床表现			○			○			○
		肝硬化的照护要点			○			○		▲	
	第十六节 老年痴呆	老年痴呆的临床表现			○			○			○
		老年痴呆的照护措施			○		▲			▲	
		老年痴呆的预防措施			○			○		▲	
	第十七节 肿瘤疾病放疗、化疗	肿瘤的临床表现			○			○			○
		放疗、化疗的照护要点			○			○		▲	

续表

章	节	内容	初级 掌握	初级 熟悉	初级 了解	中级 掌握	中级 熟悉	中级 了解	高级 掌握	高级 熟悉	高级 了解
第10章 老年人常见并发症的预防措施	第一节 预防肺炎	引发肺炎的危险因素			○			○			○
		预防肺炎发生的措施		○		▲			▲		
	第二节 预防静脉血栓	静脉血栓的产生因素			○			○			○
		引发静脉血栓的危险因素			○			○			○
		预防静脉血栓形成的措施		○				○	▲		
	第三节 预防关节挛缩	预防关节挛缩的措施	▲			▲			★		
		被动运动的原则		○		▲			★		
	第四节 预防口腔疾病	预防老年口腔疾病的护理措施	▲			★			★		
	第五节 预防皮肤擦破	皮肤擦破的好发部位	▲			★			★		
		预防老年皮肤擦破的护理措施	▲			▲			★		
第11章 现场急救及照护	第一节 现场急救的目的和内容	现场急救的目的		○			○				○
		现场急救的内容		○		▲			★		
	第二节 痉挛（抽筋）	痉挛的原因		○			○				○
	第三节 中毒机制	毒素的吸收途径		○			○				○
	第四节 细菌性食物中毒	细菌性食物中毒的救护原则	▲			★			★		
	第五节 镇静催眠药中毒	镇静催眠药中毒的症状		○		▲			▲		
		镇静催眠药中毒的救护原则	▲			★			★		
	第六节 酒精（乙醇）中毒	酒精中毒的分期症状		○			○				○
		酒精中毒的现场救护原则		○		▲			▲		
	第七节 中暑	中暑的症状		○		▲			▲		
		中暑的预防措施		○		▲			★		
	第八节 晕厥	晕厥和中暑的区别		○			○				○
	第九节 噎食、误吸	噎食、误吸的症状		○			○				○
		噎食、误吸的现场急救措施		○		▲			★		
	第十节 烧烫伤	烧烫伤的损伤程度判断		○			○				○
		烧烫伤现场救护原则	▲			★			★		
	第十一节 强酸、强碱伤害	强酸、强碱烧伤后的症状		○			○				○
		强酸、强碱伤害的现场救护原则	▲			★			★		
	第十二节 犬咬伤	犬咬伤的救护原则		○			○				○
		犬咬伤的预防		○			○			▲	

续表

章	节	内容	初级 掌握	初级 熟悉	初级 了解	中级 掌握	中级 熟悉	中级 了解	高级 掌握	高级 熟悉	高级 了解
第 11 章 现场急救及照护	第十三节 止血	出血的临床表现			○			○			○
		止血的方法		○			○			▲	
		止血的注意事项		○			○			▲	
	第十四节 鼻出血	鼻出血的紧急处理方法	▲			★			★		
	第十五节 紧急救护时须注意的事项	紧急救护时须注意的事项	▲			★			★		
第 12 章 老年人运动与康复	第一节 老年人运动	老年人运动的种类			○			○	▲		
		老年人运动的时间及强度			○			○			○
		老年人运动遵循的原则	▲			★			★		
		老年人运动的注意事项		○		▲			▲		
	第二节 老年人运动锻炼选择的地点和时机	老年人锻炼的最佳时间	▲			★			★		
		不宜空腹锻炼的原因		○		▲			▲		
		老年人运动量的选择	▲			★			★		
	第三节 老年人常见健身运动及方式	老年人步行的姿势		○		▲			★		
		老年人慢跑的禁忌		○			○		▲		
		爬楼梯时的注意事项	▲			★			★		
		老年人适宜的运动方式		○		▲			★		
	第四节 影响老年人健康的运动	影响老年人健康的运动		○			○		▲		
	第五节 老年人运动潜在的危险与自我监测	老年人运动的潜在危险		○		▲			▲		
		老年人运动最严重的不良反应	▲			▲			★		
		老年人在健身运动中的自我监测	▲			★			★		
	第六节 老年人康复运动	老年人日常康复锻炼操的种类	▲			★			★		
		颈椎病锻炼操的动作要领		○		▲			★		
		颈椎病锻炼操的注意事项	▲			★			★		
		腰背痛简易操的动作要领		○		▲			★		
		腰背痛简易操的注意事项	▲			★			★		
		偏瘫老人主动运动及被动运动的方法		○		▲			★		
		偏瘫老人运动的注意事项	▲			★			★		
		偏瘫老人良肢体位的摆放	▲			★			★		

续表

章	节	内容	初级 掌握	初级 熟悉	初级 了解	中级 掌握	中级 熟悉	中级 了解	高级 掌握	高级 熟悉	高级 了解
第12章 老年人运动与康复	第七节　老年慢性病患者常见的锻炼方式	脑血管后遗症患者运动锻炼的方法			○		▲		★		
		脑血管后遗症患者运动锻炼的原则		▲		★			★		
		老年高血压患者的运动项目		▲		★			★		
		老年高血压患者运动的注意事项			○		▲		★		
		老年糖尿病患者的运动项目			○		▲		★		
		老年糖尿病患者运动的注意事项			○		▲		★		
		慢性支气管炎和肺气肿患者的运动疗法			○			○		▲	
	第八节　有氧运动与无氧运动	有氧运动与无氧运动概述			○			○		▲	
		有氧运动与无氧运动的区别			○		▲			▲	
第13章 常用家居物品的消毒	第一节　常用家居物品的消毒方法	家居消毒的方法			○			○			○
		擦拭消毒法的注意事项		▲		★			★		
		煮沸消毒法的注意事项	★			★			★		
		高压蒸汽消毒法			○			○		▲	
		紫外线消毒法			○			○		▲	
	第二节　特殊物品的消毒	清洁空气简便而有效的方法	★			★			★		
		紫外线灯消毒时有哪些注意事项		▲		★			★		
		碗筷消毒的方法及注意事项			○		▲		★		
		床单、被套、衣服、毛巾的消毒方法	★			★			★		
		剃须刀、修面刀、牙刷的消毒方法			○		▲			▲	
		浴缸及马桶的消毒			○		▲			▲	
第14章 临终照料	第一节　死亡与临终、临终照料的定义	死亡、临终、临终照料的定义			○		▲			▲	
	第二节　临终老人的生理、心理变化	临终老人的生理变化		▲		★			★		
		临终老人的心理变化		▲		★			★		
	第三节　临终老人照护	临终老人的照护		▲		★			★		
	第四节　尸体料理	尸体料理的操作程序		▲		★			★		

章	节	内容	初级			中级			高级		
			掌握	熟悉	了解	掌握	熟悉	了解	掌握	熟悉	了解
第15章 常用照护技术操作评分标准	一、整理床单位评分标准	床单位的整理			○		▲		★		
	二、面部清洁和梳头评分标准	面部清洁和梳头			○		▲		★		
	三、口腔照护技术操作评分标准	口腔护理			○		▲		★		
	四、会阴照护技术操作评分标准	会阴护理			○		▲		★		
	五、足部照护评分标准	足部护理			○		▲		★		
	六、协助照护对象进食/进水评分标准	协助照护对象进食/进水			○		▲		★		
	七、协助照护对象翻身及有效咳痰评分标准	协助照护对象翻身及有效咳痰			○		▲		★		
	八、协助照护对象床上移动评分标准	协助照护对象床上移动			○		▲		★		
	九、压疮预防和护理评分标准	压疮预防和护理			○		▲		★		
	十、失禁照护评分标准	失禁护理			○		▲		★		
	十一、床上使用便器评分标准	床上使用便器			○		▲		★		
	十二、留置尿管评分标准	留置尿管护理			○		▲		★		
	十三、温水擦浴评分标准	温水擦浴			○		▲		★		
	十四、协助更衣评分标准	协助更衣			○		▲		★		
	十五、床上洗头评分标准	床上洗头			○		▲		★		
	十六、指/趾甲照护评分标准	指/趾甲护理			○		▲		★		

续表

章	节	内容	初级			中级			高级		
			掌握	熟悉	了解	掌握	熟悉	了解	掌握	熟悉	了解
第15章常用照护技术操作评分标准	十七、侧卧位叩背排痰技术评分标准	侧卧位叩背排痰技术			○		▲		★		
	十八、超声雾化技术操作评分标准	超声雾化技术操作			○		▲		★		
	十九、吸氧技术操作评分标准	吸氧技术			○		▲		★		
	二十、成人徒手心肺复苏技术操作评分标准	成人徒手心肺复苏技术			○		▲		★		

备注："○"代表了解，"▲"代表熟悉，"★"代表掌握。

（中国人民解放军联勤保障部队第九八三医院　金　霞）